歯科治療読本

―保険で良質の歯科治療を受けるために―

笠原　浩
Kasahara Hiroshi

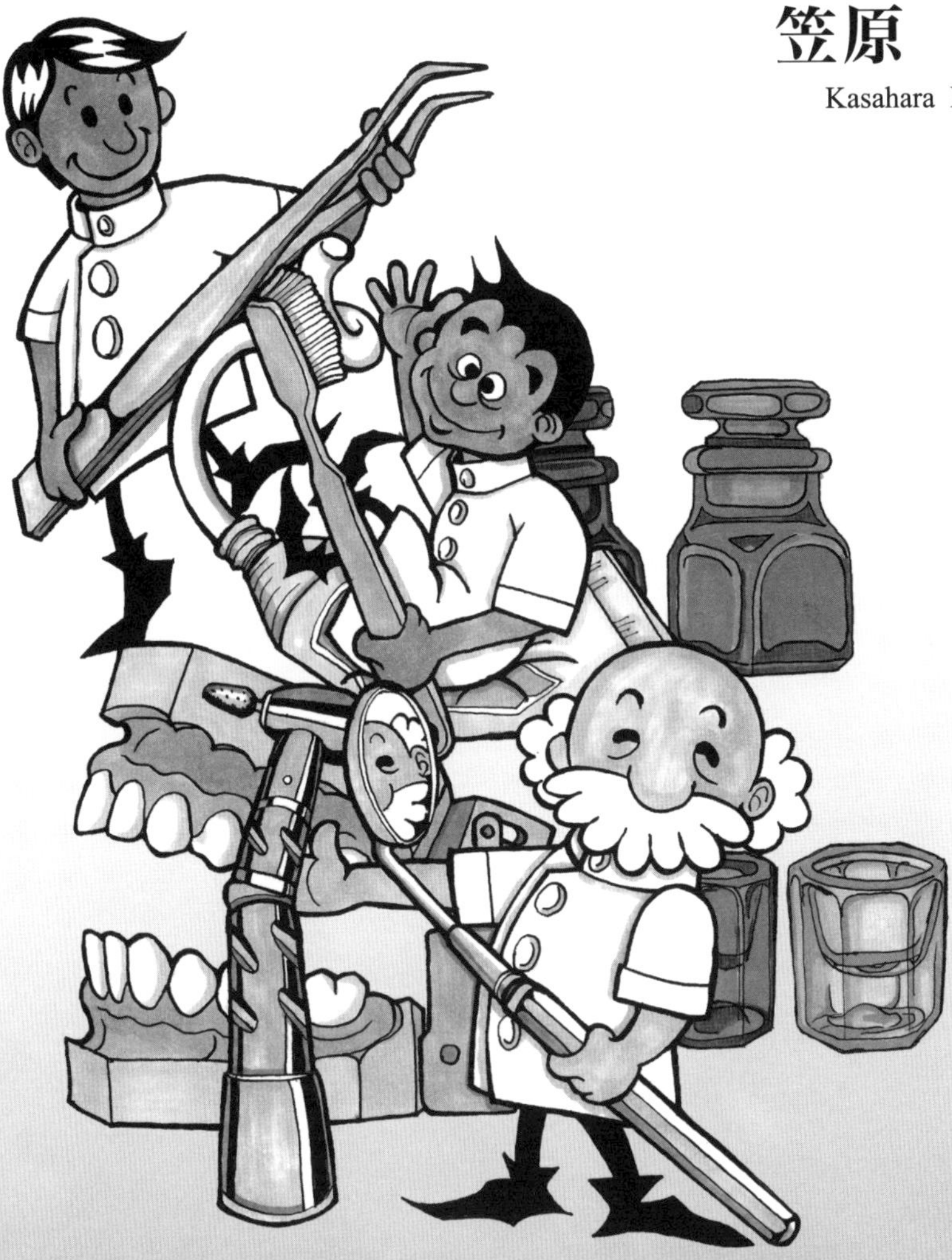

東京図書出版

歯科治療読本

―保険で良質の歯科治療を受けるために―

目次

プロローグ

「保険でよい歯科治療」は国民の権利

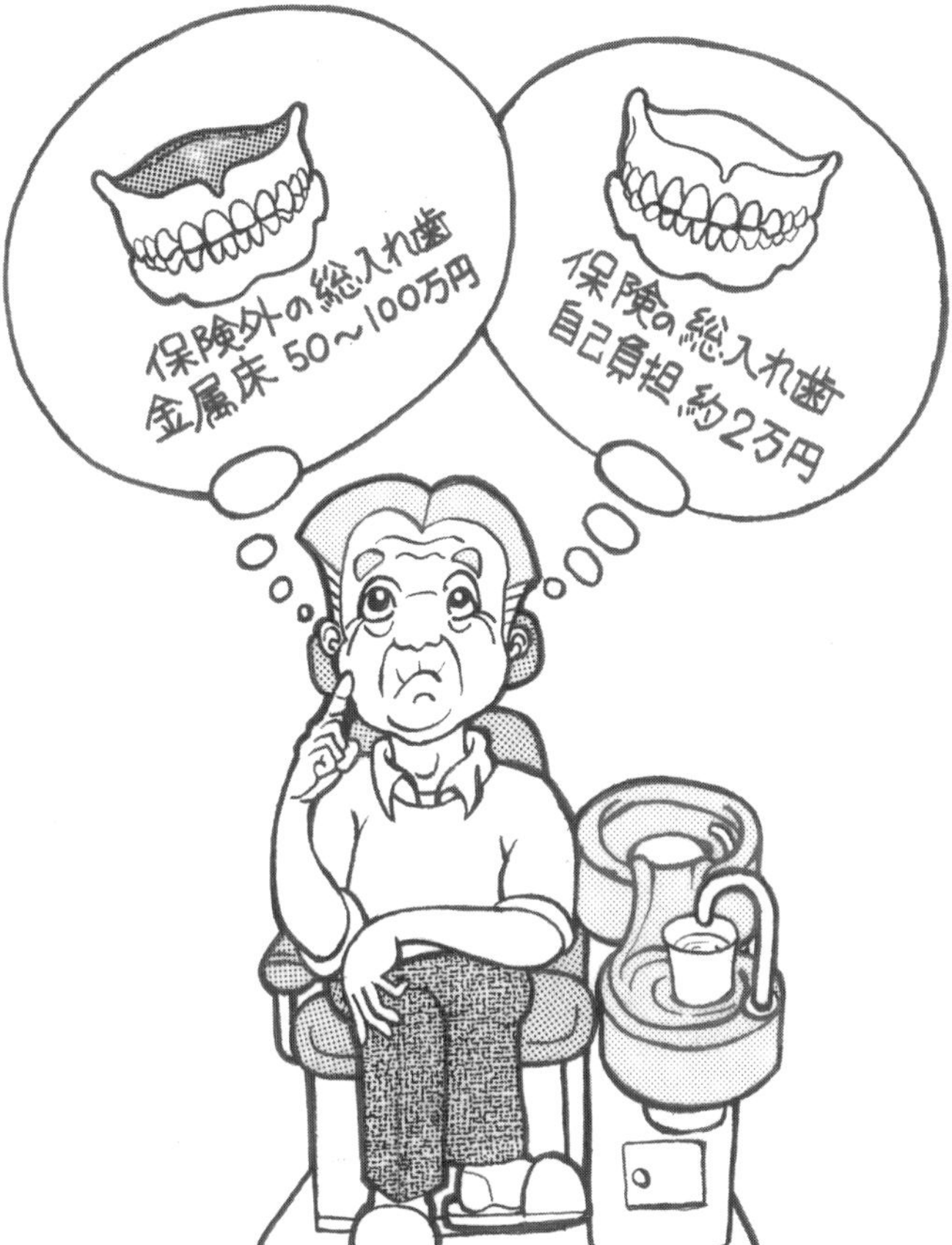
保険外の総入れ歯
金属床 50～100万円
保険の総入れ歯
自己負担 約2万円

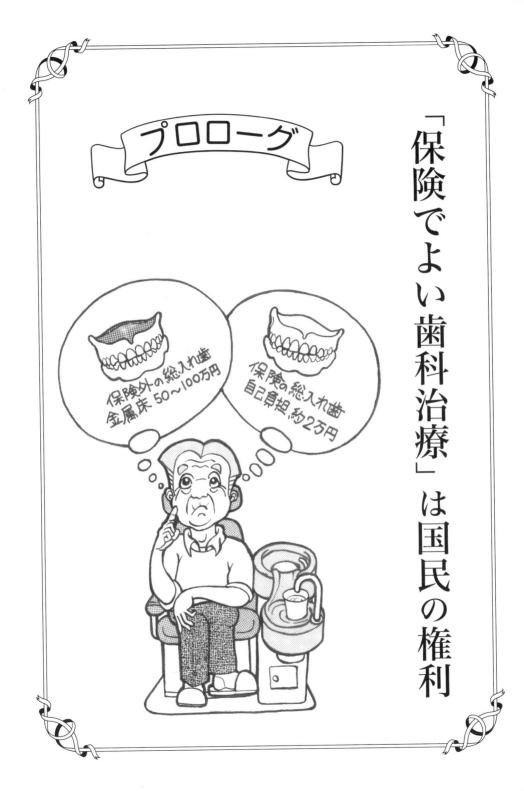

月々安からぬ保険料や保険税を徴収されているのですから、必要な場合にはだれもが十分に安心できるような良質の治療を受けることができるはずです。高額な保険外負担を支払えるお金持ちだけを優遇して、勤労者などの一般国民は「お粗末な安物で我慢しなさい」と差別するなんていうことがあったとしたら、そうした医療システムは「どこかが間違っている」のです。歯科医療だってその例外ではありません。

非常識的な低点数や不合理な制限医療の制約で苦しんではいても、「保険で良質の歯科治療を」とがんばっている歯科医師が、けっして少なくはないことを知ってほしいと思います。

保険の入れ歯は低品質の「安物」?

「保険ではよい入れ歯は無理ですね」「長持ちしませんよ」「前歯ですから変色しないようなよい材料をお勧めします」などと言われて、高額な保険外治療を受けたことはありませんか? まったく保険対象外となるインプラント義歯は別としても、しっかり噛めて異物感が少ない「よい入れ歯」、いつまでも天然歯に見劣りしないような「きれいな『差し歯』」や「美しく輝く貴金属の冠」などは、保険での歯科治療では無理だと、最初から思い込んでいる人も少なくはないようです。

「安物買いの銭失い」ということわざがあるように、高品質な商品はそれなりに高価となることが常識です。保険診療で作ってもらった入れ歯などが、保険外診療の料金と比較してあまりにも安価だったりすると、「品質の劣った『安物』ではないのか?」と心配したくなるのも、無理からぬところだと思います。

たとえば、2017年現在で上下一組の総入れ歯を新規に製作した場合に、装着当日の窓口支払い額は、3割負担ならば約1万6000円です。診察料、型取り噛み合わせ、仮合わせ、装着後の調整など、前後数回にわたる診療の費用を含めても、総計で2万円を少し超える程度の自己負担ですんでしまいます。[*1]

保険外の「自由診療」では歯科医師の言い値ですから、総入れ歯一組で安くても数十万円、「高級」クリニックでは数百万円も請求されることがあります。たしかに、保険診療とは桁違いですね。お金に余裕があって「せっかく入れ歯を作るのなら、高くても良いものを」などと考える方は、それはそれで結構なことではありますが、「保険では良質の治療は期待できない」とお考えでしたら、それは現代のまじめな歯科医療を理解していない間違った思い込みなのです。

＊1　保険診療での公定料金は、初診から総入れ歯が完成するまでの一連の診療で、約7万円程度（窓口で患者さんからお支払いいただいた負担金と、数カ月後に保険の支払い基金から振り込まれる金額の合計。それでも十数年前よりはかなり引き上げられました）にすぎません。外国ではなかなか信じてもらえないほどの低報酬です。これでは歯科医院はもとより、実際に製作に当たる歯科技工所はとても苦しいのです。

良心的な歯科医師と歯科技工士が「手抜き」をせずにきちんとした仕事をすれば、保険の枠内であってもけっして「安かろう、悪かろう」ではありません。長年月にわたって安心して使用できる良質の入れ歯や金属冠などが製作できると、はっきり申し上げておきたいと思います。

私は歯科医師免許を得てからすでに50年以上になります。歯科大学のえらい先生方のなかにはごく少数の患者さんに対する「高級治療」しかなさらない方も少なくはないのですが、私は「大学教授のなかでは最も数多い患者さんを診療してきた一人だ」と自負しています。そんな私ですが、自分の家族や親しい友人たちをも含めて、保険の枠内での治療を原則としてきました。「こんなに安くても本当に大丈夫なのですか?」「多少はお金がかかってもいいですから、なるべくは良いものを……」などと最初は心配された方も少なくはありませんでしたが、皆さん例外なく満足してくださっています。

なぜ保険外治療が横行するのか？

そもそも、月々安からぬ保険料や保険税を徴収されているのに、高額な保険外負担をしなければ十分に安心できるような良質の治療を受けられないようであっては「どこかが間違っている」のではないでしょうか。

確かに、現在の保険診療にはさまざまな制約があります。治療の方法や使用する薬剤・材料は、厚生労働省の当局が定めた枠内にあるものでなければなりません。それでも、日本国民であれば特別なお金持ちではなくても、いつでも自分が選んだ医師・歯科医師から「通常必要とされる範囲の診療」を受けることができるというタテマエになっています。アメリカ合衆国で多発しているような「金がない者は医者にかかれない」といった悲惨な例は、幸いなことにわが国ではまだ稀です。

それなのに、一般医科での診療、歯科でもむし歯の初期治療などではあまり問題とはされない高額の「保険外治療」が、なぜ歯科補綴[*2]の治療では横行しているのでしょうか。その答えは明確です。「保険点数が低すぎて歯科医院の経営が破綻するから……」です。多くの歯科医院は不採算となりがちな保険診療を、高額の保険外治療の収入でカバーすることで、なんとか息をついているのが実情です。歯科補綴料金の安さは、そのしわ寄せを受ける歯科技工所が続々と廃業していく原因ともなっています。

＊2　補綴：正しい読みはホテイですが、医療での慣用読みはホテツ。人体の欠損部を人工的な材料で修復して機能や外観を回復することを意味します。大きく欠けてしまった歯を金属冠やいわゆる「差し歯」などで形態を回復させる治療を「歯冠補綴」、失われてしまった歯を入れ歯やブリッジなどで補う治療を「（歯の）欠損補綴」と呼びます。歯冠補綴の実際については第5章、欠損補綴については第6章をご覧ください。

歯科補綴の点数が低い理由は？

昔はお金がなければ医者に診てもらうことすらできませんでした。親が病気で高価な薬が必要となったために娘が身売りするなんて話が、時代劇にはときどき登場します。近代になっても、良い医療を受けるには多額のお金が必要で、ときには家庭経済の破綻を招くようなこともありました。日本国憲法の第25条に「健康権」とそれを国が保障すべきことが明記され、1961年に「国民皆保険制度」が敷かれた以後でさえも、「高貴薬」と「歯科の貴金属材料」については、保険の自己負担分以外に安からぬ「差額徴収」が請求されることが多かったのです。1970年代以前に内科や歯科などで診療を受けたご年配の方ならば、覚えておられると思います。

これは日本経済がまだ高度成長を遂げていなかった時期には、新しい抗生物質などの高価な薬や貴金属材料を保険財政では十分にはカバーできなかったために認められた苦肉の策でした。保険診療の報酬設定が安価なためそのままでは不採算になりかねないことは、当局も承知していて、それを料金が自由に設定できる「差額徴収」で補うという構造だったのです。そんなわけで、一時期には「差額」という名目での法外な医療費の請求が大々的に横行していました。昔からわが国では、医者の報酬は「薬礼」、金属冠や義歯の料金は「金の代金」と言われるような、「医療者の知識や技術よりも目に見える『モノ』を評価する」風潮があり、その名残でもあったのでしょう。

1970年代になると、こうした野放図な「差額徴収」が多くの患者さんの不満の的となり、その実態がマスコミで取り上げられ、社会的な批判が強まってきました。保険診療費の自己負担分の引き上げや保険料率の引き上げなど、保険財政面の見直しと並行するような形で、新しい薬や検査の導入など、保険診療の内容が徐々にではあっても改善が進められました。76年には、青天井の「差額徴収」や「混合診療」は原則的に禁止されました。

ところが、歯科補綴関係についてだけは、うるさい制約を受けずにすむ自由診療の余地を広く残したいと考えた一部の「エライ先生」たちの思惑が、医療費をできるだけ低く抑えておきたい当時の厚生省官僚の考えと合致したらしく、貴金属材料や陶材の使用などについての「差額徴収」や「混合診療」的な診療スタイルがある程度黙認される一方で、保険診療の点数はあまり引き上げられることがなく、低医療費政策が続くなかで矛盾がますます深まってきてしまったのです。

国際的には信じてもらえないほどの低点数を押しつけられて、保険診療だけでは不採算になりかねないところを、高額の保険外診療の料金で補って経営のバランスを取っている歯科医院が少なくないという歯科医療の深刻な実状についても、多くの国民の皆さまに知っておいていただきたいと思います。

それでもウソや手抜きは許されない

「保険の入れ歯はプラスチックなので、ぴったり合わない。すぐこわれる」「前歯はプラスチックでは変色する」「冠は金が一番いい」……昔だったらともかく、歯科用の金属材料やプラスチックなどの材質が見違えるほど進歩した現代では、必ずしも正確ではありません。保険外治療に誘導するための、むしろウソに近い情報だと言いたくなることもあります。

しかし、いくら「安くて割に合わないから……」とはいえ、「保険診療の入れ歯ではよく噛めない」とか「長持ちしない」などと言うのは、医療者として言語道断です。「医師又は歯科医師として必要があると認められる」診療を「懇切丁寧」に行うことは、法規に定められた保険医の義務ですから、「保険では良質の歯科治療は無理だ」と本気で言うのなら、ただちに保険医の指定を返上するか、それとも不合理な保険診療システムの改善のために全力で闘うか、いずれかを選ぶべきでしょう。

私は保険診療と高額な保険外診療との違いは、車で言えば大衆車と外国製のスポーツカーを比較するようなものだと思っています。一番安価な軽自動車でも、目的地まで高速道路を走るのにまったく問題はないはずです（お金持ちが格好のよい車に乗るのも結構なことではありますが……）。入れ歯や「差し歯」も一種の人工臓器です。たとえ安くても、患者さんの口のなかで十分な機能を果たし、長期間にわたって安心して使えるようなものが供給できなければ、本当の医療とは言えません。

だれもが安心できる歯科医療システム構築のために

かつての大学病院では「エライ先生」の手術には多額の謝礼を包むのが常識だと考えられていました。しかし、よく考えてみてください。「まともな」医者が謝礼の多寡によって手術の手加減をするなどということがあり得るでしょうか。

金儲けに血眼になっているような悪徳医師も、まったく存在しないわけではないでしょうが、大多数の医療者は、目の前の患者さんに最善の医療をと、ときには採算を度外視してでもがんばっていると信じてください。

私が「保険でも良質な歯科治療ができる」と、保険外治療を否定するかのような内容の本を書くことは、低点数と不合理な制限診療の締め付けによって苦しめられて、保険外診療でなんとか経営のつじつまを合わせている多くの歯医者さんたちに恨まれそうです。「患者さんたちに『余計な知恵』をつけるな」と、お叱りも蒙りかねません。

しかし、高額の保険外負担なしに良質の医療を受けることは、皆保険制度下の日本国民の大切な権利です。「歯科は例外」だなんて馬鹿なことがあってよいはずがありません。これからの歯科医療を本当によいものにしていくためには、正しい知識を身につけた患者さんと歯科医療者との連帯が絶対に必要であり、そのための第一歩はあらゆる情報を惜しみなく公開することによって信頼を得ていくことだと考えます。

どうか本書を熟読して正しい知識を身につけ、十分に安心できるような「よい歯科治療」を受けてください。

長年にわたって「保険でよい入れ歯を」「保険でよい歯科治療を」という運動を熱心に推進している歯科医師の団体（全国保険医団体連合会の歯科部会など）が存在していることも知っておいてほしいと思います。

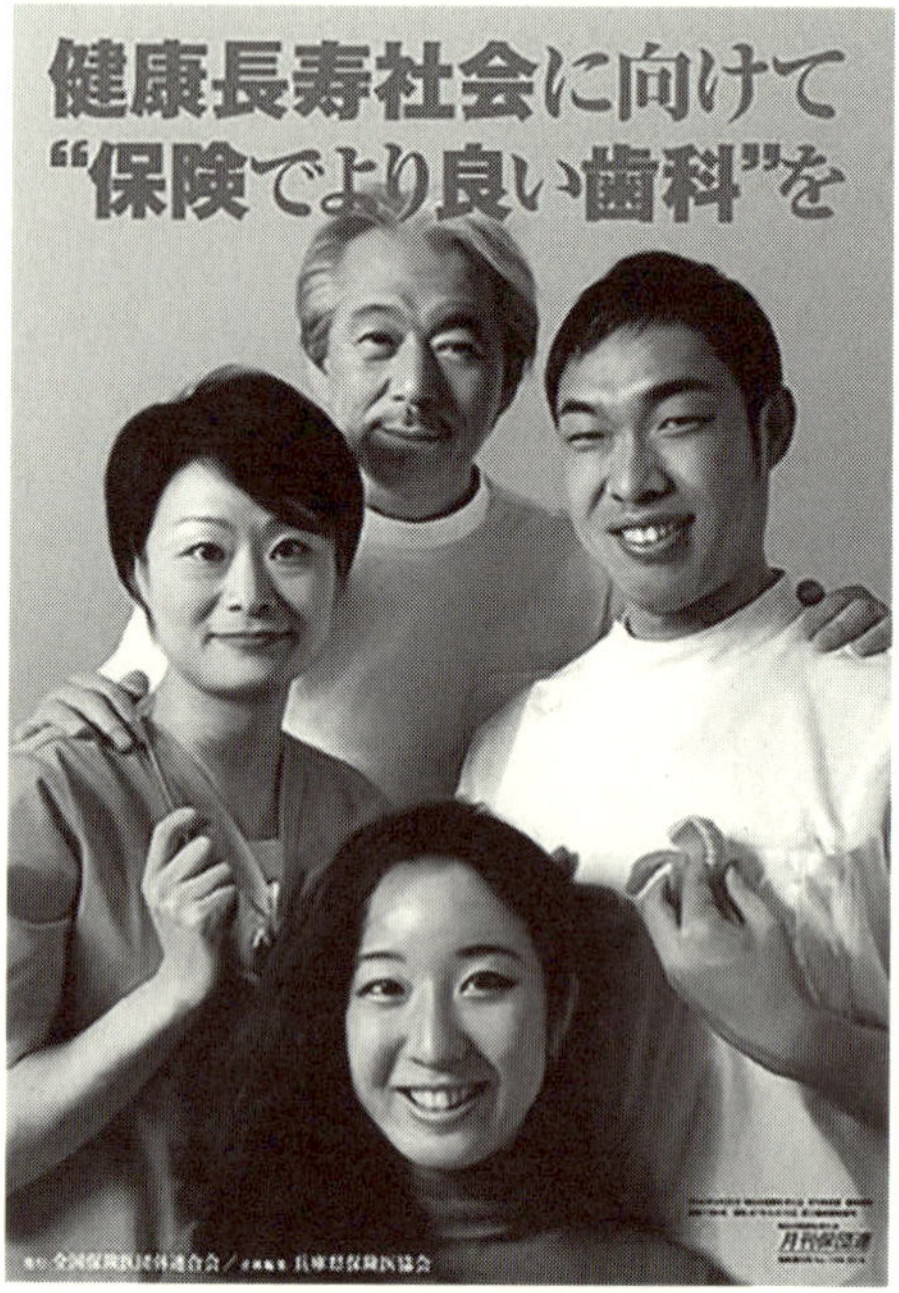

『月間保団連』臨時増刊号No. 1164表紙から転載

保険医協会

「保険医の経営、生活ならびに権利を守ること」とともに「保険で良い医療の充実・改善を通じて国民医療を守ること」を目的に、各地の医科、歯科の保険医が自主的に集まって結成された団体です。1969年には、それらの連合体として全国保険医団体連合会（略称：保団連）が結成され、現在では医師約65,000人、歯科医師約40,000人が加入する大きな団体として、さまざまな活動を展開しています。

連絡先：〒151-0053　東京都渋谷区代々木2-5-5全国保険医団体連合会（各都道府県などにもそれぞれの地域の保険医協会があります）

第1章

歯医者さん「こんにちは」

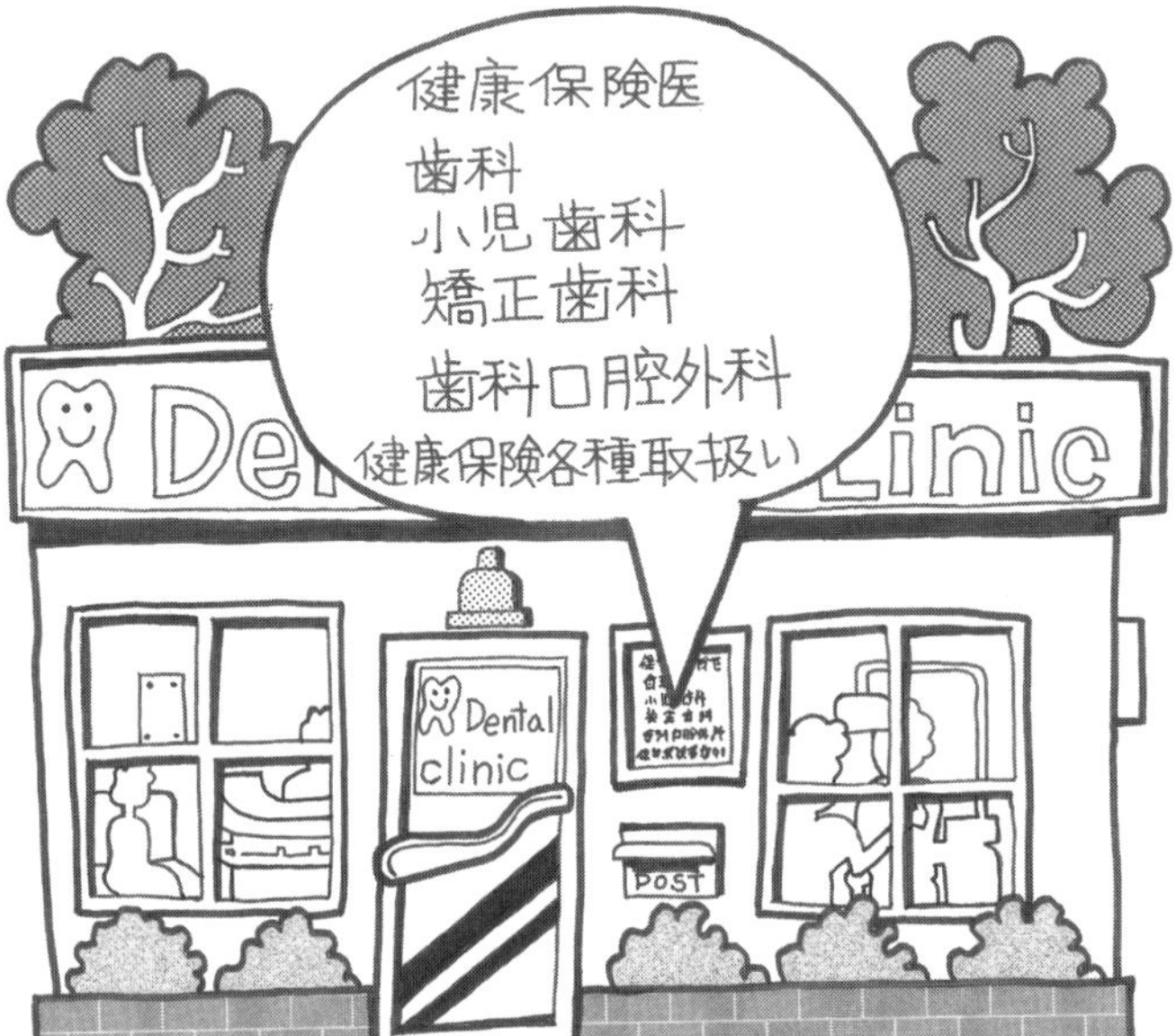

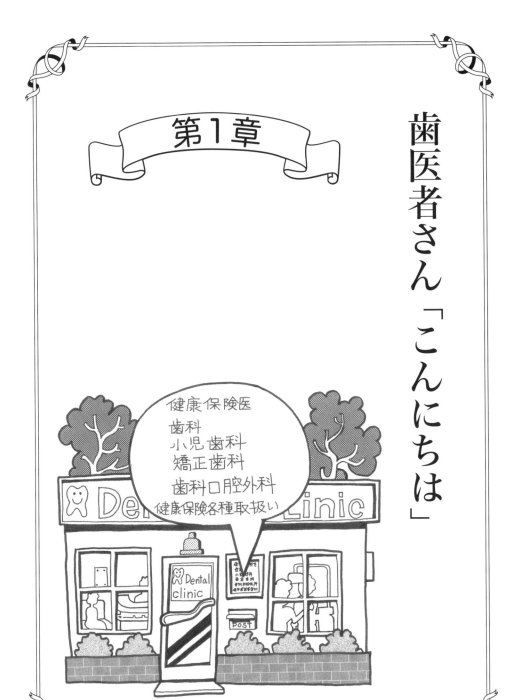

健康と長寿を得るために、よき医療者との出会いは不可欠です。兼好法師も『徒然草』のなかで「よき友三つ」の二番目に医師（くすし）を挙げています。この章では、「よい歯医者さんの探し方」や「歯科受診の実際」についてお話します。

I 「よい歯医者さん」を探す

1 「かかりつけ医」を大切に

歯科に限った話ではありませんが、なんでも相談できるような「かかりつけ医」を決めて、ふだんから人間的なお付き合い[*1]を続けておくことが、日常的な健康維持はもとより、いざというときの安心のためにも、なによりも大切なのです。

＊1 「かかりつけ医」とは、体調管理や病気の予防・治療など、自分と家族の健康に関して、日常的に相談でき、緊急の場合にも対処してくれる医師および歯科医師のことです。高血圧などの持病を持った方が定期的に内科医のお世話になっているのが分かりやすい例です。歯科の場合では、年に2〜3回は定期的に受診して健康診査や保健指導を受けることをお勧めしたいと思います。「お付き合い」と言っても「盆暮れに贈り物をしろ」という意味ではありません（笑）厚生労働省当局も、定期的な口腔の管理を定期的かつ継続的に行う「かかりつけ歯科医機能強化型歯科診療所」の育成に努めています。

2　まだ「かかりつけ歯科医」がない方へ

急な痛みなどでは仕方がないかも知れませんが、見ず知らずの病院や歯科医院にいきなり飛び込む[*2]のは、お止めになったほうがよいでしょう。

大事な健康を守るためには、医者選びにもそれなりに情報を集めて、じっくりと検討してみるべきです。まずは、お友達や職場の仲間などに相談してみましょう。インターネットで調べてみる手もあります。「良い歯医者・悪い歯医者の見分け方」などという本も売られています。ただし、歯科医院側の宣伝を鵜呑みにしてはいけません。保険外の高額な治療を売り込みたいようなところも少なくはないからです。

すでにその診療所を「かかりつけ医」にしている方や他科のお医者さんから紹介してもらうことができれば、それがなによりも良い方法だと思います。

しかし最終的には、実際に受診してみた上でのあなたの印象で決めてください。この先生とは相性が悪いと感じたら、初診料は溝に落としたものとあきらめて、とっとと見切りをつけるべきです。医者を選ぶのは患者であるあなたの大切な権利です。

「よい歯医者さん」を見つけるポイント（図１－１）

①患者さんの話をじっくり聞いてくれる

昔は「患者は余計な口をきかずに黙ってワシに任せておけばいいんだ」と威張っているような医者が多かったものでした。しかし現代では、患者さんとの対話を通じて親密な人間関係を確立することができないようでは、治療の腕前がどれほどすぐれていたとしても、現代の医療者としては完全に落第です。患者さんときちんと目を合わせて会話するかどうかが、ひとつの目安になるでしょう。

②症状や治療方法を分かりやすい言葉でていねいに説明してくれる

患者さんを悩ましている痛みなどの症状がどうして出現したのか、そしてそれにどのように対応するのかを、分かりやすく説明できることは、医療者としての不可欠な要件です。一方的に決めた治療方法を、患者さんが十分に納得できないうちに強行しようとするような乱暴な医者だったならば、即刻逃げ出すべきです。

③常に患者の立場で配慮してくれる

昔は「病気を治すのだから少しぐらいは我慢しろ」と乱暴な治療をする医者が多かったものでした。しかし現代では、歯肉への局所麻酔ひとつでも、できるだけ痛みを与えないように注射することが十分に可能となっています。できるだけ歯を抜かないようにする、歯を削るのも必要最小限にするなど、患者の苦痛や負担を避ける配慮を常に怠らないようにしているといったことも、歯医者選びの重要なポイントです。

料金体系が不明朗で、すぐに保険外の高額な治療を勧め

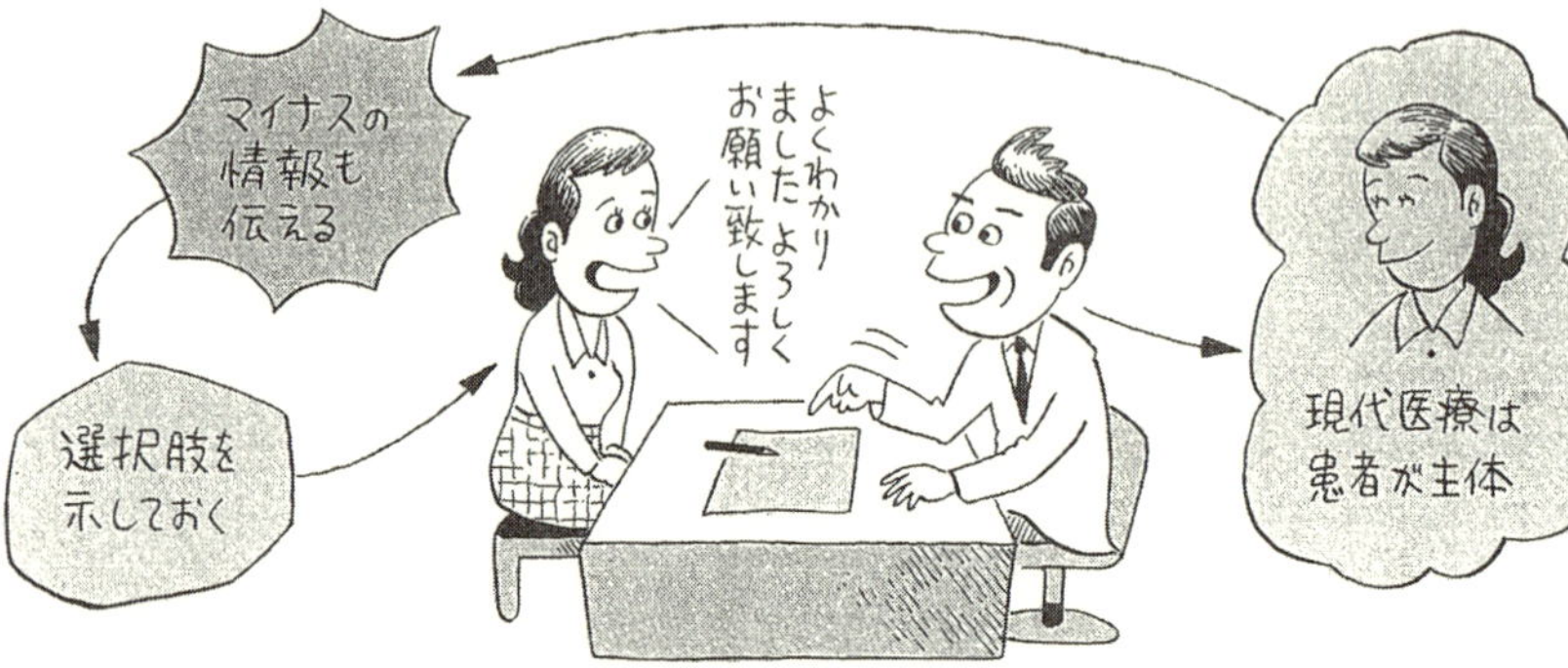
マイナスの情報も伝える
選択肢を示しておく
よくわかりました よろしくお願い致します
現代医療は患者が主体

図1-1　インフォームド・コンセント

患者さんに分かりやすく説明できる＝現代の医療者としての不可欠な要件。

笠原 浩『臨床の目 臨床の手』から転載

てくる医者も、患者の立場からは敬遠すべきです。

④よく勉強している

治療内容の質までは初めての患者さんにはなかなか分からないかも知れません。その先生に長年お世話になっている患者さんの評判を聞くぐらいしかないでしょう。専門学会の認定医や専門医の資格をもっているドクターは、診療室に資格証を貼り出していますから、一応の参考にはなります。

⑤スタッフとのチームワークがよい

歯科衛生士や助手などのスタッフが生き生きと活動していて、患者さんに心温まる対応をいつもしてくれているようならば、院長先生の人間性も立派なものだと思われます。

そうしたクリニックでは、整理整頓がきちんとなされていて、見た目にも清潔な環境となっているはずです。

口のなかの診察の結果を手鏡で見せながら説明し、Ｘ線写真や検査の結果もきちんと説明してくれるようでしたら、まずは信頼してよいでしょう。情報を隠さずに、どんな質問にもしっかりと答えることができる歯科医師は、治療にも自信があるはずだからです。

＊2　実は「痛くて我慢できなくなって……」は最悪の結果につながりかねないのです。再生能力が乏しい歯やその周囲組織の場合には、「痛くなってから……」はある意味での「手遅れ」となりがちです。たとえば、むし歯で強い痛みが出てしまったら、すでに歯髄炎にまで進行しています。この場合には歯髄（いわゆる「神経」）除去によって痛みを鎮めることはできますが、その結果歯は死んでしまうことになり、適切な修復がなされてもその寿命は短くなりがちです。なお、「痛くなった歯の治療」についての具体的な説明は、第３章をお読みください。

II 歯科受診の実際

1 まずは電話で予約を

現代の歯科医院の多くは予約制で診療しています。ですから原則としては前もって電話をして診療時刻を予約する必要があります。通常は受付係が応対しますので、「かかりつけ」であること（そうではない場合には、「○年前に診ていただいたことがあります」、あるいは「初めてですが、○○さんの紹介で……」などと話してください）と、受診理由および病状を伝えて、診療日時の予約（アポイントメント）を取ってもらいます。強い痛みがある、歯が欠けた、詰め物が取れた……など、急を要する場合には、その旨をはっきり伝えましょう。「急患」であるにもかかわらず「予約がいっぱいで……」と数日以上も後に廻されそうでしたら、「先生に確認してください」と一押しすべきです。良心的な歯科医師ならば「予約がいっぱいなので多少お待たせするかも知れませんが……」と、なんとか受け入れてくれるはずです。

なお、予約時刻に受診しても多少は待たされることがあります。あなたの前の患者さんの診療が想定以上に長引いてしまうことがありますので、これはある程度まではご容赦いただかなければなりません。

患者さんの側でも、急用や体調不良などで、予約時刻に受診できない、あるいは遅れるようなときには、前もってきちんと連絡することを忘れないでください。

2　初診時に持参すべき物品

保険証、以前にも受診したことがあるなら診察券、お金（本章末尾を参照）、薬剤服用中の方はその内容のメモ（お薬手帳など）をご用意ください。保険証がすぐには見つからない場合には、とりあえず現金で支払って、後日に返金してもらうことも可能です。

3　問診に答える

初診の患者さんでは、診察に先立ってまず患者さんご自身の訴え（どんな点で異常を感じているかなど）やご希望をうかがいます。さらに現在の健康状態や全身的既往歴、これまでの歯科治療経験などについても、お尋ねいたします。初期むし歯の修復のような簡単な治療であっても、問診の結果によっては、他科主治医への問い合わせや臨床検査が必要となることもあります。

(1)　主訴（図1－2）

①まずは受診理由をはっきり伝えましょう

歯科医院を受診すると、予診担当の歯科医師あるいは歯科衛生士が「どうなさいました?」と尋ねるはずです。電話で予約してあった場合でも、同様に再確認されます。

「冷たい水がしみる」「ずきずき疼《うず》く」「噛むと痛い」あるいは「歯肉から血が出る」など、あなたが歯科医師に診てもらいたい理由（訴え）を

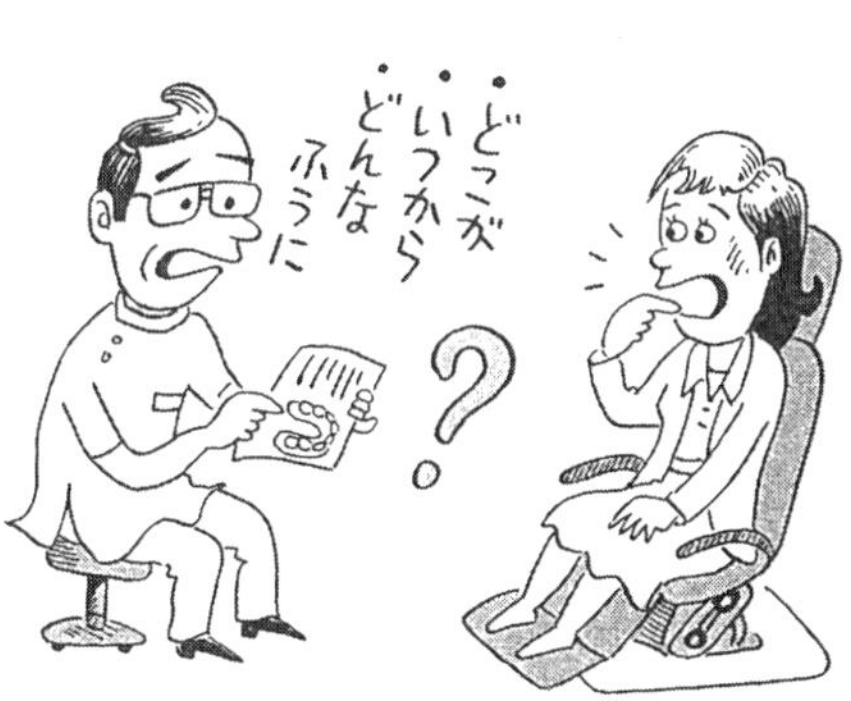

図1-2　問診に答える
笠原 浩『臨床の目 臨床の手』から転載

簡潔に伝えてください。どこが、いつから、どんなときに……といった情報も必要です。そうした訴えが複数ある場合もあるでしょうが、まずは自分として最も重要と思う訴え（「主訴」と言います）をはっきりと伝えることが大切です。

②「むし歯かな？」と思ったら……

「歯に穴があいた」「欠けた」「食べ物がはさまる」「冷たい水や風がしみる」……などの症状があれば、むし歯が進行している疑いがあります。痛み出さないうちに歯科医を受診するのが最良の選択です。むし歯が歯髄にまで達していなければ、「第2章　初期むし歯の治療」でお話しますように1～2回の簡単な治療処置（悪いところ＝感染した歯質を取り除いてプラスチック材料などで穴を塞ぐ）で完璧に修復できます。

奥歯の噛み合わせの溝、歯と歯の間や歯の付け根のところの着色も要注意ですので、気がついたら早めに受診されることをお勧めします。

③「歯周病かな？」と思ったら……

「歯磨きをすると血が出る」「歯肉が赤く腫れた」「口が臭い」……などの症状があれば、歯周病が進行している疑いがあります。どの部位に、どんな症状が、いつから、そして過去の歯科治療経験などの情報をお伝えください。詳しくは第7章を読んでください。

④「歯が痛い！」

むし歯による痛み（歯髄炎など）、歯周病による痛み（歯肉炎、歯周炎など）、死んだ歯による痛み（根尖性歯根膜炎など）、あるいは歯とは直接関係がない神経痛、ときには狭心症などによる関連痛など、さまざまな疾患が「歯痛」という症状を現します。これらのうち、問診によってある程度診断がつくものも少なくはありません。第3章で詳しく説明します。

⑤「噛めない」

歯周病や根尖性歯根膜炎などによって「噛むと痛い」「歯がグラグラと動揺する」場合と、歯を失った、あるいはそれまで使用していた入れ歯が不具合になってしまった場合とに分かれます。どちらの場合も、必要な情報を正確に伝えてください。

⑥「健康チェックを受けたい」

むし歯や歯周病などの歯科疾患の多くは、自然治癒がほとんど期待できません。自覚症状が出てからでは「手遅れ」になりかねないのですから、早期発見・早期治療がとても大切です。

そのためには、「かかりつけ歯科医」を決めて定期的な健康チェックを受けることがなによりも有用です。とくに、進行が速やかな乳幼児・学童のむし歯対策としては、乳歯が生えた直後から定期的に歯の診査を受けることが最も有効です。各市区町村で義務づけられている1歳半と3歳児の健診や学校歯科健診に加えて、3～4カ月毎に「かかりつけ歯科医」に歯と口の診査をしてもらうことをお勧めします。

近年では、高齢者にも歯肉退縮によって露出した歯根面のむし歯多発や歯周病への対策として、定期的な歯科健康チェックの重要性が強調されるようになってきました。食べる・しゃべる・容貌を保つといった口と歯の機能を保ち続けるためには、歯科医師や歯科衛生士による「プロフェッショナル・ケア」[＊3]が欠かせないからです。

＊3　歯と歯肉の健康を守るためには、日常的な歯磨きや歯肉マッサージなどの「セルフ・ケア」が大切なことは言うまでもありません。しかし、加齢とともに衰えてくる歯や歯周組織に対しては、それだけでは必ずしも十分ではないのです。歯科医師や歯科衛生士による「口腔ケア」、具体的には診査と保健指導、予防処置や早期治療を、ぜひ受けるようにしてください。歯を失わないためばかりでなく、高齢者にとって最大の死亡原因となる嚥下性肺炎を防いで健康長寿を保つためにも、とても大切なことです。

ただ困ったことに、現行の保険診療の制度は「疾病保険」ですので、単なる健康診断や予防処置は原則的に対象外です。ですから、タテマエで申し上げると、「とくに異常はありませんが、健康診断をしてください」と、患者さんから言われた場合には、診察料は全額自費で支払っていただかなければなりません。

しかしながら、健康チェックを受ける際に「むし歯になったみたいで、着色があるようなのですが……」とか、「歯肉が少し腫れぼったいようなのですが……」などと、患者さんからの「訴え」があれば、結果的にはまったく異常なしでも、「むし歯の疑い」「歯肉炎の疑い」などの病名で初診料は保険で給付されます。

(2) 現病歴

あなたの主訴（受診理由となった症状）について、どこが（例：右上の一番奥の歯）、いつから（例：1週間前から）、どんなときに（例：冷たい水を口に入れたとき）、どんなふうに（例：しみて痛む）、これまでにどんな治療を受けた（例：3年前にプラスチックを詰めてもらった）などを答えてください。

現在の健康状態や服用中の薬剤などについても、気になることがありましたら、ここでお話しになってください。

(3) 既往歴

これについては、多くの歯科医院では問診表に記入していただいて、それを読んだ歯科医師か歯科衛生士が追加の質問をすることになります。

全身的な健康状態について、これまでにかかった病気やアレルギーの有無などをお尋ねします。歯科治療に伴うストレスによって、危険な発作が誘発される危険性がある疾患（狭心症、心筋梗塞、高血圧など）、感染に対する抵抗力が低下しているおそれがある疾患（免疫不全症、糖尿病など）、抜歯などの手術に特別な配慮を要する疾患（心奇形、心弁膜症、血友病、骨粗鬆症《そしょう》など）、院内感染防止に注意すべき疾患（B型肝炎ウイルス、C型肝炎ウイルス、HIVのキャリアなど）は、とくに注意が必要な事項ですので、絶対に書き落とさないようにしてください。

歯科的な既往歴（これまでの歯科治療経験など）についてもうかがいます。なお、医療者には守秘義務がありますから、そうした個人情報を外部に漏らすことはありません。

(4) 歯科治療についての希望

どこまで治したいか（①痛みだけ止まればいい、②主訴だけ、③悪いところは全部……など）、時間的な余裕（①今回だけ、②できるだけ少ない回数で、③時間がかかってもしっかり治したい……など）、費用（①なるべく保険の範囲内で……、②納得できれば一部は保険外負担となってもいい……、③どんなにお金がかかってもいいから最高の治療を……など）[*4]といったことも尋ねられるかも知れません。患者側としては、診察の結果を説明してもらってから判断すればよいとは思いますが……。

＊4　いわゆる「3択誘導」で、和定食の「松・竹・梅」やウナ丼の「特・上・並」と同じように、多くの人に中間を選択させようとするテクニックですね（笑）

4　診察を受ける

(1) 全身（一般状態）の診査

歯科だからといっても口のなかだけを診るわけではありません。顔色や歩き方を観察し、脈拍や血圧をチェックすることもあります。

(2) 歯科的診査（図1－3、4）

診療台（いす型のものとベッド型のものがあります。近年では水平に寝ていただくことが多いようです）の上で、明るいライトを使って診察します。

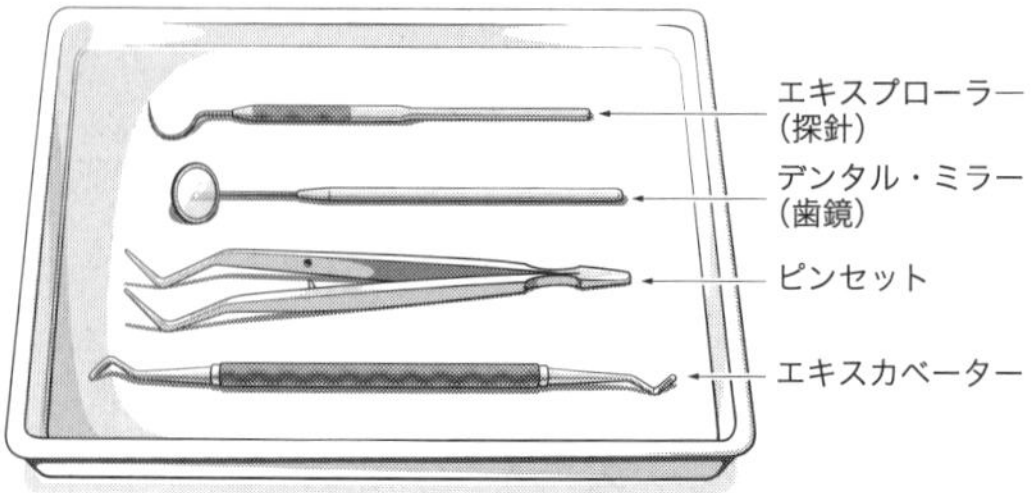

図1-4　歯科診査器械

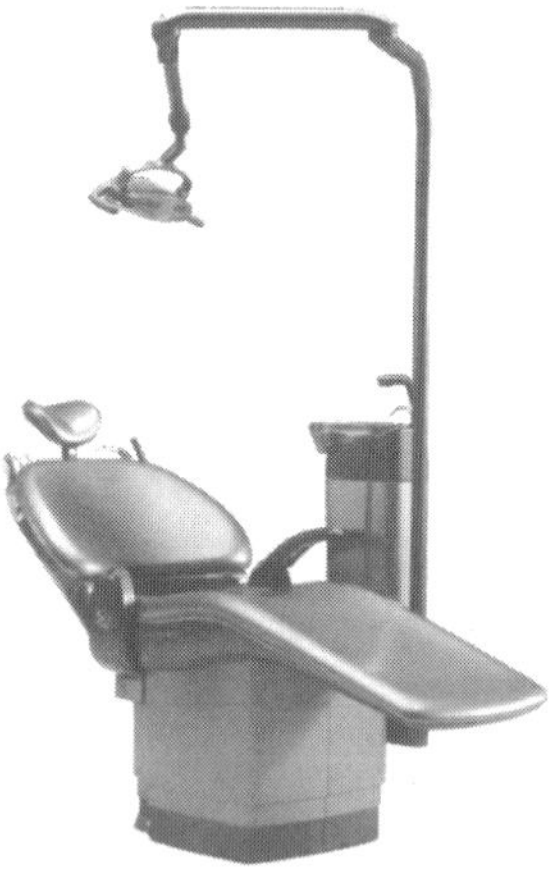

図1-3　歯科診療台の一例

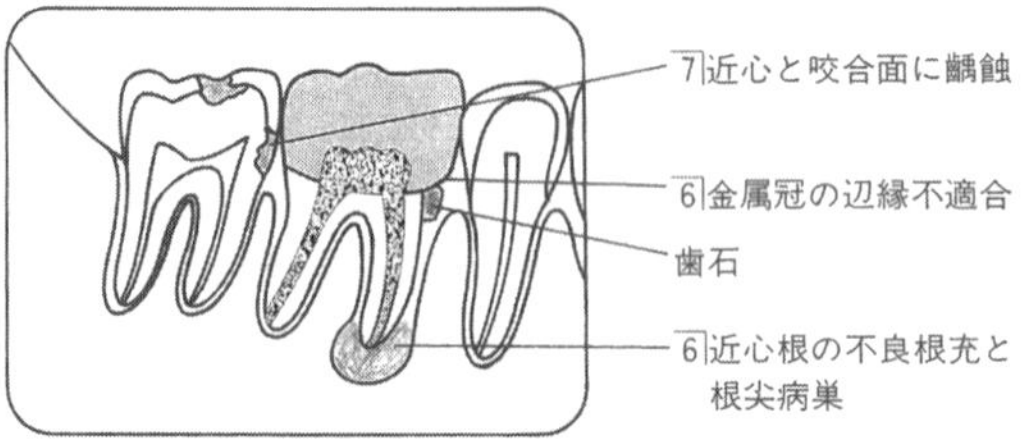

図1-5　X線写真（デンタル）のスケッチ例

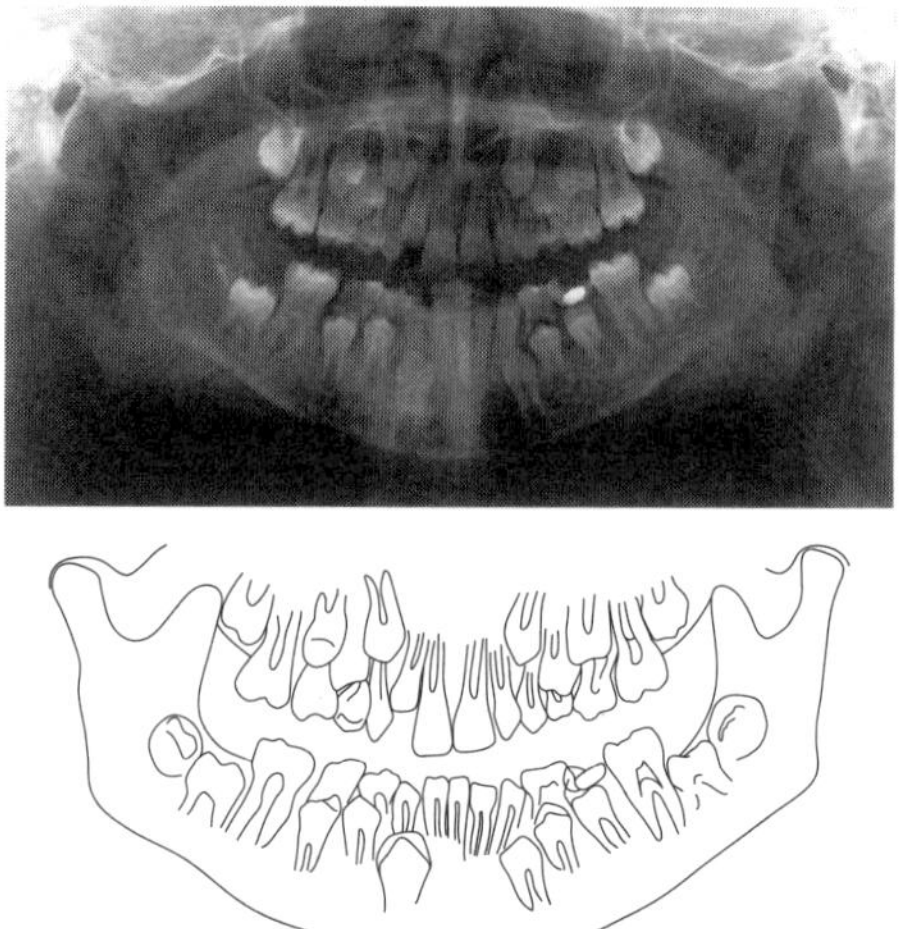

図1-6　パノラマX線写真の一例と上図のスケッチ（学童期）

乳歯の下で永久歯が発育している状況がよく分かる。

まず顔や口のまわりを診察します。それから「大きくお口を開けてください」と言われて、口腔内診査[＊5]が始まります。歯の診査には長い柄がついた小さな鏡（デンタル・ミラー）と尖った探針が使われますが、痛みを与えるようなことはありません。リラックスしてください。

歯周病などで歯肉の検査が必要な場合には、ポケット探針が使われますので、これは歯肉に触れますから、わずかな痛みを伴うかも知れません。痛かったら、遠慮せずに「痛い」と声を出してください。これは治療処置の場合でも同様で、我慢は禁物です。

口腔内診査の結果は、多くの歯科医院では「診査表」というチャートに記録されます。

＊5　口腔とは口のなかのことです。正しい読みは「コウコウ」なのですが、医学では腹腔《ふくくう》、子宮腔《しきゅうくう》などと同様に慣用読みの「コウクウ」が定着しています。

(3) X線診査（図1-5、6）

歯の内部や歯根の状態は外部から見ることができません。X線写真で確認することが必要となる場合があります。腹部や甲状腺は鉛が入った防護エプロンなどで無用な被曝を避けるようにしているはずですが、妊娠の可能性があるなど心配がある方は、撮影を担当する歯科医師や放射線技師に遠慮なくお申し出てください。

上下顎全体を1枚で写せるパノラマX線装置（パントモ）もかなり普及しています。

(4) 臨床検査

全身疾患との関連が疑われる場合などには、必要に応じて歯科でも血液や尿などの臨床検査を行うことがあります。歯科独特のものとしては、齲蝕活動性や唾液の性状などの検査もあります。

(5) 診察結果の説明を受ける

診察の結果を説明してもらいましょう。口腔内診査結果は、手鏡を渡して、患者さんにも実際に口のなかを見てもらいながら、X線診査も実際の画像を見せて説明するのが、ていねいなやり方です。分かりにくいところや難しい医学用語などについては、遠慮なく質問してください。

きちんとした説明もせずに、いきなり歯を削り始めるようでは乱暴な歯医者だと言わざるを得ません。遠慮せずに「ちょっと待ってください」と言いましょう。

5 治療計画を協議する

診察結果にもとづいて、担当医から治療方針が提案されるはずです。説明を聞いて納得できれば「それでよろしくお願いします」などと合意してください。その場で十分には納得できないようでしたら、「考えさせてください」あるいは「とりあえず応急処置だけにして……」などと返答を保留してもかまいません。[*6]

治療方針に合意が成立すれば、次いで患者さんの側の都合（「希望」として問診のところで説明しました）とすり合わせて、具体的な治療計画が作り上げられることになります。

むし歯の多発や歯周病などで、継続的な口腔管理が必要だと思われた場合には、患者さんご本人あるいはご家族の同意を得たうえで「管理計画書」という文書を作成することもあります。

高額の保険外治療などでは、着手する前に治療内容とおおよその費用の見積もりを文書にしてもらっておくべきです。

＊6　削られた歯質や抜歯された歯を元に戻すことはできません。いきなり「抜く」と言われたら、別な歯科医師にセカンド・オピニオンを求めるぐらいに、「後戻りが不可能な処置」には慎重に対応したいものです。

6　治療を始めてもらう

初期むし歯の修復といった簡単な歯科治療ならば、口頭での説明と合意だけで、ただちに治療が始まるのがふつうです。ただし、痛みなどの急性症状がある場合には、それらへの応急的治療が優先されることになるでしょう。かっちりとした治療計画は、症状がある程度落ち着いてからよく相談しましょうということも、しばしばあります。

Ⅲ　特殊な診療形態

1　訪問歯科診療（在宅医療）[*7]

通常の歯科診療は「外来診療」といって、患者さんが病院あるいは診療所の歯科に来院する形で行われます。しかし、からだが不自由などの理由で通院が困難な方には、歯科医師や歯科衛生士が自宅あるいは施設などを訪問して診療を行うことも、近年では盛んに行われるようになりました。もちろん保険診療の対象です。

通院が困難な方の歯科診療については、まずは最寄りの歯科医院（以前にかかりつけていたクリニックなど）か地域の歯科医師会（電話帳で探せます）などにご相談ください。病院や施設で療養中の方でしたら、ケースワーカーが面倒を見てくださるはずです。

訪問歯科診療の実際や医療費については「第10章　特別な患者さんの歯科治療」をご覧ください。

＊7　かつては「往診」と呼ばれていました。内科や小児科とは違って、歯や人工材料を削る器械が必要なため、当時は「歯科往診」は非常識でした。しかし現代では、自宅や施設で療養中の高齢者や入院患者にとっての口腔ケアの重要性が認識され、携帯用の診療器械も開発されて、全国各地で積極的に取り組まれています。

2　入院治療

口腔がんや顎骨骨折などの手術、重度の感染症の治療など、歯科でも入院治療が必要になることがあります。大学病院や総合病院などの口腔外科が担当します。

むし歯などへの一般的な歯科治療でも、重篤な全身疾患を合併しているなどで、外来診療あるいは訪問診療での処置に危険を伴うと判断されるような場合には、短期間入院していただいて、十分な全身管理下で施術することがあります。

低年齢の幼児や重度の発達障がい者で、歯科治療にひどく抵抗されてしまうような場合、あるいは脳性まひなどで不随意運動がコントロールできない場合などには、全身麻酔下集中歯科治療法が応用されることがあり、安全のためには入院が原則です。

これらはいずれも保険診療の対象になります。医療費については第10章の末尾に記しました。

Ⅳ 保険診療と保険外（自由）診療

1　保険診療

(1) 治療内容は国が定めている

健康保険による診療は「保険診療」と呼ばれます。これは健康保険法、国民健康保険法、船員保険法などの法規により、保険診療の対象になる病気とそれに対する診療内容の基準、診療報酬などが定められ、保険証を持って受診した患者さんは、だれでも一定水準の医療が受けられるように「国民皆保険」のシステムとして体系化されています。

使用する薬品や歯科特有の金属材料などもきっちりと規格が定められています。さまざまな試験の結果や長年にわたる使用経験などのエビデンスにもとづいて厚生労働省当局が指定しますので、いずれも安心して使用できる薬品・材料です。

(2) 公定料金

医療費についても、さまざまな処置や手術、検査、薬品、材料のそれぞれについて、細かく点数化された「公定料金」となっています。どのような歯科治療でどの程度のお金がかかるのかは、各章の末尾に具体的に例示しておきましたので、参考になさってください。全国のどこでも、どんな方でも[*8]原則として同一料金です。

＊8　6歳未満の乳幼児や重度の障がい者などでは、初・再診料や処置・手術などに加算点数がつくことがあります。

2 保険ではできない医療とは？

「通常必要とされる医療はすべて健康保険でできる」という大原則があるにもかかわらず、実際の歯科医療では「保険では無理です」と、高額の保険外負担を求められることがあります。具体的には次のような場合です。

(1) 「病気の治療」以外の医療

単なる健康診断や予防処置は原則的に対象外です。歯石除去も予防処置と見なされれば全額自費となってしまいます（歯肉炎などの歯周疾患があれば保険適用ですが……）。また、美容のみを目的とした歯の処置（ホワイトニングなど）や通常の歯列矯正も保険外診療となります。ただし、唇顎口蓋裂などの先天異常による「顎変形症」に対する歯科矯正治療は保険給付されます。[*9]

(2) 労働災害や交通事故などによる怪我や病気

仕事上の怪我や病気は、健康保険ではなく、労災保険の対象です。「第三者行為」による怪我や病気（暴力行為、交通事故、献血の際の事故など）も対象外ですが、便宜的に健康保険を利用することはできます（後で保険者から行為者に請求するはずです）。

(3) 未承認の治療法

効果について疑問があるような治療法や、まだ実績の積み重ねが不十分な新しい治療法などは、厚生労働省当局の承認が得られるまでは保険給付の対象にはなりません。癌《がん》などの悪性腫瘍に対する代替医療（免疫強化療法など）、歯科補綴ではインプラント義歯やコンピュータ制御でブロックから削り出すセラミック冠[*10]などがその例です。

(4) 未承認の薬品や材料

保険診療では当局が認めたもの以外の材料や薬品を使用することはできません。本来は銅合金などの有害な金属や不適格な薬品の排除を目的としたものだったのでしょうが、経済的な理由による制限の意味合いも強いようです。高品位の金合金や白金加金、陶材[*11]（ポーセレン）などを使いたい場合は、原則的には関連する診療のすべてが全額自費扱いとなってしまいます。

⑸ 保険医療機関以外での診療

歯科矯正専門のクリニックなど、保険医療機関の指定を受けていない病院や診療所もあります。「不合理な制約を受けたくない」などの理由で保険診療を嫌っている先生もいます。ただし、保険医の指定を受けているのに「わたしは保険外診療しかやりません」と言うのは違法です。

＊９　顎変形症への保険給付については「第９章　歯科矯正治療」をご参照ください。

＊10　２０１４年からは小臼歯の硬質レジン冠に限って保険適用となりました。

＊11　保険診療でも、金銀パラジウム合金（金12％含有）などのすぐれた材料が使えるのですから、黄金色の修復物には、お金持ちであることを誇示する以外のメリットはないと、私は思っています。

３　保険外診療

⑴ 自由診療

前述したような保険対象外の医療行為であっても、患者さんの同意があれば実施することができます。保険診療ではさまざまな制約がありますが、それらにとらわれない自由な診療を展開できます。経済的な理由から保険給付外となっているきわめて高度な修復や欠損補綴、あるいはまだ未承認の最先端技術などを、高額な料金が苦にならない方には提供することが可能です。

材料についても制限がありません。保険診療では認められない高品位の金合金や陶材（ポーセレン）あるいはチタン合金なども自由に使えます。ただし、そうした「高級材料」と保険で使用できる金銀パラジウム合金や硬質レジンなどとでどこが違うのかも、本書を読んで勉強しておいてほしいと思います。

⑵「混合診療」は禁止されている

保険診療と保険外診療を並行して行うこと（混合診療）は禁止されています。未承認の治療法（インプラント義歯など）や薬品・材料をどうしても使いたいという場合には、関連する診療のすべてが全額自費扱いとなるのが原則です。

⑶ 例外的な差額徴収

ただし、例外的に「差額」を負担することで、それ以外には保険診療が認められる場合もあります。

① 入院時の個室使用（病状からはかならずしも必要ではない場合）
② 歯科での高品位の貴金属使用（患者が希望した場合の前歯の鋳造修復のみ）
③ 金属床義歯（総入れ歯のみ）

以上は「選定療養（いわゆる差額徴収）」の対象です。なお、この場合の差額はあらかじめ掲示しておくことが義務づけられていて、いわゆる自由診療ではありません。

④「高度先進医療」

インプラント義歯や顎関節症の外科的治療などの保険給付対象外の治療でも、大学病院などの「特定承認保険医療機関」では差額分の負担ですむ場合があります。

Ⅴ　歯科診療の費用

１　保険診療の費用

各章ごとに、その章での診療に関連する主な保険点数（２０１７年3月現在）を示しておきました。１点10円ですから、患者さんの窓口でのお支払額は、３割負担ならば点数×３円です。ただし、毎回の診察料（初診料、再診料）や関連した処置料、管理料などが加算されることをお忘れなく。また、点数は2年ごとに改定されますので、あくまでもひとつの目安と考えてください。

２　保険外（自由）診療の費用

保険診療のような「公定料金」や同業者間での「協定料金」[*12]は存在していません。それぞれの医療機関が自由に設定できますので、しばしばきわめて高額なものとなります。十分に説明を受けて納得されてから治療を開始してもらってください。あらかじめ費用の見積もりを書面でもらっておくことをお勧めします。

なお、自由診療の料金には、消費税が加算されます。

＊12　昔は地域の歯科医師会などによる「協定料金表」が掲出されていたものですが、現在では独占禁止法によって禁じられています。

歯科での診察に関連する主な保険点数

（2017年3月現在）

1．歯科基本診療料

⑴ 歯科初診料

① 歯科初診料：234点（地域歯科支援病院*では282点）
歯科外来診療環境体制が整備された医療機関**では：+25点

② 乳幼児加算など
6歳未満の乳幼児：+40点
6歳未満の乳幼児に導入技法を用いた場合：+250点
著しく歯科診療が困難な者（重度障がい者など）：+175点
著しく歯科診療が困難な者に導入技法を用いた場合：+250点

③ 時間外加算など
時間外加算：+85点、休日加算：+250点、深夜加算：+480点
（6歳未満の乳幼児では、それぞれ +125点、+290点、+620点）

⑵ 歯科再診料

① 歯科再診料：45点（地域歯科支援病院では72点）
歯科外来診療環境体制が整備された医療機関では：+5点

② 乳幼児加算など
6歳未満の乳幼児：+10点
著しく歯科診療が困難な者（重度障がい者など）：+175点

③ 時間外加算など
時間外加算：+65点、休日加算：+190点、深夜加算：+420点
（6歳未満の乳幼児では、それぞれ +75点、+200点、+530点）

*地域歯科支援病院：一定の施設基準を満たしている病院の歯科
**歯科外来診療環境体制が整備された医療機関：一定の施設基準に適合している歯科診療所と病院歯科

○入院基本料と在宅医療（訪問歯科診療）については「第10章　特別な患者さんの歯科治療」をご覧ください。

2．医学管理など

⑴ 管理料

① 歯科疾患管理料：100点、文書提供加算：+10点
むし歯や歯周病など継続的管理を必要とする歯科疾患（歯の欠損症を除く）を有する患者さんに対して、口腔管理（再発防止や重症化予防を含む）を行った場合に、2カ月に1回算定されます。患者本人または家族の同意と「管理計画書」の作成が必要です。
フッ化物指導加算：+40点、エナメル質初期う蝕管理加算：+260点

② 新製有床義歯管理料
咬合の回復が比較的容易な場合：190点
困難な場合（総入れ歯など）：230点
③ 周術期口腔機能管理策定料、周術期口腔機能管理料(I)(II)(III)
これらは、癌などの治療で入院中の患者さんを対象としたものですので、ここでは説明を省略します。
④ 歯科特定疾患療養指導料：150点
⑤ その他の医学管理料
大手術や入院治療に際しては、医科と同様にさまざまな点数が設定されていますが、ここでは説明を省略します。
(2) 指導料
① 歯科衛生実地指導料：80点（地域歯科診療支援病院では100点）
歯科衛生士による15分以上の指導を受けた場合に算定されます。
② その他の指導料
医科と同様にさまざまな点数が設定されていますが、ここでは説明を省略します。
(3) 診療情報提供料
① 診療情報提供料(I)：250点
患者さんを他の医療機関などに紹介した場合に算定します。
② 診療情報提供料(II)：500点
いわゆる「セカンド・オピニオン」のための詳細な情報提供です。
③ 薬剤情報提供料：10点

３．検査

(1) 歯科一般検査
① 電気的根管長測定検査：30点（２根管以上の歯では１根管増すごとに +15点）
② 細菌簡易培養検査：60点
(2) 歯周病検査
「第７章　歯周病の治療」をご覧ください。
(3) 画像診断（Ｘ線写真撮影など）
Ｘ線写真撮影による画像診断については、診断料、撮影料、フィルムおよび造影剤料を合計した点数を例示します。
① 個々の歯の単純撮影（いわゆる「デンタル撮影」）
１枚目（１枚につき）：デジタル：58点、アナログ：48点
同一部位２枚目（症状確認のため日時をずらして撮影した場合）
２枚目（１枚につき）デジタル：48点、アナログ：38点
② 全顎の単純撮影　10枚法：512点、14枚法：552点

③　その他の単純撮影

カビネ（１枚につき）デジタル：213点、アナログ：112点

四つ切（１枚につき）デジタル：218点、アナログ：157点

④　歯科パノラマ断層撮影（いわゆる「パントモ」）、顎関節パノラマ断層撮影

デジタル：402点、アナログ：317点（いずれも幼児加算あり）

⑤　その他の画像診断

必要に応じて、CTの撮影や造影剤を使用した撮影が行われることがありますが、外来患者さんへの日常的な診療で応用されることは稀ですので、省略します。

⑷ 臨床検査

医科における診療と同様に、血液や尿、さまざまな生理機能についての検査が行われることもあります。「第８章　口腔外科疾患の治療」をご覧ください。

具体的な症例

１．歯の打撲

〈第１日〉転倒して上顎中切歯を打撲して、少しぐらつくようになったので受診した。Ｘ線写真で調べてもらった結果、とくに問題はないとのことで、そのまま経過をみることにした。

初診料234＋Ｘ線写真の撮影・診断58＝292点

３割負担で窓口支払い額876円

〈第２日〉痛みもなく、ぐらつきも治まってきたが、念のため１週間後に再受診した。

再診料45点　３割負担で窓口支払い額135円

２．生歯困難

３歳児。数日前から不機嫌で口のなかを気にしている。少し熱っぽいようで、よだれがひどい。

〈第１日〉診察の結果、下の奥歯（第２乳臼歯）が生えかかっていて、歯肉に炎症があるとのことで、薬を塗ってもらった。

初診料234＋乳幼児加算40＋洗浄０点＝274点　３割負担で窓口支払い額822円

まもなく症状は軽快したので終了とした。

第2章

初期むし歯の治療

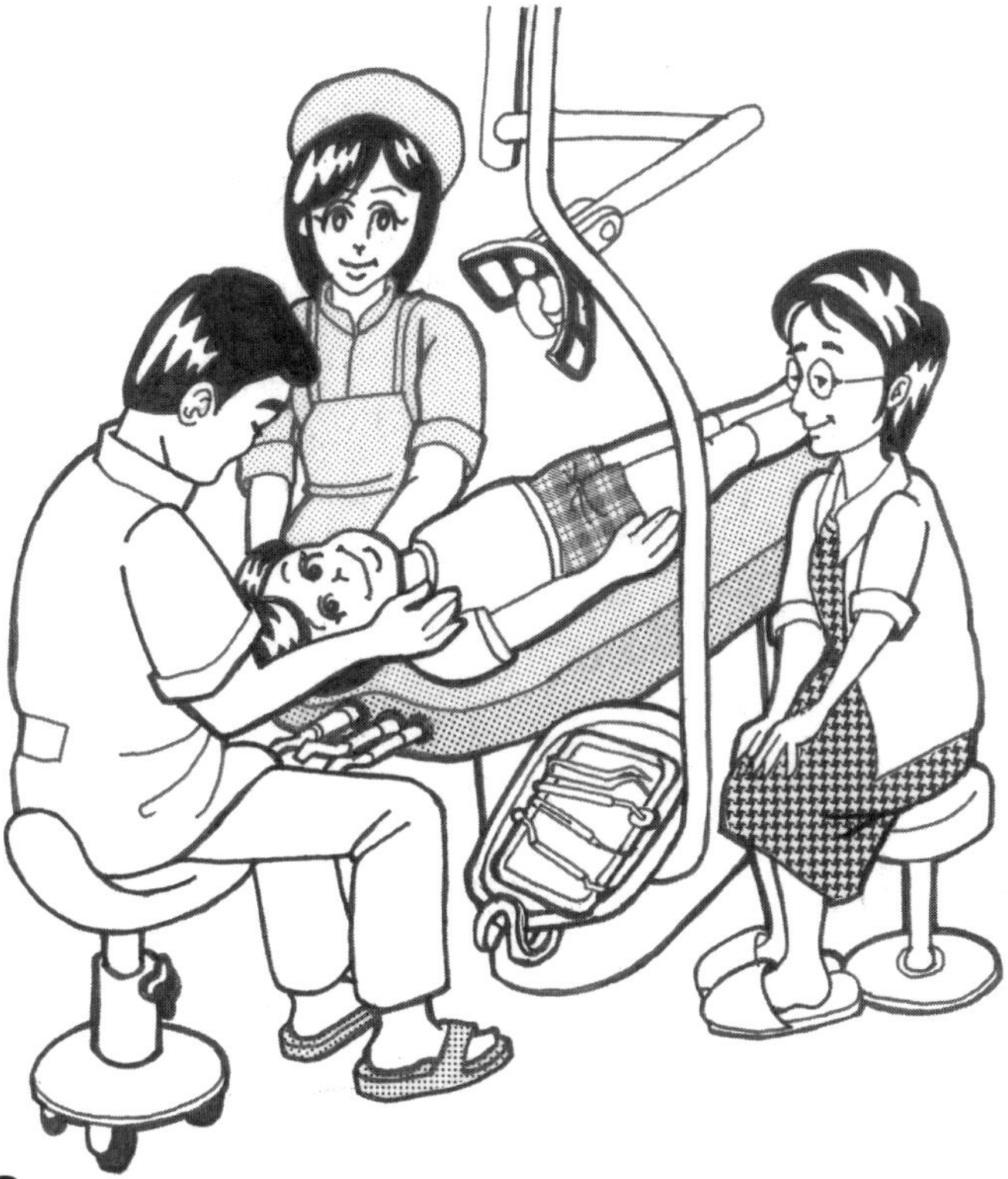

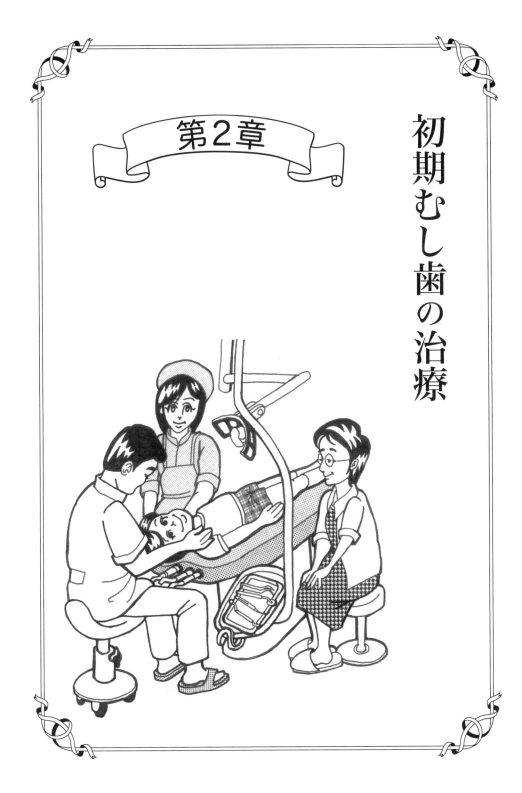

むし歯には「自然治癒がない」「初期には自覚症状がない」といった特徴があります。ですから「早期発見・早期治療」がなによりも大切なことになります。まだ「痛み」などの自覚症状が出る前であれば、「悪いところを削り取って、硬いプラスチックなどで修復する」などの簡単な処置で済んでしまうことが多く、費用も時間もそんなにはかかりません。

本章では、むし歯についての基礎知識（「まったく性質が異なる3種類のむし歯がある」なんてご存知でしたか?）から始まって、予防法や治療の実際と費用までをお話しします。

I むし歯の基礎知識

1 むし歯は「感染症」

からだのなかで一番硬くて丈夫な組織である「歯」が、ぼろぼろと腐って欠けてしまう……考えてみれば「むし歯」とは奇妙な病気ですね。水晶に近い硬度をもつ歯が、まさか虫食いリンゴのように食べられてしまうわけではないのですが、むし=細菌などの微生物と考えれば「むし歯」[*1]という名前もそんなに的外れではなさそうです。

私たちの口のなかには、いつでも無数の細菌がいます。これらの細菌のうちで、ある種のものは、歯の表面に付着した糖質[*2]を分解して、乳酸などの有機酸を作ることが知られています。ところで、歯の主成分はリン酸カルシウムですから、酸にあえばカルシウムが溶け出して軟らかくなってしまいます。カルシウムが酸に溶けることは、石灰石に塩酸をかける実験や、魚の骨などを酢で煮ると軟らかくなることなどからも分かるでしょう。ヒトの歯だって、酸性の液体に数日間浸けておけば、ナイフで切れるようになってしまいます。

実際にむし歯ができるまでには、酸によるカルシウムの溶解だけではなく、歯の基質になっているタンパク質の分解など、いろいろと複雑な因子が関係しているのですが、無菌動物[3]では、いくら砂糖をなめさせても絶対にむし歯ができないことを確かめた実験もあり、むし歯が細菌によって起こる病気＝**「感染症」**[4]であることは間違いないようです。

ですから、歯磨きを励行して口のなかを清潔に保つことや、砂糖などの糖質をできるだけ歯に付着させたままにしないことが、むし歯予防にとってはなによりも大切なのです。

＊1　医学用語では「歯の齲蝕《うしょく》症」と呼びます。デンタル・カリエスという言い方もします。

＊2　糖質というと、砂糖、乳糖、ブドウ糖、果糖など「甘いもの」を思い浮かべるでしょうが、米飯やパンの主成分のでんぷんなど、甘い味がしない多くの炭水化物も糖質です。逆に、甘味料でも、キシリトールやマルチトール（還元麦芽糖）などの糖アルコールは、細菌が分解して酸を作ることができないので、むし歯とは無関係となります。

＊3　無菌動物：通常はどんな動物でも、口のなかや腸内には常在菌と呼ばれる無数の細菌が必ず存在しているのですが、帝王切開で出産させ、特殊な方法で飼育することで、まったく無菌状態の実験動物を作り出すことができます。

＊4　細菌、ウイルス、寄生虫などがからだのなかに侵入することで引き起こされる病気のことです。むし歯と同じように歯の硬組織が破壊される病気でも、酸の蒸気が存在する職場での「酸蝕症」や、歯が顎の骨の中で形成される時期のフッ素中毒による「斑状歯」（一種のエナメル質形成不全）などは、感染症ではありません。

2 むし歯の好発部位

(1) むし歯はここから始まる（図2－1）

むし歯ができやすい場所（好発部位）はおおよそ3カ所あって、それぞれの場所で主な原因菌や進み方がかなり違います。

①奥歯の噛み合わせの溝（小窩裂溝）

大臼歯などの奥歯の噛み合わせ（咬合面）には、小さなくぼみや溝（小窩裂溝《しょうかれっこう》）が存在していて、ここから発生するむし歯を「小窩裂溝齲蝕《うしょく》」と言います。むずかしい専門用語ですので、本書では**「溝むし歯」**と呼ぶことにしましょう。

こうしたくぼみや溝には食べかすや甘い飲み物などが滞留しやすいばかりか、その底の部分はエナメル質がきわめて薄いために、大変にむし歯になりやすいという「ヒトのからだの弱点」のひとつです。小窩裂溝の状態には個人差がありますが、溝の深い人では歯が歯肉から顔を出したばかりでもむし歯になってしまうことが珍しくはありません。下顎の第1大臼歯（6歳臼歯）では、全体の半分以上の歯が完全萌出以前にすでにむし歯が始まっていたという調査結果もあるほどです。

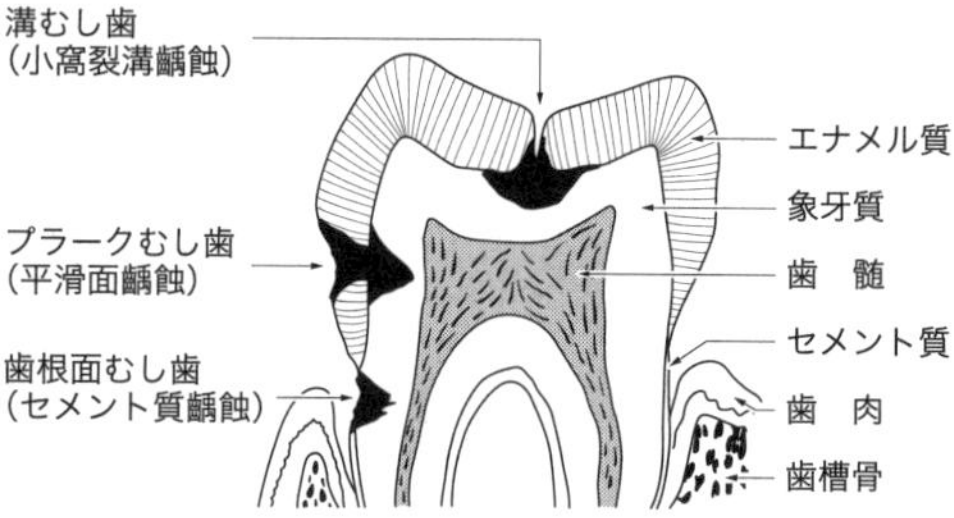

図2-1　むし歯の好発部位

②歯と歯の間（隣接面部）、歯と歯肉の境目（歯頸部）（図2－2）

エナメル質が表層から破壊されていくむし歯を「平滑面齲蝕」と言います。ここでは分かりやすく**「プラークむし歯」**と呼びたいと思います。

人差し指を口のなかに入れて、上の奥歯の付け根を爪で引掻いてみてください。しばらく歯を磨かないでいた状態でしたら、爪の先に白いねばねばした物質が付いてくるはずです。これはプラークとか歯垢と呼ばれる

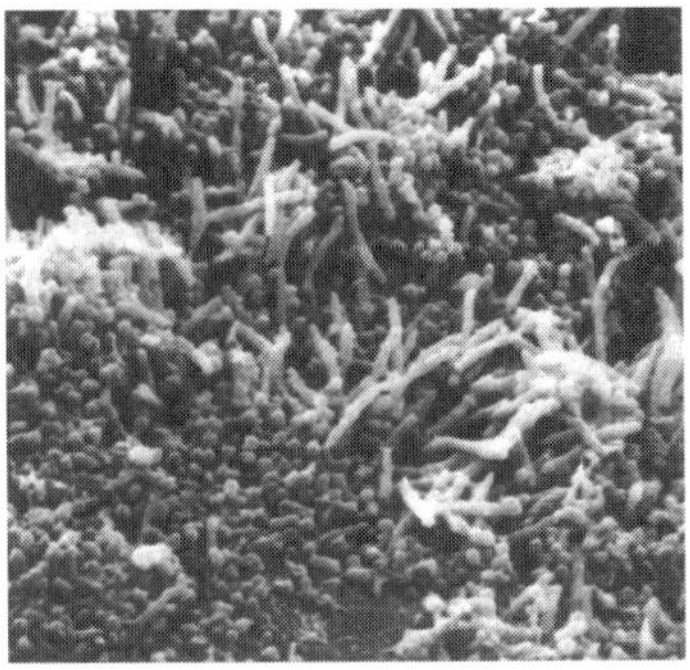

図2-2　プラーク（歯垢）の顕微鏡写真

球状や棒状のものはすべて生きている細菌です。

もので、細菌が糖質を分解してデキストランという粘着性の強い物質を作り出し、そのなかで盛んに繁殖しています。顕微鏡で見れば何億もの細菌の集団そのものであることがよく分かります。

前述した小窩裂溝のような構造的弱点がある場所は別として、ふつうのエナメル質表面は硬くて平滑で細菌が容易に侵入できるようなところではありません。こうしたところにむし歯ができるためには、強力な酸産生菌が長時間へばりついたままでいることが絶対的な要件となります。つまり、平滑面齲蝕はプラークの存在によって発生するむし歯なのです。

歯と歯の間や歯と歯肉の境目の部分がむし歯の好発部位になっているのは、自浄作用[*5]が届きにくく、プラークが付着したままになりがちだからということがご理解いただけたでしょうか。

③歯根面

「溝むし歯」は、その大半が歯の萌出直後に発生しますから、子どもや若い人のむし歯と言えます。「プラークむし歯」も歯磨き習慣がきちんと定着していない年齢層に多く見られます。それらに対して、中高年齢期に特有のむし歯が、この**「歯根面むし歯」**（「セメント質齲蝕」とも言います）です。加齢とともに歯肉が下がって、歯根（根っこの部分）が露出してきます。この部分を覆っているセメント質は、エナメル質よりも軟らかくて抵抗力が弱いために、清掃が不十分だとむし歯になりやすいのです。プラークが付着しやすい場所でもあるので、いつもきれいにしておくことで予防したいところです。

さらにお年寄りには、砂糖が入った「のど飴」などをしゃぶったままおやすみにならないようにと、とくにご注意を申し上げたいと思います。とりわけ、血圧降下薬などの影響で唾液量が減少している方では、たちまちのうちにむし歯だらけとなってしまうことがあります。しっかりした金属冠をかぶせた歯でも、付け根のところに「歯根面むし歯」が進行すれば、ぽきりと折れてしまいます。

(2) むし歯は「脱灰」(エナメル質の白濁)から始まる

歯の表面にプラークが長期間粘着したままになっていれば、その下では微生物が産生した酸がカルシウムを溶かし始めます(「脱灰」と言います)。これがむし歯の始まりで、やがてエナメル質表層の白濁となって目に見えるようになります。

エナメル質はきわめて硬く、細菌の侵入に対する抵抗性も大きいので、まだ穴があくなどの実質欠損がなく、表層の白濁や着色のみといった程度のむし歯(第1度のむし歯=C1)は長期間ほとんど進行しないこともあります。成人の場合にはしばらくはそのまま経過観察していてよいのですが、むし歯の進行が速い乳幼児では、この段階でも危険信号[*6]だとして警戒しなければなりません。

＊5 からだには常に清潔を保とうとする働き(自浄作用)が備わっています。たとえば、眼の表面にはたえず涙が流れ出ていて、無意識的にまばたきを繰り返すことで、あたかも自動車のフロントガラスがウォッシャー液とワイパーで清掃されるように、いつもきれいになっています。口のなかでは、唾液と舌、くちびる、頬粘膜の動き、さらには、そしゃくに伴って線維性の食物が歯を摩擦するなどで、かなり清掃されます。しかし、軟らかい加工食品を多量に摂取する現代人では、歯と歯の間や歯と歯肉の境目などが不潔域となってしまいがちなのです。

＊6 赤ちゃんの生えたばかりの前歯をガーゼなどで拭いてみて、白墨のように周囲と透明度が違う部分があったら、すでにエナメル質の脱灰が始まっています。おそらくは、哺乳瓶やおかあさんのオッパイをくわえたままで眠らせていたのではないでしょうか。乳歯のむし歯は進行がきわめて速いので要注意です。

Ⅱ　むし歯の予防法

1　プラーク・コントロール

(1)　まずは歯磨きの励行を

むし歯は感染症なのですから、その病原体である細菌（＝目に見える形としてはプラーク）を歯に付着させなければ発生しません。粘着力の強いプラークは、歯ブラシやフロス（糸ようじ）などでゴシゴシとこすり落とすのがなによりです。うがいではほとんど取れませんから、洗口液にはあまり期待しないほうがよいでしょう。やはり歯磨きがむし歯予防の最大の手段なのです。

(2)　口腔清掃指導を受けましょう

しかし、力を入れすぎた乱暴な歯磨きは、歯肉を傷つけるなど、かえって害になることがあります。とくに、歯肉が下がった中高年齢者では、横磨きで歯の付け根をすり減らしている人をしばしば見かけます。[*7] 歯の付け根は歯髄（いわゆる「神経」）までの距離も小さいので、「磨きすぎ」は冷たいものがしみるなどといった「知覚過敏」の原因となることもあります。また、磨いたつもりでいても、肝心なところには歯ブラシの毛先が届いていなくて不潔なプラークが付着したままということも珍しくはありません。

歯ブラシやフロスなどによる口腔清掃もひとつの技術ですから、歯科受診のついでなどに歯科医師や歯科衛生士から直接に指導してもらうことをお勧めします。歯の表面に病原微生物を繁殖させないこと、具体的には毎日の生活のなかでの「歯磨き」がなによりも大切です。しかし、歯磨きだけでむし歯を完全に予防することは不可能です。むし歯の好発部位に応じて、さまざまな対策も併用すべきです。

＊7　エナメル質はふつうの歯磨き剤ではほとんどすり減りませんから、高校生以下の若年者ならばゴシゴシと横磨きしても大丈夫です。しかし、中高年齢者では、歯肉が下がって露出してきた歯根部にはエナメル質が存在していません。力を入れた横磨きは歯の付け根を磨り減らせて、知覚過敏やむし歯の原因となりかねません。

2　規則正しい食生活

⑴ シュガーコントロール

砂糖がむし歯と密接な関係があることは、昔から知られていた事実で、お菓子屋の職人さんの職業病として労災認定されたこともあるほどです。かつての粉ミルクに大量に添加されていた砂糖は、小児歯科医たちの運動で排除されましたが、母乳中の乳糖だって安心はできません。乳首をくわえたままで眠らせていたために、生えたばかりの乳前歯がボロボロになった赤ちゃんもいます。お年寄りも、のど飴は砂糖の入っていないものにしましょう。

砂糖の代わりにキシリトールやマルチトール（還元麦芽糖）などの糖アルコール型甘味料を使うのは、むし歯の発生を抑える効果が期待できます。ただし、すでに発生したむし歯を治すことはできません。

⑵ 危険な「だらだら飲食」

むし歯発生と関係するのは、砂糖などの糖質の摂取総量ではなく、それらが口のなかに留まっている時間の長さであるとされています。つまり、「甘いもののだらだら飲み食い」は避けなければならないということです。なかでも最悪なのは甘いものを口に入れたままで眠ってしまうことで、乳幼児の**「哺乳瓶むし歯」**やお年寄りの**「のど飴むし歯」**はその典型的な例です。

おやつは時間を決めて与えるなど、規則正しい食生活の確立が、歯の健康（実は歯だけではありませんが……）を守るためにとても大切だということがお分かりいただけたでしょうか。

(3) 酸性飲料水にご用心！

スポーツ・ドリンクや清涼飲料水のなかには、歯質を溶かすほどの強い酸が含まれているものが少なくはありません。クエン酸（スポーツ・ドリンク）、リン酸（コーラ類）[*8]、炭酸（炭酸飲料）、乳酸（乳酸飲料）、酢酸（黒酢飲料）などは歯に有害です。しかもこれらには砂糖やブドウ糖を大量に含んでいるものも多く、「むし歯製造液」とでも呼びたいほどです。とくに、口に含んだまま入眠されないように、ご注意ください。

＊8　生え変わりで抜け落ちた乳歯などをコーラに漬けておくと（比較のため歯面の一部をマニキュアの塗布などで保護しておくとよいでしょう）、ぞっとするほどの状態になりますよ。

3　フッ化物の応用

歯のエナメル質の主成分であるリン酸カルシウムにフッ素が結合すると、酸に対する抵抗性が高まることが認められています。微量のフッ素化合物が添加した歯磨き剤が市販されていますし、歯科医院や保健所ではフッ化物（2％フッ化ナトリウムなど）溶液の塗布が行われています。ただし、生えたばかりの乳歯や永久歯以外には、あまり意味がない予防法ですし、すでに発生したむし歯を治すことはできません。

4　唾液のむし歯予防効果を活用しましょう

唾液中には大量のカルシウムがあり、エナメル質表層のごく初期の脱灰でしたら唾液に浸されるだけで自動的に修復されます。糖質を消化するアミラーゼなどの酵素とともにリゾチームや免疫グロブリンなどの殺菌・

抗菌物質も含まれていて、唾液は口腔粘膜の保護やむし歯予防ばかりでなく、全身の健康を守る大切な役割を果たしています。

病気（慢性唾液腺炎、シェーグレン症候群など）や放射線治療、あるいは加齢による萎縮などで唾液腺の機能が低下した口腔乾燥症の患者さんでは、口内炎の多発とともにむし歯が急激に発生・進行するという事実もあります。血圧降下剤などの副作用で唾液量が減少することもありますから、気になる方は常用薬との関係の有無をかかりつけ医と相談してみてください。

この大切な唾液をたくさん出すには、口をまめに動かすこと、具体的には「よく噛む」ことと「おしゃべり」です。あごの周囲の筋肉が頻繁に動かされれば、頬の内部にある耳下腺や下顎骨周囲の顎下腺と舌下腺が刺激されて、唾液がどんどん分泌されます。まさに「噛めば唾液が湧いて出る」のです。[*9]

＊9　「おしゃべり」がむし歯予防に役立つなんてご存知なかったでしょうね（笑）

5　早期発見には定期検診がなによりです

初期むし歯の多くは自覚症状がありません。気がつかないうちに進行してしまいます。とりわけ、子どもたちに多発する「溝むし歯」は、入り口がピンホールでも、軟らかい象牙質内部で横に広がってしまっていることが珍しくはありません（図2-1を見てください）。早期発見のためには歯科医師による精密な検診がどうしても必要です。

学童・生徒には学校での歯科検診の制度がありますが、年1回ではまったく不十分です。ぜひかかりつけの歯科医師を決めて、年2〜4回（回数については、それぞれの口のなかの状況に応じて歯科医師が判断します）の定期検診を受けてください。

6　好発部位に応じた具体的予防対策

(1)「溝むし歯」にはシーラントが有効（図２－３）

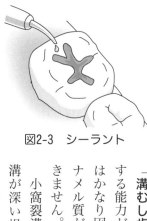

「**溝むし歯**（小窩裂溝齲蝕）」は、溝のなかに入りこんで糖質を分解して酸を産生する能力がある細菌ならばすべて原因菌になりうるので、発生そのものを防ぐことはかなり困難です。溝の内部までは歯ブラシの毛先も届きにくいうえに、底部のエナメル質が薄いので、その耐酸性を強化する効果があるフッ素にもあまり期待はできません。

小窩裂溝の状態を歯科医師は「探針」という先端がとがった器具で診査します。溝が深い場合には、歯の表面に接着性を高める薬物処理をしてから溝を特殊なプラスチックなどで閉鎖する「予防塡塞（フィッシャー・シーラント）」を施します。

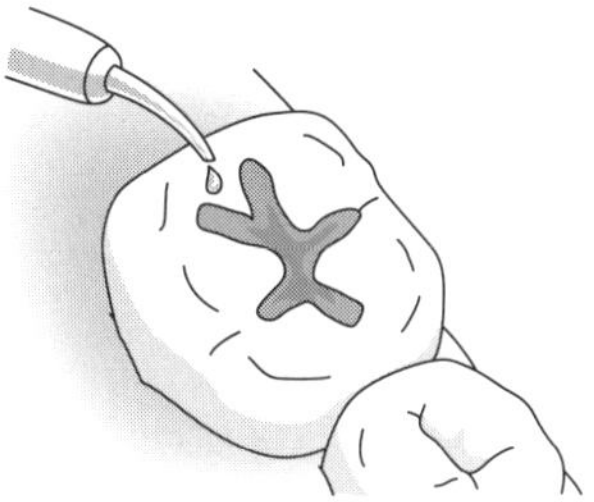

図2-3　シーラント

これは一種の予防処置ですが、例外的に保険診療の対象となりますから、奥歯が生えてくる年齢（乳歯では2～3歳、永久歯では6～12歳）のお子さんにはぜひお勧めしたいと思います。

ただし、探針の先がプスッと入ってしまうような場合には、すでに象牙質に達するむし歯（第2度のむし歯＝C2）が発生してしまっているのですから、肉眼では異常がないように見えていても、後述するように感染している象牙質を完全に除去する「修復治療」が必要になります。

(2)「プラークむし歯」には歯磨き励行で

「**プラークむし歯**（平滑面齲蝕）」については、ストレプトコッカス・ミュータンスが最も強力な「むし歯菌」だと考えられています。この細菌は砂糖が大好物で、これを分解して歯の表面への粘着性がきわめて高いデキストランⅡという物質を主体とする強固なプラークを作り出し、その下でどんどん繁殖してエナメル質を溶かすからです。

「プラークむし歯」は、歯磨きの励行でプラークを定時的に除去していれば、かなり予防できると考えられています。[*10] 中高年齢者では、普通の歯ブラシが届きにくい歯間部を「歯間ブラシ」や「フロス」で磨くことも必要です。

ミュータンスが好む砂糖の摂取制限も有意義です。砂糖を使わずにキシリトールを甘味料としたチューインガムには、ストレプトコッカス・ミュータンスの増殖を妨げる効果が認められています。エナメル質の耐酸性を強化するフッ化物塗布も、歯の萌出直後であれば、ある程度の効果が期待できるでしょう。

＊10 プラークの下で増殖した細菌が歯質を脱灰し始めるまでには、ある程度の時間が必要なことが分かっていますので、1日1回以上歯ブラシやフロス（歯ブラシが届かない歯間部の清掃）でプラークを完全に除去すればよいのです。なお、プラークを完全に除去できるような磨き方は、技術的に多少むずかしいところもありますので、歯科衛生士などに直接指導してもらってください。

(3) 歯の付け根を清潔に

「溝むし歯」が子どもの病気であるのに対して、「**歯根面むし歯**（セメント質齲蝕）」は中高年齢者の病気です。エナメル質が存在しない場所ですから、フッ素塗布の効果は期待できません。歯肉を傷つけないようにして、歯の付け根をきれいに磨くテクニックを身につけることが、なによりの予防策です。

なお、本書では歯磨きテクニックの詳細な説明は故意に省略しました。それぞれの歯や歯肉の状態に応じた方法を、歯科医師や歯科衛生士に直接指導してもらうことが望ましいと考えたからです。むし歯や歯肉炎などが存在する場合ならば、こうした指導も保険給付されます。

Ⅲ　初期むし歯の治療法

1　初期のうちならば、治療は簡単にすむ

むし歯をＣ１～Ｃ４の４段階で診断することは、学校での検診などでもご存知だと思います。Ｃ１～Ｃ２を「初期むし歯」として、本章でその対策をお話しします。

痛みなどの症状が出ない初期のうちであれば治療は簡単ですが、歯髄に達するまで進行したＣ３となると、桁違いにむずかしい処置が必要となり、通院回数も費用もはね上がります。むし歯は早期発見・早期治療がなによりも大切です。

進行してしまったむし歯（Ｃ３～Ｃ４）については、第３～４章をご覧ください。

2　表層のみのむし歯（Ｃ１）は経過観察でよい

エナメル質やセメント質表層の白濁や着色のみで、探針で調べても実質欠損（むし歯の穴）が認められない場合（Ｃ１）には、あわてて削らずに、そのまま様子を見ているのが原則です。

子どもや若い人によく見られるエナメル質表層の白濁は、歯ブラシによるプラーク除去が励行されれば、唾液中のカルシウムの吸着による再石灰化で自然治癒することもあります。フッ化物塗布や低濃度のフッ化物溶液による洗口もその改善に役立つことが認められています。

3　萌出直後の臼歯には予防塡塞を

嚙み合わせの溝が深い臼歯への「予防塡塞（フィッシャー・シーラント）」も、C2になってしまう前であれば効果が期待できます。

よい適応となるのは、2〜3歳児の乳臼歯、6歳児の第1大臼歯、12歳児の第2大臼歯です。

歯面を回転ブラシで清掃後に、エッチング液でエナメル質表面を数十秒間処理してから水洗して、エアで十分に乾燥させます。次いでシリンジに入ったシーラント液（白色などに着色されていることが多い）を溝の内部に流し込み、光照射で硬化させれば完了です。歯質を削りませんからまったく痛みを与えない処置です。

本来は純然たる予防処置ですが、例外的に保険適用となっています。

4　象牙質に達したむし歯（C2）は放置できない

どんなに小さな穴であっても、象牙質に達したむし歯（C2）は放置できません。象牙質は有機質が多く、エナメル質よりもずっと軟らかいうえに、歯髄に向かって細い管（「象牙細管」）がたくさん通っていますから、ここに達すると、象牙質そのものをも破壊して栄養源とするような細菌も加わって、むし歯は急速に進行するようになるからです。

硬くて丈夫なエナメル質でも、内側の象牙質が破壊されて支えを失うとボロボロと欠けてしまいます。やがて歯には大きな穴があき、だれが見てもむし歯と分かるようになってしまうでしょう。C2でも、初期にはほとんど無症状ですが、進行するにつれて、冷たい水がしみるとか、食べ物がはさまると痛いなどといった症状が出てきます。これらは「まもなくC3になってしまうぞ」「歯髄炎（いわゆる『神経』の炎症）の激痛が近づいているぞ」という危険信号で、歯が「助けて！」と悲鳴をあげているのです。

5　初期むし歯（C２）治療の基本原則

⑴ 死んでしまった象牙質は完全に除去する

エナメル質の内側にある象牙質は、鈍いとはいえ知覚がある生きた組織です。しかし、いったん細菌が侵入すれば壊死し、有機質が多いので腐敗していきます。そこには細菌が無数に繁殖して、他の組織への感染源にもなりますので、腐敗した部分をそのまま残しておくわけにはいきません。

壊死した象牙質（脱灰によって、ナイフなどのふつうの刃物で削れるほどに軟らかくなっているので「軟化象牙質」と呼ばれます）を残したままで穴だけ塞いでも、素人である患者さんには分からないでしょうが、そうした「手抜き治療[*11]」は予後不良で、数年後にむし歯の再発による充塡物の脱落や歯髄炎の発症が避けられません。

＊11　深く食い込んでしまったむし歯の「悪いところ」を完全に取り除くためには、局所麻酔や齲《う》蝕検知液（後述）の使用が必要となることが多いはずなのに、それらをまったく使わない歯科医師には「手抜き治療」の可能性が疑われます。

⑵ 健康な歯質はできるだけ削らない

まだ未感染で生きている象牙質は削らずに残すのが原則です。エナメル質もできるだけ削りたくはないのですが、むし歯は軟らかい象牙質内で横に大きく広がっていることが多いので、それを取り残さないようにするために、ある程度は削り拡げて確認する必要があります。虫垂炎（いわゆる「盲腸炎」）の手術の際に、健康な皮膚を切開しなければならないのと同じことです。もちろん「必要最小限」ということです。

象牙質の生死を判定するために、齲蝕検知液という赤い特殊な色素を塗ってみることもあります。水洗しても赤く染まったままのところは感染して死んだ組織ですから、取り除かなければなりません。悪いところを取り残さないように、不必要に削りすぎないように……と、歯科医師は細心の注意を払っているのです。

(3) 削られた穴（窩洞《かどう》）を隙間がないようにぴったりと充塡する

残った歯質との境界に隙間や段差ができてしまうと、そこからまたむし歯が発生しかねません。次にお話しするような人工の充塡材料を使って穴を塞ぎ、歯を元通りの形に修復します。これを充塡処置と呼び、歯の形態と機能を回復する「歯冠修復法」のひとつです。

Ⅳ さまざまな充塡材料

1 成形充塡《じゅうてん》

最初は軟らかくて可塑性の材料が、充塡・成形後に化学反応や光照射によって硬化して歯質の欠損部を修復します。

(1) 接着性コンポジットレジン（CR、複合レジン）

レジン（合成樹脂）に超微細なフィラー（石英やセラミックスなどの粉末）を大量に混入することで強度を高めた有機=無機複合（コンポジット）材料です。金属材料と違って、自然な歯と同じような色調が出せますし、熱膨張率係数も歯質に近いなどの長所がありますので、現代では歯の修復材料の主役として広く使われています。

あらかじめ色合わせした軟らかいペースト状のコンポジットレジンを、窩洞にしっかりと充塡して成形し、強い光線を当てて、そのエネルギーで重合・硬化させる「光重合型」と、２種類のペーストを混ぜ合わせ化学反応によって硬化させる「化学重合型」とが、窩洞の状況に応じて使い分けられています。

「エッチング（酸処理）」や「ボンディング」などの歯面処理材の塗布によって歯質への接着を期待できることも、この材料の大きな利点です。

初期のレジンは摩耗しやすい、変色のおそれがあるなど、半永久的な修復材料としてふさわしいものではなかったのですが、最近の製品ではそうした問題点はほとんど解決ずみとなっていますので、安心してこの材料による治療を受けてください。

(2) グラスアイオノマー・セメント

アルミノシリケートガラスを主成分とした歯科用セメントのひとつで、自然な歯と同じような色調が出せます。熱膨張係数も歯質に近く、ある程度の歯質接着性も期待できます。フッ素を放出するので、むし歯予防効果があると言われてもいます。かつては強度が低く、噛み合わせ部の充塡には不向きとされていましたが、近年ではレジンなどを配合して強度を高めた製品も出ています。

(3) その他の充塡用セメントなど

歯科用珪酸セメント、珪リン酸セメント、充塡用即時重合レジンなども保険診療で使用可能ですが、よりすぐれた材料が登場している現代では、いずれもわざわざ選択する価値はないと思います。

(4) 銀錫《ぎんすず》アマルガム

もはや過去の充塡材料ですが、ある程度以上の年齢の方の口のなかで数多く見ることができる充塡材料ですので、付記しておきます。

銀と錫を主成分とする合金の粉末を水銀と練和すると、最初は流動性のある泥状のものが数分後には自然に硬化して安定した強固な金属体となります。口のなかで長年月を経過してもほとんど変化せずに咬合圧に耐えますので、百数十年以上にもわたって初期むし歯の充塡材料の主力として世界中で使われてきましたが、近年になって、水俣病などとの関連から水銀の毒性が問題になったことや、自然の歯質に似たプラスチック充塡材の登場などによって、現在の歯科臨床からは姿を消してしまいました。

なお、物性としてはきわめてすぐれた材料で、仮に脱落して飲み込んだような場合でさえも、硬化した銀錫アマルガムから水銀が遊出して毒性を現すようなことは考えられませんから、金属アレルギーがある場合は別として、すでにこの材料を充塡されている方がわざわざ除去して詰め替える必要はありません。

2 インレー（図2－4）

削られた歯の印象（型）を取り、模型上で金属やプラスチックなどの修復物を製作して、窩洞にはめ込む方法です。

(1) 金属（メタル）インレー

最も強固な修復材料として現代でも広く使われてはいますが、生活歯の初期むし歯の修復としてはあまりお勧めできません。いくつかの問題点があるからです。

模型上でワックスを成形した「蠟型」を作り、精密鋳造しなければなりませんので、コンポジットレジンや銀錫アマルガムなどの「成形充塡」のように、その場で修復完了というわけにはいきません。最小限でも2回以上の通院が必要になります。また、インレーは硬い金属鋳造体を歯にはめ込まなくてはなりませんので、レジンやアマルガムなどの可塑性材料の場合とは違って、窩洞内にアンダーカット（脱着時に引っかかる部分）

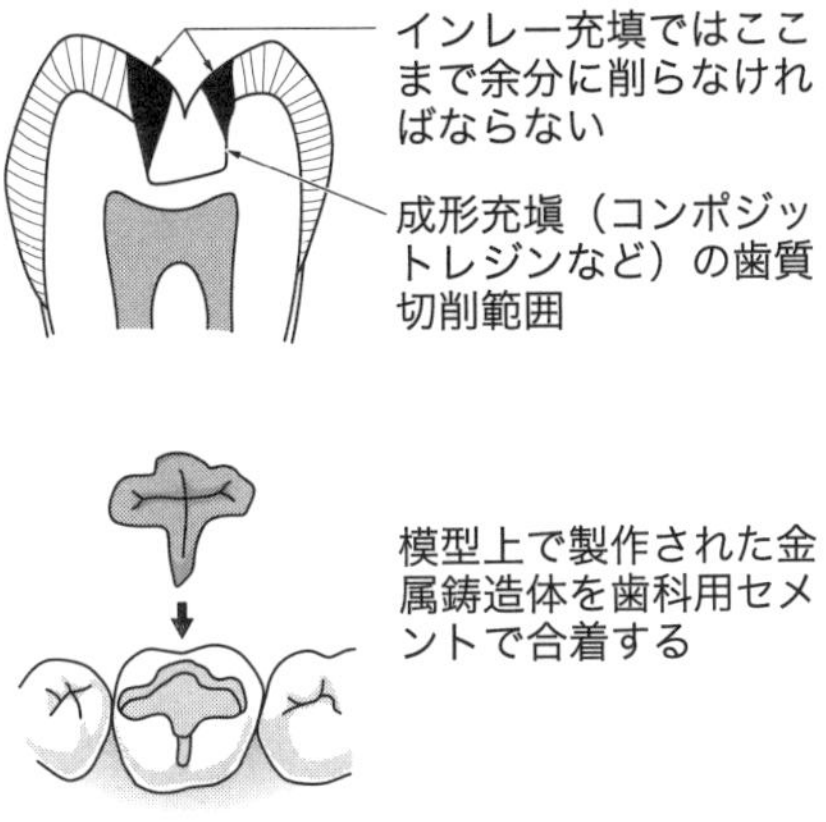
インレー充填ではここまで余分に削らなければならない
成形充填（コンポジットレジンなど）の歯質切削範囲
模型上で製作された金属鋳造体を歯科用セメントで合着する

図2-4　金属インレー

を残すことができません。そのために「成形充填」よりも余分に歯質を削らなければならないことも大きな欠点です。

出来上がったインレーは歯科用セメントで接着するのですが、金属と歯質とでは熱膨張係数が大きく違うので、冷たいものや熱いものの飲食を繰り返しているうちに、はがれて脱落するおそれもあります。

ただし、歯髄除去（いわゆる「神経」を取り除くこと）などによって「死んだ歯」（次章参照）は歯質が脆くなりますので、被覆型のインレー（アンレーと呼びます）や金属冠で歯質をしっかりとカバーすべきですし、欠損部が大きくて複雑な形態の修復物が必要な場合も、技工室で精密に作業することができるインレーのほうが有利です。

材料として保険診療でも認められているのは、14カラット金合金（前歯部に限る）[*12]、金銀パラジウム合金（金12％以上）、鋳造用ニッケルクロム合金、低熔銀合金[*13]の4種です。お勧めは金銀パラジウム合金で、これは昔のローテク時代に賞用されていた高品位の金合金に勝るとも劣らぬ優秀な材料です。

(2) 硬質レジンインレー

模型上で硬質レジンを重合させてインレーを作ることもあります。

(3) 保険給付対象外のインレー

コンピュータ制御でブロックから削り出すセラミックインレー、陶材（ポーセレン）インレー、高品位の金合金インレーなどを勧められることもあるでしょうが、いずれもかなり高価です。

＊12　昔は前歯に黄金色が見えるのが「お金持ちの証明だ」と好んだ人もいましたが……（笑）

＊13　ニッケルクロム合金はアレルギーの原因になるなどの問題が指摘され、口腔内への使用を禁止している国もあります。低熔銀合金にも脆弱性や硫化物による変色のおそれなどの問題があり、私としてはあまりお勧めしたくはありません。

3　暫間充填

インレーが出来上がってくるまでの期間、歯内治療の途中などに、窩洞をしばらくの間塞いでおくことを「暫間充填《ざんかん》」と言います。水硬性セメント、酸化亜鉛ユージノール（ZOE）・セメント、カルボキシレート・セメントなどの歯科用セメント類が多く用いられます。熱可塑性のガッタパーチャが使われることもあります。

V　初期むし歯の治療の実際（表2－1）

1　修復（充填）完了までの治療手順

予防塡塞（フィッシャー・シーラント）についてはすでにその実際までを説明しましたので、ここでは最も一般的に用いられている接着性コンポジットレジンと金属インレーについて、治療完了までの手順を示します。グラスアイオノマー・セメントは接着性コンポジットレジンと、硬質レジンインレーや陶材（保険給付外）インレーは、金属インレーとほとんど同じ手順ですので、ここでは説明を省略します。

(1) 診査、診断、治療計画

初期むし歯では自覚症状はほとんどないのがふつうですが、冷たい水などがしみる、歯間に物がはさまるなどの異状の有無を確認します。痛みが生じているようですと、すでにＣ３に進行していることを疑わなければなりません。

表2-1　初期むし歯の治療の流れ

コンポジットレジンと金属インレーで例示。

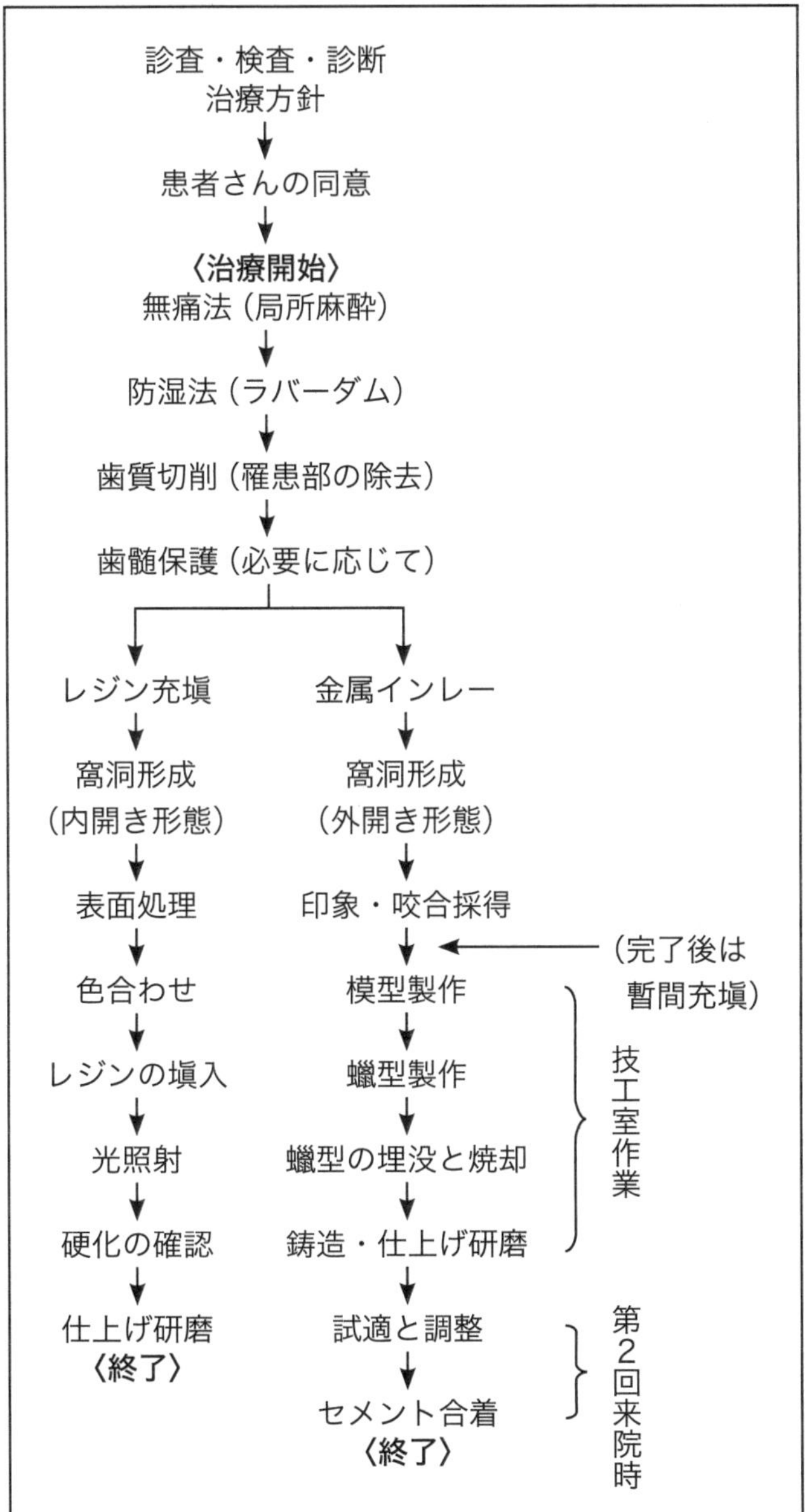

表面は小さな穴でも、むし歯は内部で広がっていることも多いので、X線写真で調べる必要が生じることもあります。歯と歯の間や、古い充塡物の陰などに発生しているむし歯も、外からではよくは分かりません。

担当医は診査結果やX線検査の結果などをきちんと説明したうえで、治療計画（どのようにして治療していくのか）を提示するはずですから、分かりにくいところなどは遠慮なくお尋ねください。

万一、あなたが納得しないうちにいきなり歯を削り始めるような歯医者に遭遇してしまったら、即刻逃げ出すことをお勧めします。

⑵ 無痛法（局所麻酔）（図2－5）

C2と診断されたむし歯では、歯質を削らなければなりません。

エナメル質や死んだ象牙質には知覚がありませんから、それらの切削では痛みを感じないはずですが、深いむし歯で歯髄に近接した部分に触れなければならない場合や、すでに冷たい水や風がしみるなど知覚過敏になっているような場合には、ある程度の痛みを伴うことが避けられません。

ごく浅いむし歯では、無麻酔で削れることもありますが、生きている歯の切削では局所麻酔をするのが原則です。

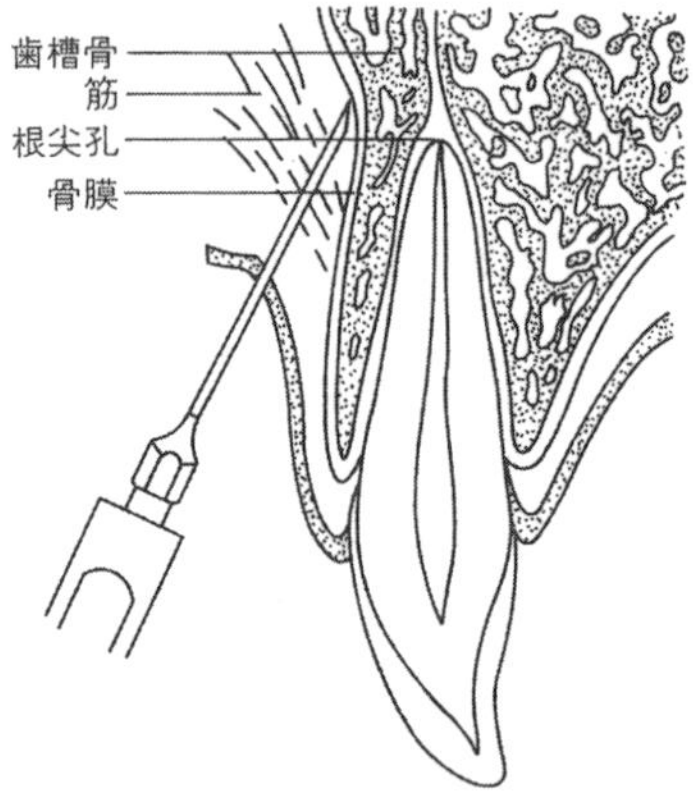

図2-5　無痛的注射法

そーっと静かに（Gently）、ゆっくりと（Slowly）、そして力を入れないで（with Light pressure）注射すれば、強い痛みは生じません。注射針も極細のものが使われます。

敏感な口のなかへの注射は「とても痛いもの」と、かつては歯科恐怖症の最大の原因のひとつでしたが、歯科麻酔学の進歩によって「痛くない麻酔注射」が現実のものとなっています。昔の麻酔薬は浸透性が悪く、術者の手が痛くなるほどの強圧で注射していたために耐えがたいほどの痛みを生じることもあったのですが、現代ではそーっと（Gently）、ゆっくり（Slowly）、強圧を加えずに（with Light pressure）注射する「GSL注射法」が普及するなどで、注射中にはほとんど痛みを感じないようになりました。時間をかけてゆっくりと注射するところがミソで、それでも痛みを感じたら合図すれば一時停止してくれるはずです。注射針も切れ味のよいデスポーザブルの極細針になりましたから、わずかにチクンとするだけですし、粘膜に表面麻酔薬をあらかじめ塗布しておけばそれもほとんど感じなくなります。「それでも恐い」という方には、低濃度笑気ガスの吸入でリラックスさせてもらい、痛覚閾値を高めておく（痛みを感じにくくする）方法もあります。

局所麻酔薬も進歩して、よく効くばかりか、ショックのような合併症の可能性も皆無に近いものとなっていますから、どうか安心してください。

⑶ 防湿法（ラバーダム）（図２－６）

歯質の切削などの処置をできるだけ無菌的な状態で行うためには、その対象となる歯が唾液などで汚染されないように隔離されなければなりません。また、窩洞壁にはわずかな水分が付着しても充填材料の変質や接着効果の低下を招くおそれがあります

ロール綿花による「簡易防湿」では不十分な場合には、薄いゴムシートに小さな穴を開けて、対象歯のみを露出してから処置を開始することになります。これがラバーダム防湿法です。ゴムシートはラバーダム・クランプという小さな金具で歯に固定され、処置が完了すればすぐに外されます。

ラバーダムの使用には、切削時の冷却水や切削片などが咽頭に入ることを防ぐ効果もあり、小さなお子さんなど口のなかに水をためておくことが苦手な患者さんの治療では必須のアイテムです。

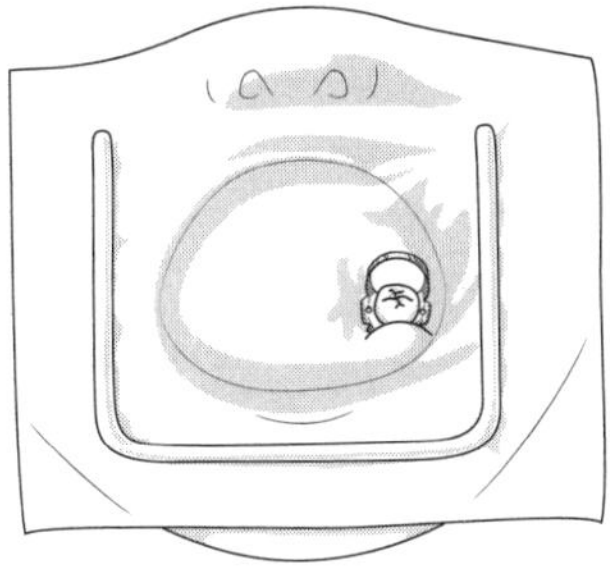

図2-6　ラバーダム防湿法

ゴムシートに小穴をあけて治療する歯だけを露出する。

⑷ 歯質切削（窩洞形成）（図２－７）

エナメル質は水晶と同じぐらい硬いので、数十万回転のエア・タービンに取り付けたダイヤモンドの切削具

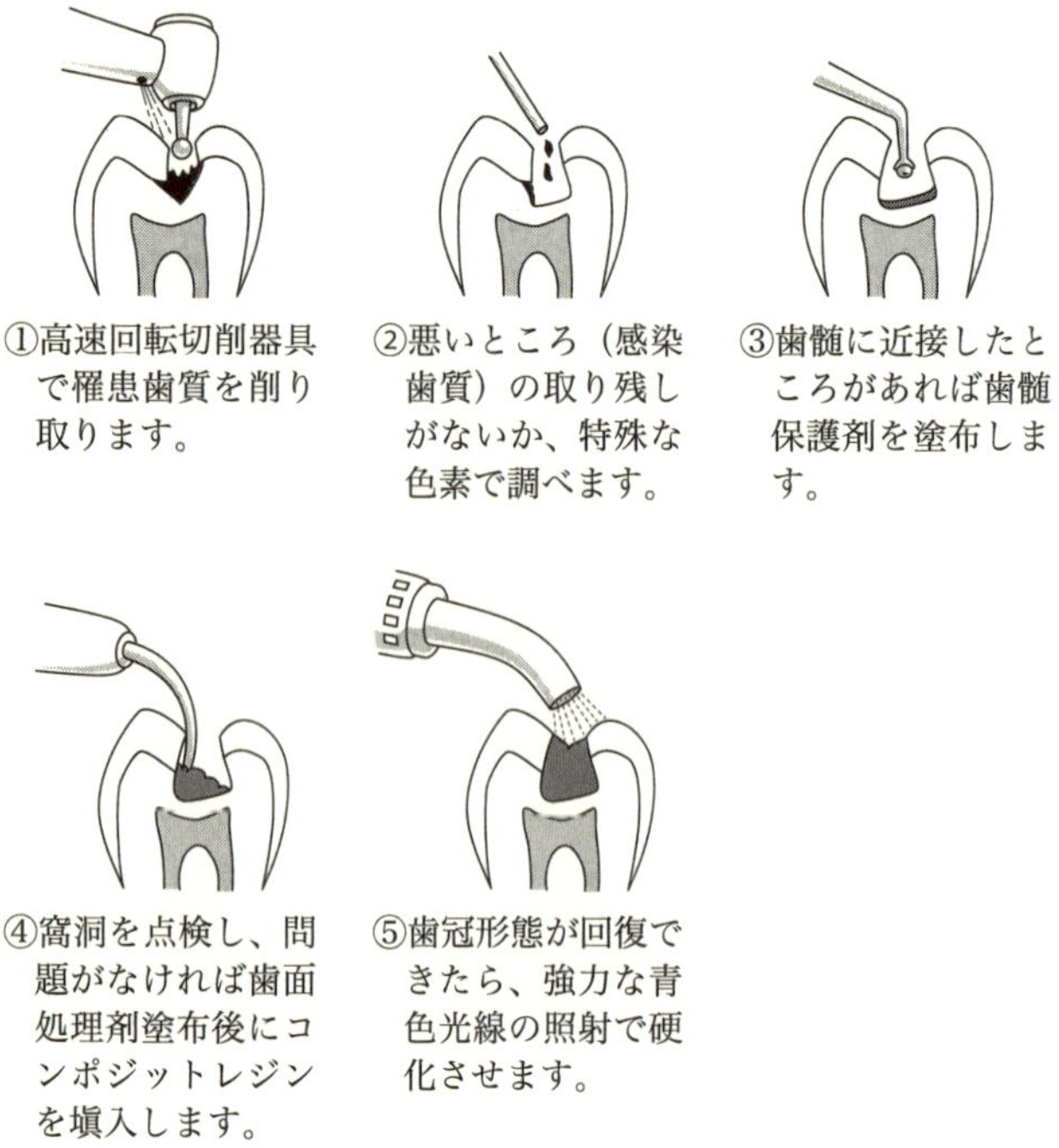

①高速回転切削器具で罹患歯質を削り取ります。
②悪いところ（感染歯質）の取り残しがないか、特殊な色素で調べます。
③歯髄に近接したところがあれば歯髄保護剤を塗布します。
④窩洞を点検し、問題がなければ歯面処理剤塗布後にコンポジットレジンを填入します。
⑤歯冠形態が回復できたら、強力な青色光線の照射で硬化させます。

図2-7　コンポジットレジン充填

で削ります。ピューンという高い音はその回転音です。同時に水が出てきますが、これは高速回転切削で発生する熱が歯質や歯髄にダメージを与えるのを防ぐための冷却水で、口のなかに溜まった水と切削片は、横にいるアシスタントがバキュームで吸い取ってくれるはずです。

　象牙質の切削はそのままダイヤモンドで続けて削ってしまうこともありますが、細かいところはより低速のマイクロモーターで回転させる超硬合金（カーバイドなど）の切削具に換えて削ることもあります。

　局所麻酔が効いていれば痛みは感じないはずですが、万一痛みや不快感があるようでしたら、我慢せずに手を挙げる、声を出すなどで術者に合図してください。

齲蝕検知液などで「悪いところ（微生物が侵入している軟化象牙質）」の取り残しがないことを確認できたら、次は充填しやすいように窩洞（削られてできた穴）の形態を整えて、切削は終了です。

(5) 歯髄保護

深いむし歯で窩洞が歯髄に近接してしまったような場合には、物理的化学的な刺激によって歯髄にダメージが生じないようにしておく必要があります。

窩洞最深部に水酸化カルシウム製剤を一層敷くのが一般的ですが、刺激性の少ない歯科用セメントなどで仮充塡して、しばらく経過を観察することもあります。

⑹ 充塡処置

①接着性コンポジットレジン（複合レジン）

窩洞を清掃して、エナメル質に対してはエッチング液、象牙質に対してはプライマー液を塗布するなどの歯面処理を行います。続いてボンディング液を塗布することで、歯質とレジンとが強力に接着することが期待できます。あらかじめ色合わせしておいたペースト状のコンポジットレジンを隙間が生じないようにしっかりと詰め込み、自然な形態が再現できるように成形します。強力な青色光線の照射によって硬化させ、[*14]噛み合わせの状態や舌触りなどに問題がないことを確認できれば、滑らかに仕上げ研磨して完了です。すでに完全に硬化していますから、すぐに食事しても大丈夫です。

＊14　光を当てられない場所などでは、２種類のペーストを混ぜ合わせて硬化反応をさせる「化学重合型」のコンポジットレジンが用いられます。

②金属インレー

窩洞形成が終わったら、型取り（印象採得）をして歯列の模型を作り、その上でワックスパターン（蠟《ろう》型）を製作してロストワックス法による精密鋳造をします。材料は金銀パラジウム合金か銀合金です。技工室での詳しい製作手順については金属冠と同様ですから第５章をご参照ください。

次回来院時に出来上がった金属鋳造体を歯科用セメントで合着することになりますが、それまでは酸化亜鉛ユージノール・セメントなどで暫間（一時的な）充塡をしておきます。

硬質レジン（間接法）や陶材（保険適用外）など、金属以外のインレーもほぼ同様の手順で製作されます。

VI　初期むし歯の治療費

1　保険診療

初期むし歯の治療に直接関係する点数の主なものを63ページ以下の表に示しました。1点10円ですから、3割負担の方の窓口支払い額は点数×3円となります。なお、6歳未満の乳幼児や重度の障がい者などについての処置料は5割増しとなります。また、初・再診料、歯科疾患管理料、X線撮影などの検査やブラッシング指導などについての料金は別途加算されます。

2　保険外治療（自由診療）

黄金色の金合金や陶材（ポーセレン）などの高価な保険給付外材料を使ったインレーが勧められることもあるようですが、金銀パラジウム合金（金12％以上）や変色のおそれがない接着性コンポジットレジンなどの優秀な材料が登場した現代では、少なくとも初期むし歯については、「お金の使い道に困っている人」以外は、保険でできる治療で十分だというのが、私の意見です。

初期むし歯の治療に関連する主な保険点数

（2017年３月現在）

６歳未満の乳幼児または著しく歯科診療が困難な者（重度障がい者など）では、処置や手術の点数が５割増しとなりますので（ ）内に併記しました。

所定点数が120点未満の処置では、簡単な局所麻酔（表面麻酔、浸潤麻酔など）の費用と特定材料の費用（特記された処置を除く）は、処置の点数に含まれます。

簡単な処置（歯肉の洗浄など）は、基本診療料（初・再診料）に含まれる取り扱いです。

１．むし歯の処置

⑴ 歯の疾患の処置

① う蝕処置*（１歯１回につき）：18（27）点
局所麻酔を用いた場合にはその費用が加算されます。

② 歯髄保護処置（１歯につき）
歯髄温存療法：188（282）点、直接歯髄保護処置：150（225）点、間接歯髄保護処置：30（45）点

③ 知覚過敏処置：３歯まで46（69）点、４歯以上56（84）点

⑵ むし歯の予防的処置

① 乳幼児う蝕薬物塗布処置**（１口腔１回につき）
３歯まで：46（69）点、４歯以上：56（84）点

② フッ化物歯面塗布処置（１口腔１回につき）
う蝕多発傾向者、在宅等の療養患者：100（150）点、
エナメル質初期う蝕の患者：120（180）点

③ 初期う蝕早期充塡処置***（１歯につき）複合レジン系：145（212）点、グラスアイオノマー系：144（211）点

*むし歯の穴を清掃して消毒性のある歯科用セメントで塞ぐなどといった「とりあえずの処置」です。

**２％フッ化ナトリウム液の塗布など。

***いわゆる予防塡塞（シーラント）。

２．充塡（修復）

⑴ 成形充塡

① う蝕歯即時充塡形成*（１歯につき）：126（189）点

② 窩洞形成**（１歯につき）
単純なもの：60（90）点、複雑なもの***：86（129）点

③ 充塡料****（１歯につき）

単純なもの：102（151）点、複雑なもの：154（231）点

④　材料料（１窩洞につき）

a．光重合型コンポジットレジン（複合レジン）、光重合型レジン強化グラスアイオノマー・セメント

単純なもの：11点（グラスアイオノマー・セメントは10点）

複雑なもの：29点（グラスアイオノマー・セメントは26点）

b．化学重合型コンポジットレジン（複合レジン）、グラスアイオノマー・セメント

単純なもの：４点、複雑なもの：11点

c．歯科用珪酸セメント、珪燐酸セメント、充填用即時重合レジン：２点

*１回でむし歯の処置を終えて充填までを完了した場合。局所麻酔や歯髄保護処置の費用は含まれます。

**感染歯質の除去から充填までに２回以上かかった場合。局所麻酔や歯髄保護処置の費用は別途算定されます。

***単純なものとは隣接面を含まない場合、複雑なものとは隣接面を含む場合と根面う蝕。

****エッチングなどの歯面処理、仕上げ研磨などの費用を含みます。

⑵ インレー修復

①　う蝕歯インレー修復形成*（１歯につき）：120（180）点

②　窩洞形成**（１歯につき）

単純なもの：60（90）点、複雑なもの：86（129）点

③　印象採得（１個につき）：単純印象30（45）点、連合印象62（93）点

④　咬合採得（１歯につき）：16（24）点

⑤　鋳造歯冠修復（材料料を含む）

a．金銀パラジウム合金

単純なもの：305（前歯小臼歯）～358（大臼歯）点

複雑なもの：512（前歯小臼歯）～595（大臼歯）点

b．低熔銀合金

単純なもの：201（乳歯前歯小臼歯）～207（大臼歯）点

複雑なもの：306（乳歯前歯小臼歯）～314（大臼歯）点

c．ニッケルクロム合金（すべての永久歯）

単純なもの：194点、複雑なもの：288点

⑦　装着料：45(68)点＋装着材料料4～17点（合着用セメントの種類による）

*感染歯質の除去から印象採得までが１回で完了した場合。局所浸潤麻酔、歯髄保護処置、窩洞形成などの費用を含みます。

**感染歯質の除去から印象採得までに２回以上かかった場合。う蝕処置や歯髄保護処置の費用と局所麻酔の費用は別途算定されます。

具体的な症例のいくつか

3割負担ならば、点数×3円が当日の窓口支払い額になります。

1. 予防塡塞（フィッシャー・シーラント）

5歳児（乳幼児加算あり）の第1大臼歯（萌出直後）の予防塡塞（通院1回、1歯のみ）

初診234＋乳幼児加算40＋初期う蝕早期充塡処置212＝486点

2. 初期むし歯で感染歯質の除去と窩洞形成が1回で完了した場合

⑴ 大臼歯の噛み合わせの部分（咬合面）のむし歯への光重合型複合レジン充塡（成人、通院1回、1歯のみ）

初診234＋麻酔0＋う蝕歯即時充塡形成126＋充塡（単純）102＋材料料11＝473点

⑵ 中切歯の歯間（隣接面）のむし歯への光重合型コンポジットレジン充塡（成人、通院1回、1歯のみ）

初診234＋麻酔0＋う蝕歯即時充塡形成126＋充塡（複雑）154＋材料料29＝543点

⑶ 小臼歯の複雑インレー（成人、通院2回、1歯のみ）

〈第1日〉 初診234＋麻酔0＋インレー修復形成120＋印象採得62＋咬合採得16＋仮封0＝432点

〈第2日〉 再診45＋金属歯冠修復（インレー）284＋材料料（金銀パラジウム合金）240＋装着料45＋合着用セメント17＝631点

3. やや深いむし歯で歯髄保護処置後の経過を見てから充塡した場合

12歳児の両側中切歯の歯間のむし歯への光重合型コンポジットレジン充塡（通院2回、2歯）

○若年者の深い虫歯では、歯髄保護処置後の経過を見てから充塡する場合があります。

〈第1日〉 初診234＋歯科疾患管理料（文書提供）110＋浸潤麻酔30＋薬剤6＋う蝕処置18×2＋間接歯髄保護処置30×2＋仮封0×2＝476点

〈第2日〉 再診45＋浸潤麻酔30＋薬剤6＋窩洞形成86×2＋充塡154×2＋材料料29×2＝619点

コラム

「歯の神様」と「歯の守護聖人」

近世以前の医学・医療はなかば迷信の世界でした。フランスのパスツールやドイツのコッホとその門下の「微生物の狩人たち」の活躍で、多くの病気がさまざまの病原体の感染によるものであることが解明されたのは、わずか百数十年前のことにすぎません。病気の苦しみを逃れるためには、ひたすら神や仏に祈り、悪霊を払ってくれる聖職者や祈禱師にすがるしかなかった時代が、ず〜っと長く続いていたのです。

八百万の神様と多くの仏様がいらっしゃるわが国では、神仏もそれぞれ専門の分野を担当されていたようです。たとえば、出雲の一畑薬師は眼病に霊験あらたかだとして、大正期には電気鉄道まで敷かれました。歯の悩みでは、白山神社（白山比咩《ひめ》大神、ハクサ＝歯周病の語呂合わせ？）が全国的に信仰されたほか、真田阿福（宮城県）、三王清兵衛（東京都）などの個人をも含めた神様やお地蔵様が祀られています。

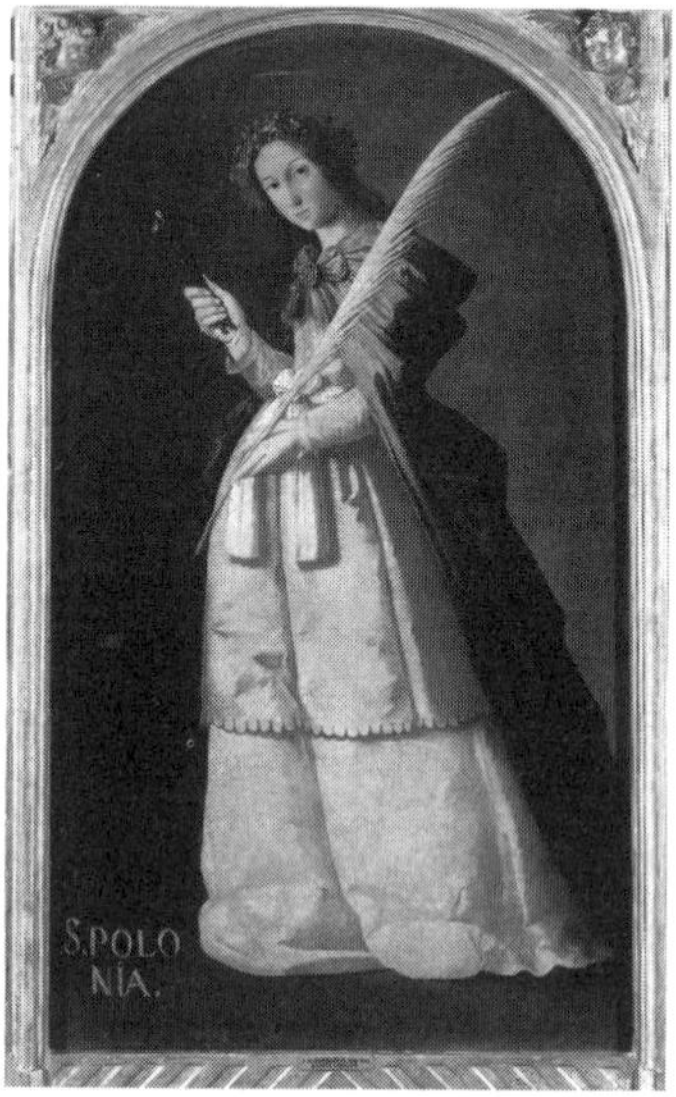

聖アポロニア

キリスト教の世界では、唯一神に代わって聖人たちが医療面を担当していました。たとえば、両目をえぐりとられて殉教した聖ルチアは眼病、乳房を切断された聖アガタは乳腺の病苦に悩む女性たちを救うとされ、祈りを捧げる対象でした。歯については聖アポロニアがいます。彼女は古代ローマ時代に歯を片端から引き抜かれるという拷問にも屈しなかった殉教者で、歯科疾患に悩む患者さんばかりでなく、歯科医師や歯科衛生士などの専門医療者の「守護聖人」としても、現代まで崇められ続けてきました。

第3章

痛み出した歯の治療

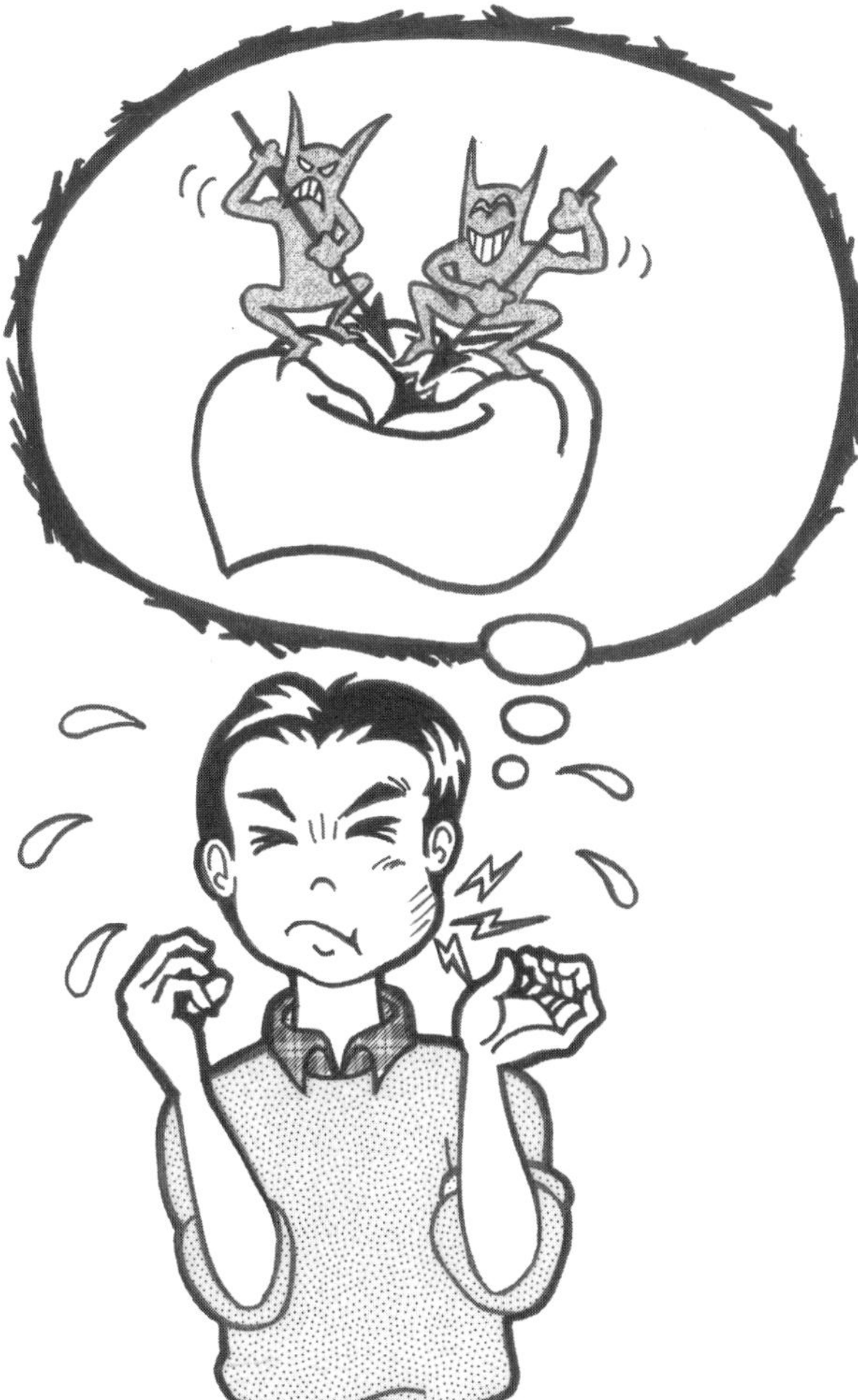

むし歯が進行して歯髄（いわゆる歯の神経）が化膿してくるとき（急性歯髄炎）の痛みは、「尿路結石」「心筋梗塞」と並んで三大激痛とされています。近代以前は抜歯が唯一絶対の治療法でした。しかも、百数十年前に麻酔法をアメリカの歯医者さんが発見するまでは、まったくの無麻酔での抜歯でしたから、昔の歯医者さん（さらに昔の18世紀ごろまでは理髪業をも兼ねた「床屋医者」が抜歯や外傷の縫合、おできの切開やイボの切除といった外科的医療の一切を担当していました）には屈強な男性助手が絶対に必要（理由は分かりますよね）だったのです。

しかし、現代の進歩した歯科医療では、歯髄炎の痛みならどれほど激しいものでもその場で止めることができます。もちろん歯を抜く必要はありません。

Ⅰ 「歯痛」の基礎知識

1 歯が痛い！

さまざまな病気に伴う痛みのなかでも、歯痛は最も不快なもののひとつです。とりわけ、急性化膿性歯髄炎の痛みは[*1]、しばしば大の男でも頬を押さえて転がりまわるほどの激痛となります。江戸時代には歯痛に耐えかねて、「いっそのこと」と切腹して死んだサムライも実在しました。

歯の芯にある歯髄は、俗に（歯の）「神経」と呼ばれるように、多くの神経線維や血管が存在していて、外傷で歯を折ったときなどに露出すると触れただけでも跳びあがるほどの大変に敏感な組織です。しかも、むし歯の病原微生物が侵入して化膿したような場合には、皮膚などの軟組織の炎症と違って、周囲は硬い歯質で囲まれていて組織が腫れてくると圧力の逃げ場がありませんから、耐え難いほどの痛みが生じるのです。[*2]

また、歯を支えている歯周組織、なかでも歯根を歯槽骨と結びつけている歯根膜には、歯にかかる圧力を感受して噛む力を自動的に調節するセンサー[*3]などの鋭敏な神経組織が分布していますから、この部位の病変もしばしば痛みの原因となります。

それでは、「歯痛」について少し勉強してみましょう。歯が痛む原因にはさまざまなものがありますが、その大半は「歯髄の炎症（歯髄炎）」か「歯周組織の炎症（歯周炎）」のいずれかです。この章では、むし歯に起因する歯髄炎の痛みとその対策を中心課題としてお話を進めていきます。

＊1　尿路結石と心筋梗塞ばかりでなく、膵炎、群発頭痛、痛風、陣痛（病気ではありませんが……）など痛い病気は数多いですが、急性歯髄炎を超えるほどのものは少ないでしょう。昔は歯痛に耐えかねて死を選び、「同じように苦しむ人を救おう」と遺言して、死後に「歯の神様」として祀られた例が各地にありました。

＊2　「痛くて我慢できない。今すぐ抜いてくれ」と、歯科医院に飛び込んで来られる方がいますが、百年前ならばいざ知らず、現代の歯科医療では抜歯しなくても痛みを止めることがそんなにむずかしくはないのですから、早まってはいけません。とりわけ「歯髄炎の痛み」では絶対に抜歯を避けるべきです。

＊3　金属製の人工歯根をあごの骨に植え込む「インプラント」を勧める歯科医院が増えていますが、こうした機能を備えた歯根膜は再生できないために、高価なインプラント義歯でも、直接接触する歯槽骨が咬合圧でダメージを受けて、早期に使用ができなくなることがあります。

2　歯髄の痛み

(1)　歯髄の痛みの特徴

冷たい水や風などが「しみる」という感覚は歯髄に特有のものです。急性歯髄炎でズキズキするような強い痛みがすでに生じている場合にも、その前段階で「しみる」ことがあったのなら、むし歯が進行して歯髄に病変が及んだためだと、ほぼ断定できます。

(2)　歯髄の痛みの原因

①むし歯

歯の表面を覆っているエナメル質に限局した初期のむし歯（C１）はまったく痛みませんが、象牙質に達したC２になると象牙細管を通じて歯髄に刺激が伝わりますので、ひどく冷たいものや熱いもの、あるいは酸などの刺激性の物質が触れると「しみる」という特有の感覚が生じます。これは深部にまでむし歯が進行するにつれてその程度が強くなります。歯髄に達したC３となると、歯髄が化膿した場合（急性化膿性歯髄炎）には夜も眠れないほどの激痛が生じかねませんし、比較的慢性の経過（潰瘍性歯髄炎など）となった場合でも、かなりの痛みが避けられません。

②咬耗・磨耗による知覚過敏（図３－１）

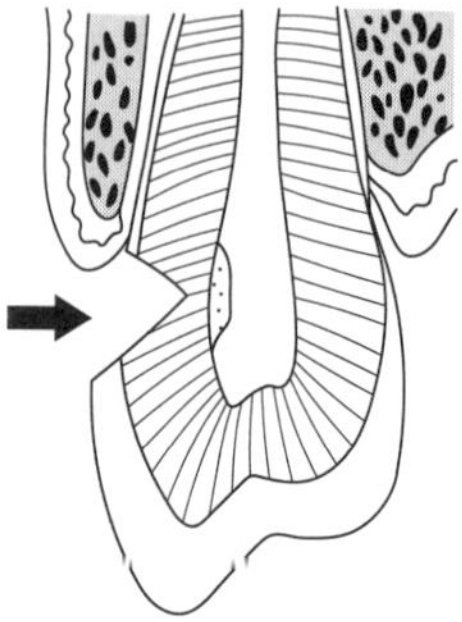

図3-1　上質小臼歯のくさび状欠損

むし歯以外でも、咬耗（歯ぎしりなどによる歯のすり減り）や磨耗（最も多いのは歯ブラシによる歯の付根のすり減り＝くさび状欠損）などで象牙質が露出している場合にも「しみる」現象が見られます。しばしば「知覚過敏」となって、冷たい水や風でもひどく「しみる」ことがありますが、歯髄炎まで進行することは稀で、通常は薬物を塗りつけるなどの「知覚過敏処置」で軽快するはずです。

③外傷

外傷で歯を折って歯髄が露出した場合なども、そのままでは歯髄炎になってしまいます。稀な歯の奇形で小臼歯などに異常な突出部があり、気付かないうちにそれが折れて歯髄感染することもあります。

④進行した歯周病（逆行性歯髄炎）

むし歯がなくても、進行した歯周病で歯槽骨が破壊されてひどく動揺しているような歯では、深いポケット内の病原微生物が歯根の先端から侵入する「逆行性歯髄炎」で、強い痛みが生じることがあります。

3　歯周組織の痛み

⑴　歯周組織の痛みの特徴

冷たい水や風が「しみる」ことはないが、「噛むと痛い（咬合痛と言います）」のが、歯周組織の痛みの特徴です。しばしば「歯肉が腫れて歯がぐらつく」といった症状も出ます。歯根の先端部分の歯根膜やその周囲組織に炎症を生じる「根尖性歯周炎」と、歯肉など歯茎の周囲に炎症が生じる「辺縁性歯周炎」が主なものです。辺縁性歯周炎では、歯肉からの出血や排膿、口臭などがしばしば見られます。

⑵　歯周組織の痛みの原因

①外傷性咬合（負担過重）

噛み合わせが合っていない金属冠などで特定の歯に無理な力がかかり続けていると、それに耐えかねた歯はやがてぐらついて痛み出します。ご飯にまじっていた砂を不用意に噛んでしまったような「噛み違い」は一時的なもので、やがて治まるでしょうが、残っている歯が少なくなっている人が、適切な入れ歯を使わずにそのまま放置しているような場合には、この負担過重の累積によってすべての歯を失うことになりかねません。

②根尖性歯周炎

とくに負担過重はなさそうなのに、「歯が浮いたような感じで、強く噛むと痛い」という症状の原因の大半は、歯髄が死んだ歯の内部からの感染による歯根の先端付近の炎症の存在です。歯を垂直方向に叩く（歯の打診）と痛いのが特徴です。慢性に経過している場合が多いのですが、ときには歯肉が腫れあがってずきずきと強く痛むなどの急性症状が出ることもあります。

これについては、「第4章『死んだ歯』の治療」でお話します。

③辺縁性歯周炎（歯周病）

慢性に経過することが多い歯肉炎や歯周炎でも、ときとして強い痛みが出ることがあります。歯がぐらついて、周囲の歯肉が赤く腫れあがっているような場合には、歯周炎の急性発作による痛みである可能性が大きいでしょう。横方向の打診により強く反応することで、根尖性歯根膜炎とは鑑別できます。

これについては、「第7章　歯周病の治療」でお話します。

4　その他の歯痛

稀には、歯そのものには異常がなくても強い歯痛を感じることがあります。「三叉神経痛」がその一例で、電撃を受けたように痛みが走ることもあります。左右いずれか片側だけが痛むのが特徴です。

「関連痛」といって、まったく別なところの痛みが歯痛として感じられることもあります。たとえば、狭心症の発作で左下顎の歯が痛むなどです。

II 「歯痛」への対策

1 歯髄の痛みへの対策

症状に応じて段階的に対応します（表３－１）。

⑴ 冷たいものが一時的にしみる

ひどく冷たい飲食物が一時的にしみるのは健康な歯でも見られる現象ですから心配無用です。しかし、特定の歯が強くしみるような場合には、むし歯あるいは知覚過敏を疑って、診査を受けるべきです。たとえ見かけは小さいむし歯でも、深部まで進行し始めていることがあるからです。

むし歯が存在した場合には、齲窩《うか》（むし歯の穴）を清掃して歯科用セメントやレジンなどで閉鎖することが、とりあえずの処置となります。刺激を遮断することが目的で、これは知覚過敏の処置でも同様です。

深いむし歯の場合には、歯髄に近接した部位に水酸化カルシウム製剤を貼付するなどの「歯髄保護処置」を施して経過を観察することもあります。

⑵ さほど冷たくないものでもしみて、しばらく痛みが持続する

歯髄炎の初期症状として「歯髄充血」が始まっていると考えられます。歯髄が守れるかどうかは微妙なところです。以前は「歯髄鎮静処置」として石炭酸系統の消毒剤が繁用されていましたが、これは正露丸＝クレオソートなどを歯に詰める素人療治と同様に歯髄の活力を低下させて、結局は歯を死なせることにつながりかねません。現在ではまずは齲窩の清掃、仮封による刺激の遮断と「歯髄保護処置」で経過を見るのが基本的な対応です。

この段階までにこのような手当てができれば、大きなむし歯でも歯髄を守れる可能性はけっして低くはありません。

⑶ 冷たいもの、温かいものなどの刺激に誘発された痛みが30秒以上も続いたり、刺激もないのに突然痛み出したりする

深いむし歯では、刺激に対する防衛反応としてのリンパ球浸潤による限局的な炎症（急性単純性歯髄炎）が生じることがあります。まだ感染していなければ、回復する可能性はあります。できるだけ歯髄を守りたいところですが、歯髄を直接観察することはできませんので、症状からの微妙な判断が求められます。痛みの程度にもよりますが、とりあえずは前項と同様に「歯髄保護処置」で経過を観察することになるでしょう。

表3-1　歯痛の鑑別

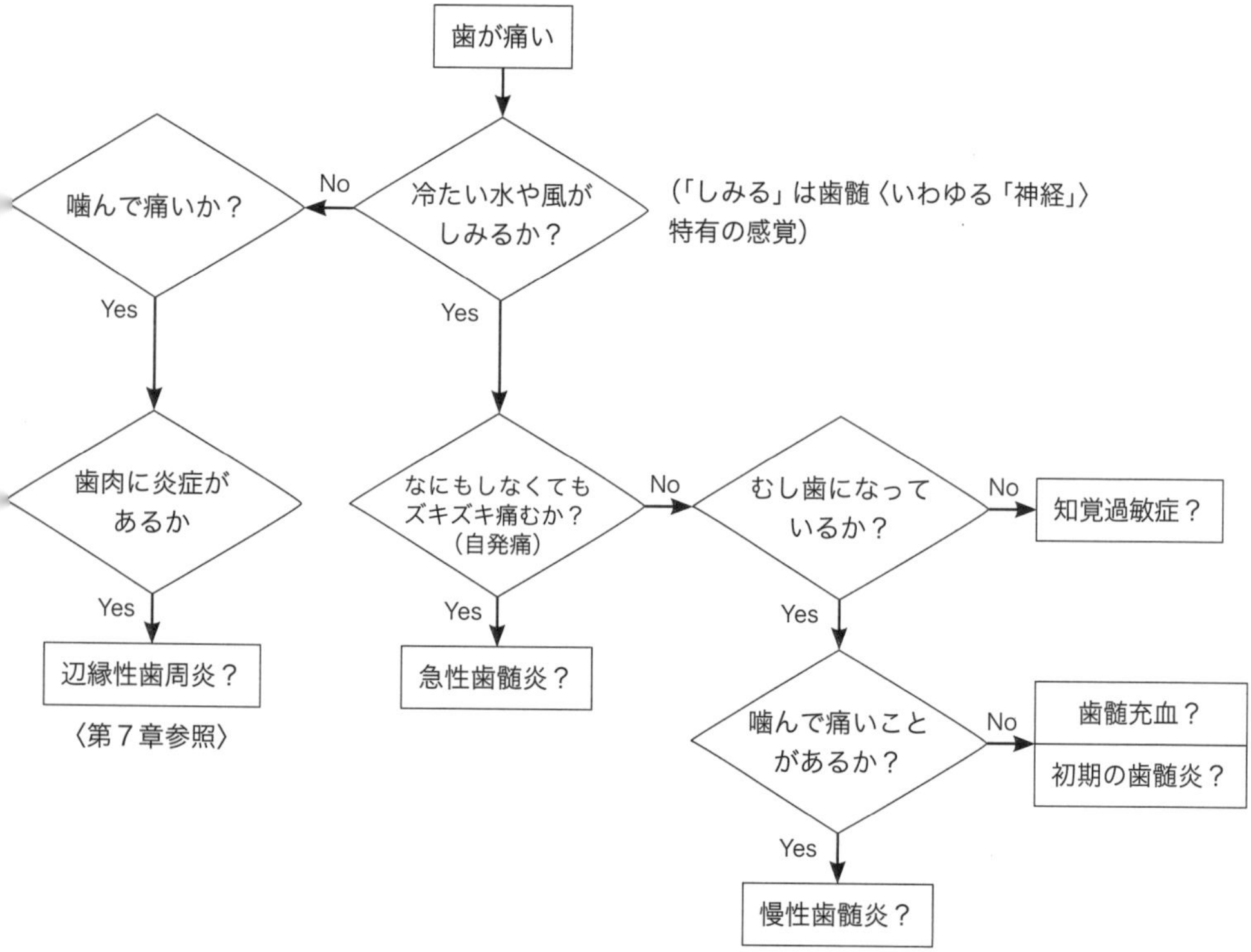

とりわけ、子どもや若い人で歯根が未完成の歯では、むし歯の進行によってすでに一部の歯髄の感染が疑われるようなケースでも、水酸化カルシウム製剤でカバーするなどの「歯髄保存療法」で、「死んだ歯」にしないように努力します。

(4) ズキズキと痛む

夜寝ているときなどにもズキズキと痛むようですと、歯髄の化膿が始まっていると考えなければなりません。歯髄は抵抗力に乏しい組織でして、いったん炎症が生じると自然治癒はほとんど期待できません。とくに化膿性炎症では歯髄を取り除く（歯髄除去処置）あるいは歯髄を腐蝕性の薬物で壊死させる（「歯髄失活法」[*4]）ことが唯一の対応法となります。現代の歯科治療では、歯髄炎の痛みはどんなに激しいものでもぴたりと止めることができますから、ご安心ください。

なお、抗菌薬を内服あるいは注射しても、炎症により循環障害を起こしている歯髄へは到達しませんから無効です。鎮痛薬も一時抑えになるにすぎません。

＊4　19世紀半ばに歯髄失活法（いわゆる「神経を殺す」治療法＝後述）が開発されるまでは、「抜歯」が激しい歯痛の唯一の対応法でした。公的医療保障が不備なアメリカ合衆国などでは、貧しい人たちはいまだに抜歯で対応するしかないという悲惨な現実があります。

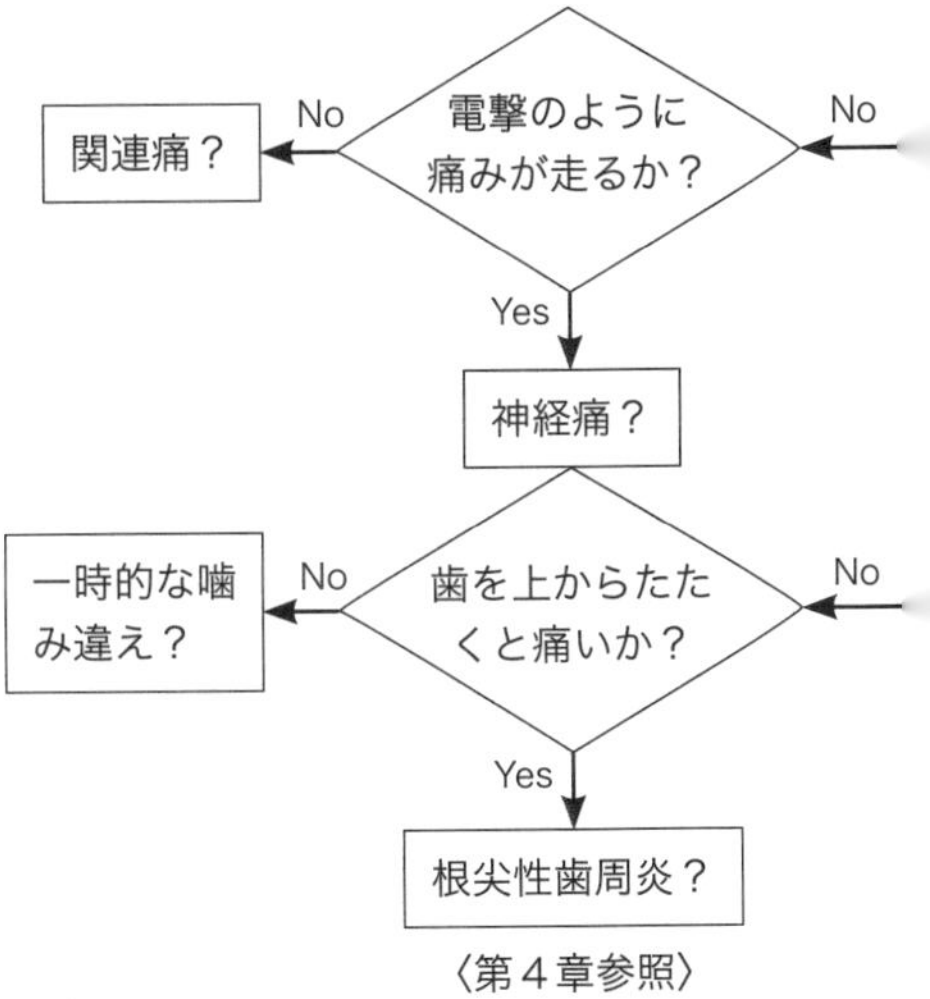

2　歯周組織の痛みへの対策

(1) 咬合調整（噛み合わせの調整）

負担過重（外傷性咬合）となっている歯は、赤や黒の咬合紙（一種のカーボンペーパー）を噛んでもらって、高すぎるところがあれば削除して負担を軽減します。ぐらつきが著しい場合には「暫間固定《ざんかん》」といって、隣の歯と細いワイヤーなどで結紮《けっさつ》するようなことも行われます。

すでに歯の数が少なくなっている場合には、残っている歯の負担過重を避けるために、早急に入れ歯を作ることが必要になるでしょう。

(2) 薬物療法

歯髄炎とは異なり、歯周組織の炎症に対しては抗菌薬や抗炎症薬の効果が期待できます。

(3) 歯内療法（感染根管治療）

根尖性歯根膜炎では、歯の内部を開いて腐敗した歯髄などの汚物を除去し、歯根の先端まで根管（「神経」が入っていた管）を清掃しなければなりません。具体的には第４章でお話しします。

(4) 歯肉の清掃と洗浄

歯肉炎や辺縁性歯根膜炎（歯周炎）では、まずは歯の周囲や歯周ポケット内を清掃し、十分に洗浄することが基本です。詳しくは「第7章　歯周病の治療」を読んでください。

3　その他の歯痛への対策

歯そのものとは直接的な関係がない歯痛の鑑別診断はかならずしも容易ではありません。歯科医師の診断能力が問われるところですが、ときとして無関係な歯が誤って抜歯されてしまうようなことも起こりえます。

神経痛や関連痛などについては、「第８章　口腔外科疾患の治療」をご覧ください。

Ⅲ　「歯痛」の治療の実際

ここでは歯髄の痛みに対する治療として、最も頻度の高い「歯頸部知覚過敏処置」と「歯髄除去処置」について、その実際を説明します。

なお、歯周組織の痛みへの治療については、根尖性歯周炎は次の第４章で、歯肉炎や辺縁性歯周炎などは第７章でお話しします。

１　歯頸部知覚過敏処置の治療手順

⑴　診査、診断、治療計画

中高年齢者では、歯の付け根を歯ブラシですり減らしてしまったための「歯頸部知覚過敏症」がしばしば見られます。むし歯との鑑別診断が重要です。冷たい風や水が一時的にしみる程度の知覚過敏であれば、歯磨きのやり方を変えるだけで改善できることもあります。

⑵ 薬物塗布、歯頸部包帯

歯頸部の象牙質露出部に蛋白凝固作用のある腐蝕剤、あるいは刺激が内部の歯髄に伝わらないように表層をカバーする薬物塗布や歯頸部包帯などが行われます。イオン導入法やレーザー照射法も効果があるとされています。

⑶ 歯質切削（窩洞形成）と充塡処置

前項の処置で十分な改善が得られない場合には、象牙質露出部を削って接着性複合レジンなどを充塡することで刺激の遮断を図ることになりますが、知覚過敏のある歯を削るためには局所麻酔が絶対的に必要です。

⑷ 歯磨き指導

歯肉が下がって露出してきた歯根部には硬いエナメル質のカバーがありません。力を入れすぎた横磨きを続けていると、セメント質と象牙質がすり減って三角形の欠損部（くさび状欠損＝図3－1）ができてしまい、これがしばしば知覚過敏の原因となります。

プラークをきれいに擦り落とすことができ、しかも歯と歯肉にはやさしい歯磨き法の指導を受けてください。

2 歯髄除去処置（歯内治療）の手順（図3－2）

できるだけ歯髄を助ける（歯を死なせない）のが原則とはいえ、「全部性化膿性歯髄炎」などでは、歯髄除去処置が唯一の選択肢となります。

歯髄除去は「抜歯」と同様に後戻りができない治療ですから、担当医の説明をよく聞いて、納得してから着手してもらってください。

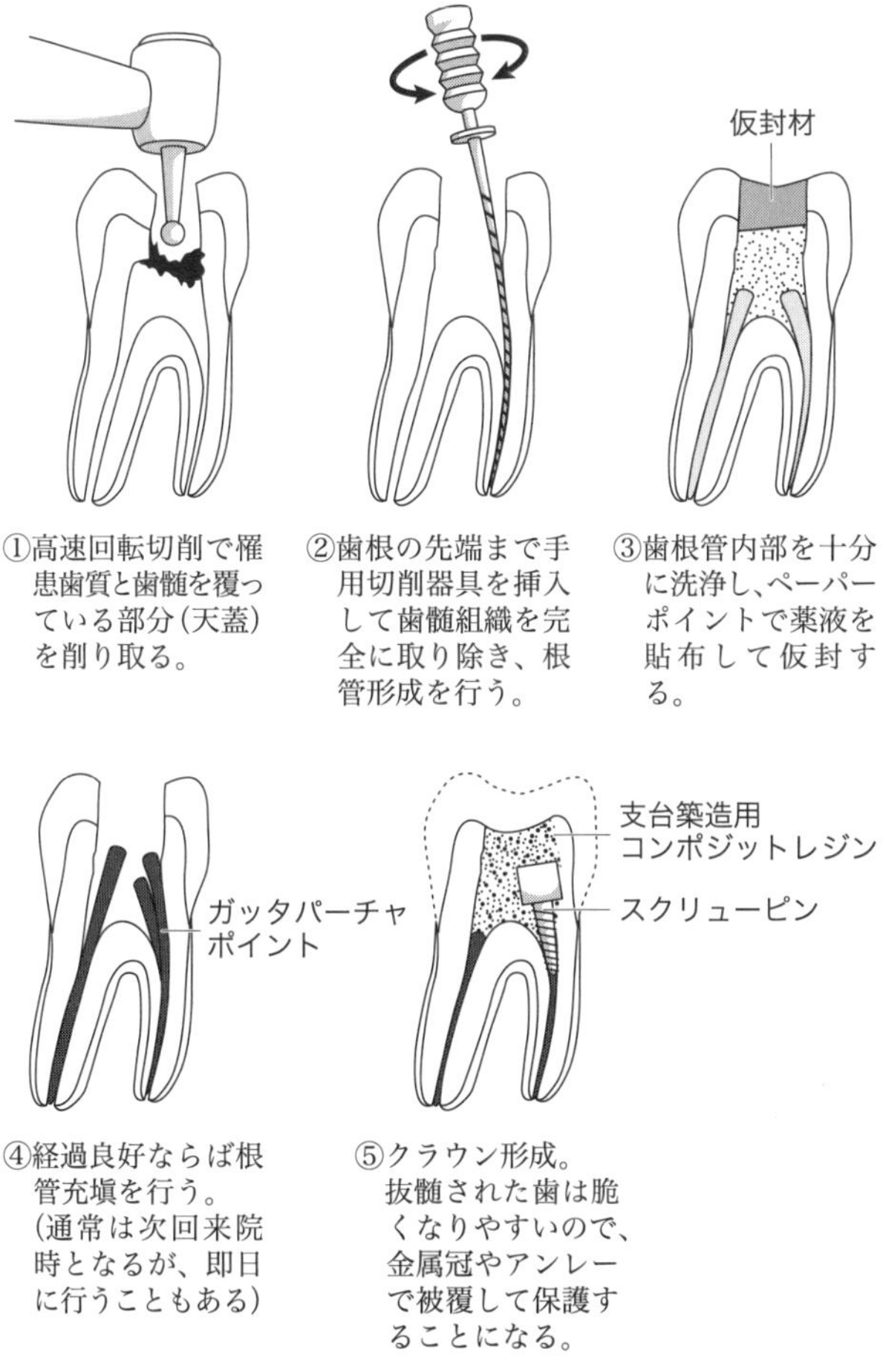
仮封材
①高速回転切削で罹患歯質と歯髄を覆っている部分（天蓋）を削り取る。
②歯根の先端まで手用切削器具を挿入して歯髄組織を完全に取り除き、根管形成を行う。
③歯根管内部を十分に洗浄し、ペーパーポイントで薬液を貼布して仮封する。
ガッタパーチャポイント
支台築造用コンポジットレジン
スクリューピン
④経過良好ならば根管充塡を行う。（通常は次回来院時となるが、即日に行うこともある）
⑤クラウン形成。抜髄された歯は脆くなりやすいので、金属冠やアンレーで被覆して保護することになる。

図3-2　抜髄から根管充塡まで

⑴ 応急的処置

強い痛みがあり、歯髄除去の必要があると考えられた歯でも、体調や時間的な問題でただちには施術できない場合[*5]があります。とりあえずは、鎮痛薬の内服とともに、むし歯の穴のなかの汚物をできる範囲内で除去し、歯髄鎮静作用のある薬物を貼付して、軟らかい仮封剤でそっと蓋をするなどの方法で、痛みの一時的な緩和を図ります。

⑵ 診査、診断、治療計画

「この歯が痛む」とご本人が訴えても、別の歯だったということもあり得ます。視診や触診、打診、温度診、ときには歯髄電気診やX線撮影などで、慎重に診査、診断します。

⑶ 無痛法（局所麻酔＝図2－5）

歯髄はからだのなかでも最も敏感な組織のひとつですから、不用意に触れればそれこそ跳び上がるような痛みが生じかねません。まだ生きている歯への処置では、局所麻酔[*6]で痛覚を完全に麻痺させてから着手するのが原則です。

昔は「歯髄失活法」といって亜砒酸などの猛毒な腐蝕剤で歯髄を壊死させてから除去する方法が広く使われていました。今でもお年寄りのなかには「神経を殺す」という治療を受けた方が少なくはないはずです。しかしこの方法は「神経」が死ぬまで丸1日以上も激痛に耐えなければならないことや猛毒薬の副作用などの理由によって、すでに過去のものとなりました。

⑷ 防湿法（ラバーダム＝図2－6）

歯髄を除去された歯は感染に対して無抵抗となりますから、内臓の手術などと同程度の清潔な処置が要求されます。唾液で濡れるだけでも汚染されるおそれがありますし、滅菌されていない器材を歯の内部に触れさせることは予後不良の原因となります。

そこで、歯髄除去処置などの歯内療法に際しては、口のなかを清潔なゴムシートで覆って、治療する歯だけを露出する「ラバーダム防湿法」を用いるのが原則です。手術で皮膚を切開する際に「穴開き滅菌布」を掛けるのと同じことです。

⑸ 歯質切削

むし歯がある場合には、感染している歯質を完全に削り取って、きれいに洗浄します。それから歯髄をカバーしている歯質（天蓋）も削り落とします。生きている歯なら出血が確認できるでしょう。

⑹ 歯髄除去（歯内治療）

①抜髄（歯髄の完全除去）

天蓋を削りながら、歯の中心部の歯髄組織も回転切削で取り除いてしまいます。続いて、歯根内部の「根管歯髄」を「リーマー」や「ファイル」という細い針のような小器具で掻き取るのですが、これはとても繊細な作業で熟練を要します。歯根の先端まで歯髄組織の取り残しがないようにするために、「根管長測定器」などの電子器具も使われます。これが完了すれば、薬液で十分に洗浄して、次の「根管貼薬」または「根管充塡」へと進みます。

これで歯はもはや痛みは感じなくなったはずですが、麻酔が切れた後で少し痛むことがあるかも知れません。[*7]

②歯髄切断（歯髄の一部除去）

成人では歯髄を完全に除去するのが原則ですが、幼児や学童では一部除去となることがあります。死んだ歯は歯根の発育が止まってしまいますので、まだ生えて間がない歯では歯髄を完全に除去せずに、根管歯髄はそのまま残しておくのです。歯根の自然な吸収を期待したい乳歯でも、抜髄を避けて歯髄切断が行われることがあります。

ただし、歯髄の感染がごく表層に限局していることが条件で、実際にその適応となる歯はあまり多くはありません。

(7) 根管貼薬（歯根の内部を消毒するために薬をつける）

清潔な操作で抜髄が完了すれば、ただちに根管充塡（後述）に進むのが望ましいのですが、感染の進行によって周囲組織からの炎症性分泌物が根尖孔（歯根の先端の開口部）を通じて歯根内部に入り込んでじくじくしているような場合や、汚染が生じているおそれがある場合などには、滅菌された細い「ペーパーポイント」にホルマリン・クレゾールや水酸化カルシウムなどの防腐薬を含ませて根管内に留置し、洩れないように仮封用のセメントで蓋（仮封）をしておきます。

昔は細い綿棒に綿を巻きつける「綿栓」を用いるのが一般的でしたが、手指でじかに触れたものを根管内に入れたのでは清潔度が低下してしまうため、最近ではあまり見かけなくなりました。

(8) 根管充塡（歯根の内部を気密に充塡する）

根管内が清潔であることが確認できれば、歯根の先端まで隙間がないようにぴっちりと閉鎖します。根管の太さに合ったサイズの「ガッタパーチャ・ポイント」と封鎖性のよい根管充塡用セメントを併用するのが一般的です。

根管充塡がうまくいったかどうかはX線写真で確認できます。写真上の歯根先端からマイナス1～2㎜というのが一般的には最良とされます。

歯髄を失って「死んだ歯」[*8]になっても、歯の内部の壊死物質が漏れ出すことがないように、根管充塡によって根尖孔を完全に閉鎖できれば、歯根周囲のセメント質や歯根膜の健康は保たれますから、歯はまだ長年月にわたって機能を果たし続けることができます。

(9) 歯髄除去（歯内治療）後の修復（歯冠補綴）

歯髄感染によって歯髄が壊死した歯、あるいは抜髄処置で歯髄を除去された歯の象牙質は、もはや血液から酸素や栄養を供給されませんから「死んだ歯」になってしまいます。時間の経過とともに、次第に脆くなっていきますから、初期むし歯のような簡単な充塡では不十分で、強固な金属材料などで内部を補強することや、金属冠などで外部を覆って保護することが必要になるケースが多くなります。

歯髄除去（歯内治療）後の修復の実際については、「第５章　欠けてしまった歯の修復（歯冠補綴）」をご覧ください。

＊５　歯髄除去には局所麻酔の注射が不可欠ですが、痛覚過敏状態では十分な効果が得られないことがあり、とりあえずの鎮痛処置が必要なこともあります。さらに、抜髄などの歯髄除去処置は時間がかかる複雑微妙な治療であることもご理解いただきたいところです。

＊６　現代の局所麻酔は前章の「無痛法」のところでもお話しましたようにとても進歩しています。無痛的な注射のテクニックも普及していますので、どうか安心してください。

＊７　「神経」を取った歯がどうして痛むのかと、不審に思われる方がときどきおられます。歯そのものはもはや痛みを感じることができなくなっていますが、歯根の周囲の歯根膜や歯槽骨は生きていますから、抜髄直後の傷や根管充塡材などの刺激で、一時的に「歯が浮いた感じ」などの痛みが出ることがあります。

＊８　象牙質は歯髄の血管から栄養されていますので、歯髄とともに死んでしまいます。エナメル質も皮膚の表層と同様にもともと生きている組織ではありません。ですから、歯髄が壊死あるいは除去された歯は「死んだ歯」ということになります。しかし、そうなった歯でも歯根を覆っているセメント質は歯根膜の血管から栄養されていますので、よほどひどい歯根膜炎が生じないかぎりはずっと生き続け、歯を歯槽骨内にしっかりとつなぎ止めていてくれるでしょう。

Ⅳ 「歯痛」の治療費

1 保険診療の費用

「歯痛」の治療に関係する主な保険点数と一般的な症例での具体的な費用について表に示します。歯髄除去（歯内治療）後の修復は別料金となりますので、それらについては「第5章　欠けてしまった歯の修復（歯冠補綴）」の末尾をご覧ください。なお、6歳未満の乳幼児や重度の障がい者については、処置の点数が5割増しとなります。

2 保険外診療の費用

「歯痛」の治療に関しては、特別な薬剤や材料が必要とされることは稀ですので、保険外治療となることは考えにくいと思います。

しかしながら、こうした歯内治療はきわめて微妙で高度な技術が求められ（顕微鏡下で施術する歯科医師も少なくはありません）、熟練を要するにもかかわらず、現行の保険診療での評価が非常識と思えるほど低いため、自由（保険外）診療のみとしているクリニックもあります。ちなみに、自由診療が主体となっているアメリカ合衆国では最も高い料金を請求するのが、歯内治療の専門医（endodontist）です。[*9]

＊9　アメリカ合衆国で歯内治療を受けることができるのは、お金持ちや高額の民間の医療保険に加入している比較的裕福な人たちだけです。貧しい失業者などでは、十分に助けられる歯でもお金がなければ抜歯するしかないという状況がいまだに存在しています。わが国の国民皆保険制度のすばらしさを再認識してください。

「痛み出した歯の治療」の関連する主な保険点数

（2017年3月現在）

6歳未満の乳幼児または著しく歯科診療が困難な者（重度障がい者など）では、処置の点数が5割増しとなります。

所定点数が120点未満の処置では、簡単な局所麻酔（表面麻酔、浸潤麻酔など）の費用と特定材料の費用（特記された処置を除く）は、処置の点数に含まれます。

簡単な処置（歯肉の洗浄など）は、基本診療料（初・再診料）に含まれる取り扱いです。

1．応急的処置

⑴「痛んでいる歯」に対する応急的処置

① う蝕処置（1歯1回につき）：18点
痛みを緩和するための歯髄鎮静処置などが行われます。

② 咬合調整（1～9歯）：40点

⑵ 鎮痛剤などの投薬

① 歯科医師からの投薬　処方料：42点＋調剤料：9点（外用は6点）＋薬剤料*

② 処方箋のみの場合　処方箋料：68点（別個に保険薬局で調剤料＋薬剤料）

*内服薬1日分、頓服薬1回分の薬価が15円以下の場合は1点、15円以上では使用薬価－15円の10分の1（端数は切り上げ）が薬剤料の点数となる。

2．歯頸部知覚過敏処置（1口腔1回につき）

3歯まで：46点、4歯以上：56点

3．歯髄保護処置

まだ歯根形成が完了していないような子どもや若い人が対象です。これで痛みが治まれば、歯髄を残すことができる可能性があります。

① 歯髄温存処置：188点

② 直接歯髄保護処置：150点

③ 間接歯髄保護処置：30点

4．歯内治療（歯髄除去処置と根管治療）

⑴ 抜髄（1歯につき。局所浸潤麻酔と特定薬剤の費用を含む）

1根管：228点、2根管：418点、3根管以上：588点

⑵ 歯髄切断（1歯につき。局所浸潤麻酔と特定薬剤の費用を含む）
① 生活歯髄切断：230点（歯根未完成歯、乳歯：+40点）
② 失活歯髄切断：70点
⑶ 根管貼薬処置（1歯1回につき）
1根管：28点、2根管：34点、3根管以上：46点
⑷ 根管充塡（1歯につき）
1根管：68点、2根管：90点、3根管以上：110点
加圧根管充塡加算
1根管：+136点、2根管：+164点、3根管以上：+200点、
4根管・樋状根：+400点（手術用顕微鏡を使った場合）
⑸ 根管治療に関連した検査、処置
① 電気的根管長測定検査
1根管：30点、2根管：45点、3根管：60点、4根管：75点
② 簡易細菌検査（1歯1回につき）：60点
③ 根管内異物除去（1歯につき）：150点
④ X線撮影（デンタル、デジタル）
1枚目：58点、症状確認のための2枚目：48点

具体的な症例のいくつか

3割負担ならば、点数×3円が当日の窓口支払い額になります。

1．応急的処置

左上第1大臼歯に深いむし歯があり、昨夜の夕食後から痛み出してほとんど眠れなかった。急患として早朝に受診した（成人、とりあえず通院1回）。

初診料234＋時間外加算85＋X線撮影58＋う蝕処置18＋処方料42＋調剤料9＋薬剤料9＝455点（第2日以降は、歯髄除去処置に移行することとなります。別項に記載します）

2．歯頸部知覚過敏処置

左下小臼歯2本にくさび状欠損があり、冷たい水がひどくしみる（成人、通院1回）。

初診料234＋歯科疾患管理料100＋知覚過敏処置46＋ブラッシング実地指導80＝460点（複数回の処置が必要なこともあります）

3．歯髄保護処置

小学生の左上第１小臼歯の深いむし歯、まだしみる程度の痛みだが、軟化象牙質を除去すれば歯髄が露出すると思われる。（とりあえず通院１回）

初診料234＋歯科疾患管理料100＋Ｘ線撮影58＋ラバーダム防湿法0＋う蝕処置18＋歯髄温存処置188＋暫間充塡（グラスアイオノマー）18＝616点

（とりあえず歯髄温存処置として、加及的に齲窩を清掃し水酸化カルシウム製剤の貼付で経過をみることとしました。約２カ月間経過をみて問題がなければ、軟化象牙質を完全に除去後に歯冠修復へ進むことになりますが、その間に強い痛みが出れば歯髄除去をせざるを得ません。約２カ月間そのままで経過を観察して、痛みが出るなどの異状がなければ軟化象牙質を完全に除去して歯冠修復に進むことができるでしょう）

4．歯髄除去処置（抜髄）

右下第１小臼歯に深いむし歯があり、昨晩は眠れないほどひどく痛んだ（通院２回）

〈第１日〉初診料234＋歯科疾患管理料（文書提供）110＋Ｘ線撮影58＋局所麻酔0＋ラバーダム防湿法0＋抜髄（１根管）228＋根管貼薬処置28＋仮封0＝658点

〈第２日〉再診料45＋仮封除去0＋ラバーダム0＋電気的根管長測定検査30＋根管充塡68＋加圧根管充塡加算136＋Ｘ線撮影48＝327点

（引き続いて行われるべき歯冠修復・補綴は別料金です。「第５章　欠けてしまった歯の修復〈歯冠補綴〉」を参照してください）

5．歯髄除去処置（生活歯髄切断）

５歳児の左下第２乳臼歯に深いむし歯があり、食事に際して痛む（通院１回）

初診料234＋乳幼児加算40＋歯科疾患管理料（文書交付）110＋Ｘ線撮影（小児型）58＋低濃度笑気吸入鎮静法（20分間）105＋アネソキシン30（100ℓ）59＋局所麻酔0＋ラバーダム0＋生活歯髄切断345＋仮封0＝951点

（引き続いて行われるべき歯冠修復・補綴は別料金です）

コラム

「麻酔」は歯医者が発見した

わずか百数十年前まで、「痛くなく手術ができる」なんて、まったくの夢物語でした。抜歯やイボの切除どころか、手足の切断や乳がんの摘出にいたるまで、あらゆる手術は強烈な痛みを伴うのが当然とされ、患者はひたすらそれを耐え忍ぶしかなかったのです。「麻酔」という言葉すらまだ存在していません。

1845年12月10日、アメリカの田舎町ハートフォートで歯科医院を営んでいたホーレス・ウェルズは、化学ショウの巡回興行の見物中に「笑いガス」に酔って踊っていた友人が、向こうずね（弁慶の泣き所）を机の角で強打したにもかかわらず、ガスの効果がある間は痛みを感じていなかったことに気づきました。

ふだんから抜歯（当時は激しい歯痛の唯一の治療法でした）の際の患者の苦痛に心を痛めていたウェルズは、化学ショウの座長の協力を得て、ガス（亜酸化窒素、現在でも「笑気」と呼ばれる）を吸った状態で、自分の親知らず歯を抜かせてみました。なんと「ピンで刺したほどの痛みも感じなかった」のです。

説明して合意を得た患者に次々と試みて自信を得たウェルズは、「自分が一人占めにすべき発見ではない」と、ボストンの大病院での公開実験を申し出ました。ところが、実験対象となった学生が、抜歯された直後に大きな悲鳴をあげたことで、実験は大失敗と決めつけられてしまったのです。「痛くない手術」なんてあり得ない。そんなものはインチキだと、だれもが信じていたのですから無理もありません。

しかし、それを見ていたウェルズの弟子のひとり、ウィリアム・モートンはそうは思いませんでした。「笑いガス」よりももっと強力な薬剤を使えばきっと成功すると考えたのです。化学者のジャクソン博士に教えられたエーテルによる無痛抜歯に成功したモートンは、あらためて同じ病院での公開実験に挑みました。今度は大成功で患者はピクリともせず、手術の執刀をしたDr.ワレンは「諸君、これはインチキではありませんぞ」と叫び、感極まって涙を流したと伝えられています。翌46年10月16日の出来事でした。*

*実は、わが国の蘭方医・華岡青洲が1804年に「通仙散」で眠らせた患者の乳がん摘出に成功していて、これが記録に残っている全身麻酔下手術として世界最初のものとされるのですが、「秘伝」とされてほとんど広まりませんでした。

第4章

「死んだ歯」の治療

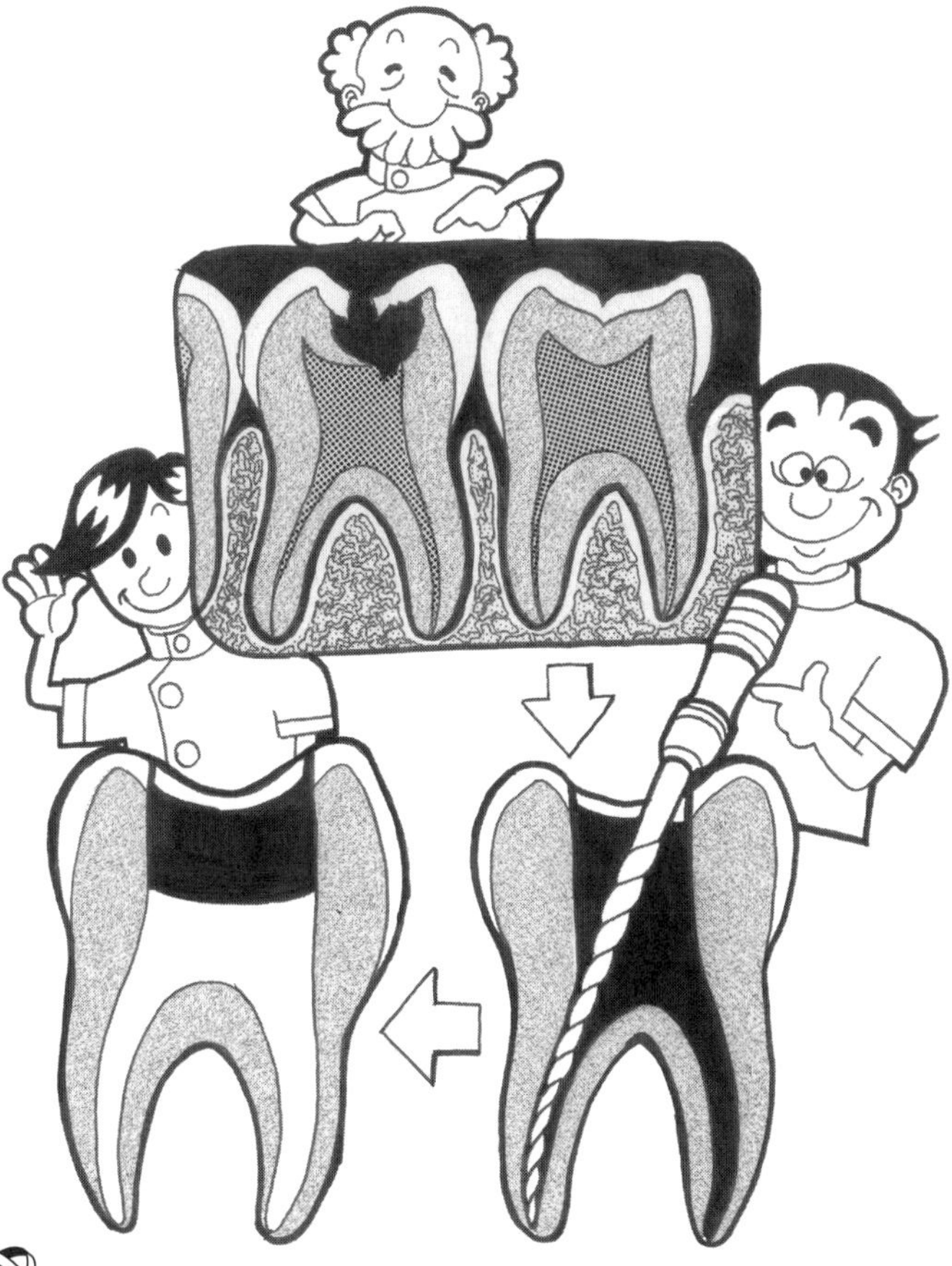

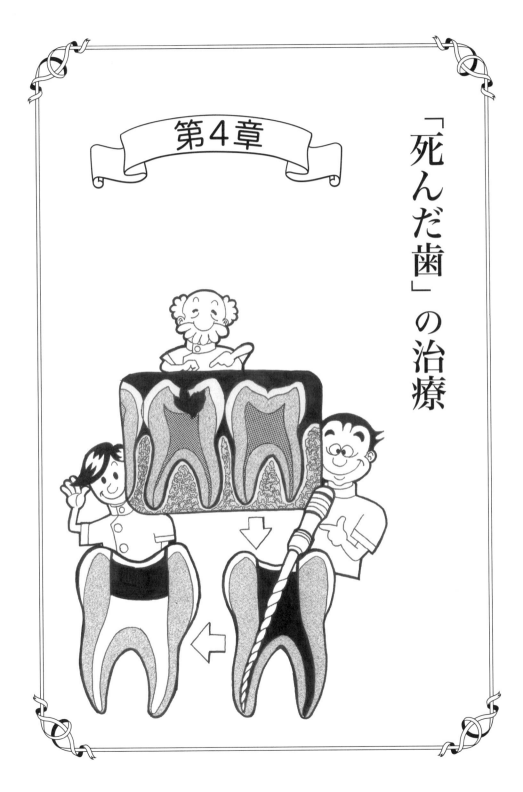

進行したむし歯で激しく痛んでいた歯が、いつのまにか自然に痛みを感じなくなることがあります。これは歯髄炎が自然治癒したのではなく、歯が死んで感覚を失ったということなのです。そのまま放置しておけば、歯の内部は腐敗して病変は歯根膜や歯槽骨などの周囲組織に拡大していきます。かつてはこうした歯は抜歯の対象とされていましたが、現代の歯科医学は微妙な歯内治療のテクニックを駆使することによって「死んだ歯」でも長年月にわたって機能を保つことを可能にしています。

Ⅰ　「死んだ歯」についての基礎知識

1　治療完了したはずの歯が痛む！

ずっと以前に治療完了したはずの歯が痛み出したという経験はありませんか？　もしそんなことがあったとしたら、原因はおそらく次のいずれかです。

(1) むし歯の再発あるいは二次カリエス？

治療ずみの歯でも別なところから新しいむし歯ができることがあります。ときには「二次カリエス」といって、充塡物と歯質の境目からむし歯が発生することもあります。

また、以前の治療が悪いところ（感染歯質＝軟化象牙質）を取り残しているような「不完全な治療」だったとしたら、むし歯は外見的にはまったく異状がないような充塡物の下でも容赦なく進行していきます。このような「治療の不備によるむし歯の再発」は、最初に施術した歯科医師の責任だと言ってもよいでしょう。
それでも、まだ歯髄が生きていれば、痛みなどの危険信号を発してくれますから、むし歯の治療をきちんとやり直せばよいのです。どれほど痛んだとしても、まだ限局的な「歯の病気」にすぎません。ただちに歯を失うという心配もまずはないでしょう。

⑵　歯内治療の失敗？（図４－１）

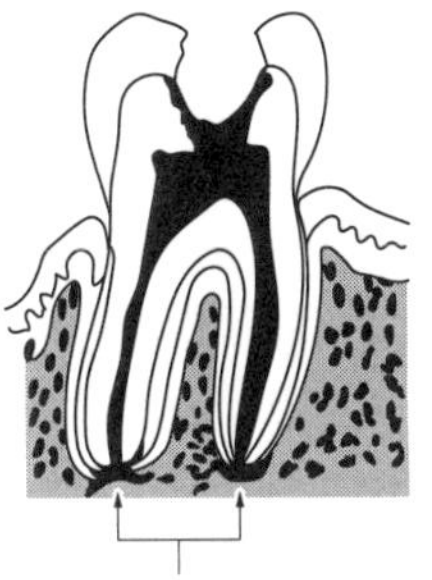
歯根の尖端から細菌やその毒素が出てきて、周囲組織の炎症を起こす。

図4-1　「死んだ歯」

歯髄が死ぬと、歯そのものはもはや痛みを感じないが……。

歯髄除去処置が不完全で歯髄組織の一部が残っていた場合には「残髄炎」で強い痛みが続きかねません。また、根管充塡が不十分で根尖孔（歯根先端の孔）がしっかりと閉鎖されていなければ、歯の内部から病原微生物やその毒素が根尖孔から漏れ出してきて「根尖性歯周炎」を起こします。この場合の初発症状は歯が「浮いたような感じ」で噛むと痛いでしょう。[*1] さらに進行すれば、強い痛みや歯のぐらつき、歯肉の腫れなども出現します。
このような歯内治療の不備（失敗あるいは「手抜き？」）が存在していれば、歯そのものは強固な金属冠やいわゆる「差し歯」などできれいに修復されていて、かなりの長期間を無症状で経過した歯でも、慢性に進行した「根尖性歯周炎」が痛みなどの症状を現すことがあるのです。
こうなると、もはや「歯」に限局した病気ではありません。「死んだ歯」によるその周囲組織の病変はときとして厄介な全身的疾患の原因にもなりかねません。たとえ強い痛みなどの強い症状はなかったとしても、軽視するわけにはいかないのです。

＊1　抜髄直後の傷による痛みも同様な炎症によるものですが、その場合は数日で治まるはずです。

2　「歯が死ぬ」とは？

歯髄はきわめて抵抗力が弱い組織です。むし歯などで歯髄に感染が及べば、歯髄は炎症を起こして激しく痛みますが、やがて壊死してすべての感覚を失います。歯髄が死ねば、歯髄の血管から栄養されている象牙質も死んでしまいます。エナメル質は皮膚の最表層（角質層）と同様にもともと生きている組織ではありません。ですから、歯髄が壊死した歯は「死んだ歯」（専門用語では「失活歯」と呼びます）ということになります。また、感染によって内部が腐敗した歯の内部（歯根管）は「感染根管」と呼ばれます。

抜髄処置によって歯髄を除去された歯、あるいは亜砒酸などの「歯髄失活剤」によって歯髄を殺された歯もまったく同様に「死んだ歯」です。

スポーツ外傷や転倒などでの打撲で歯髄が死んでしまうこともあります。このような無菌的な歯髄死でも、やがて時間の経過とともに細菌が侵入して「感染根管」になってしまうでしょう。

死んだ象牙質は徐々に変色して灰褐色になっていきますので、前歯などでは色が隣の歯と明らかに違うようになってきます。脆くなって欠けやすいことも、死んだ歯質の特徴のひとつです。

3　「死んだ歯」は放置しておけない

(1)「感染根管」から「根尖性歯周炎」へ（図4-2、3）

「死んだ歯」そのものは、もはや痛みを感じません。しかし、死んだ歯髄は細菌感染によって腐敗し、そこに繁殖した微生物が歯根の先端の根尖孔から周囲組織に侵入して炎症を起こします。これが「感染根管」による「根尖性歯周炎」です。多くは慢性に経過して、体調が悪い時などに「歯が浮いたような感じで、強く噛むと

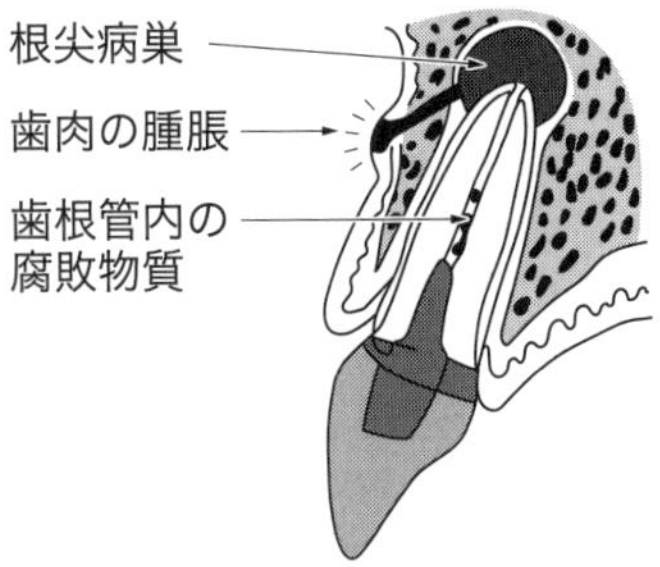

図4-2　歯内治療の不備による根尖性歯周炎

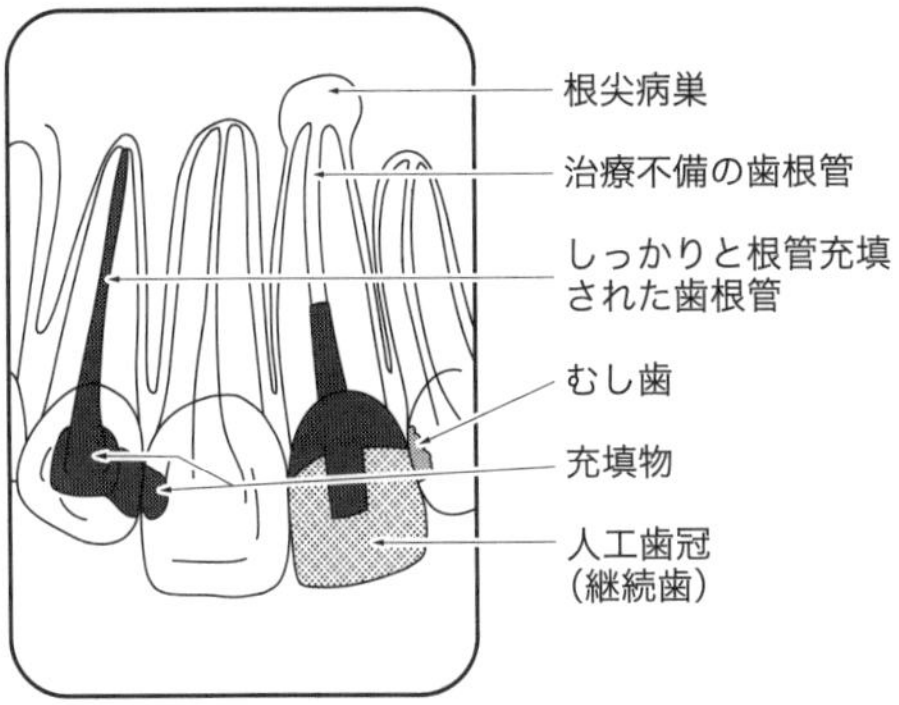

図4-3　X線写真（スケッチ）の一例

痛い」程度の自覚症状で、ふだんはあまり苦にされないことも少なくはないのですが、他の病気や疲労などで体の抵抗力が落ちたときなどに、激しい急性炎症で歯肉が腫れてずきずきと痛み、歯根の先端に膿が溜まって切開しなければならないようなことも起こり得ます。

(2) 歯を失う大きな原因

強い症状を伴わない慢性炎症でも、歯を支えている歯槽骨が徐々に破壊されていきますから、油断はできません。長期間放置されていれば、歯はぐらぐらと揺るぎ出し、ついには抜け落ちてしまうでしょう。「感染根管」による「根尖性歯周炎」は、歯を失う大きな原因のひとつなのです。

(3) 「病巣感染」で全身にも悪影響[*2]

さらに、「感染根管」からの持続感染による歯根周囲の慢性化膿性病巣が「病巣感染」の原病巣となる危険も無視できません。これは、扁桃腺の慢性病巣などと同様に、病原体や毒素が血流やリンパ流を介して直接的には無関係な遠隔臓器に二次疾患を引き起こすもので、リウマチ性疾患、糸球体腎炎、亜急性細菌性心内膜炎などとの関連が指摘されています。

＊2　内部が腐敗していた「悪い歯」を抜歯（または、きっちりと治療）してもらったら、それまで長年悩まされていた不快な症状（肩こり、慢性頭痛、関節のこわばり……）がすっかりなくなった……といった症例が、けっして少なくはありません。

II 「死んだ歯」の救済法

1 「死んだ歯」でも、早期に手当てをすれば、抜かずにすむ

かつてのアメリカ合衆国などでは、病巣感染の危険性が強調されていたために、扁桃腺の摘出手術が盛んに行われていました。「死んだ歯」についても同様で、見つけ次第ただちに抜歯すべきものとされていました。

しかし、病理学的研究が進むにつれて、危険なのは歯の内部の腐敗物質やそこに増殖した病原微生物であって、それに対する処置がきちんとなされれば、歯を使い続けてもまったく心配する必要がないことが明らかになりました。

2 歯根膜とセメント質は生き続ける

歯髄から栄養されている象牙質は死んでも、歯根を覆っているセメント質は歯根膜の血管から栄養されて生き続けています。「感染根管」内部の腐敗物質を除去し、病原微生物やその毒素が漏れ出さないように根尖孔をぴっちりと閉鎖することができたならば、歯根膜などの周囲組織の健康を回復させて、セメント質をいつまでも生き続けさせることが可能になります。そのための治療処置を「感染根管治療」と言います。これに成功すれば、たとえ「死んだ歯」でも数十年にわたって機能を果たし続けることができるのです。

3　感染根管治療（歯内治療）

(1) 根管拡大と清掃（図4－4、5）

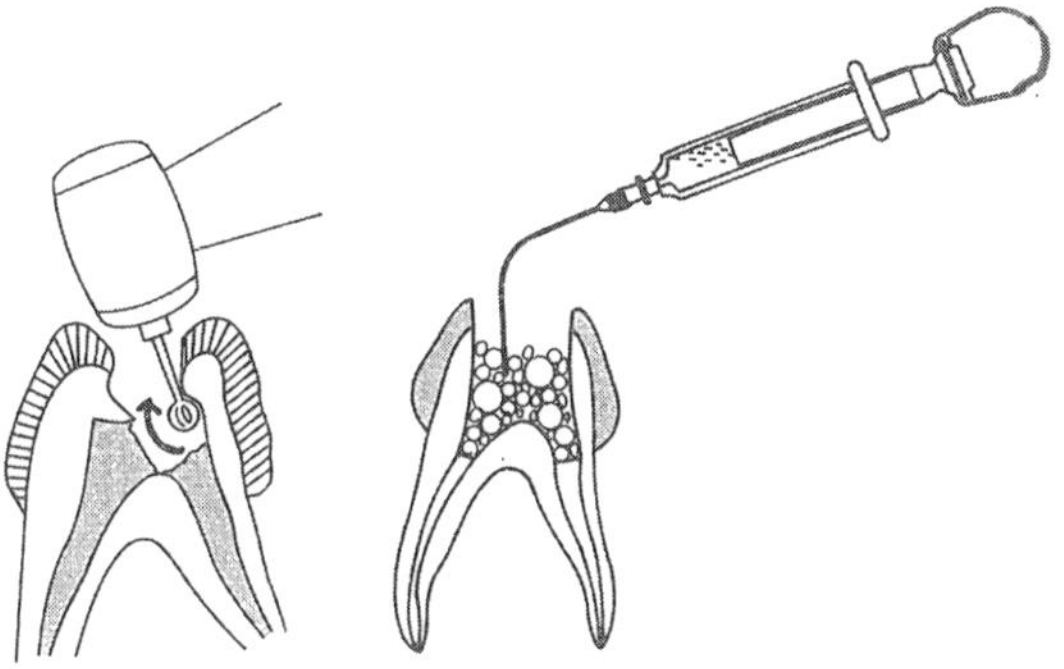

図4-4　感染歯質の削去（左）と薬液洗浄（右）

感染歯質（腐敗物質）はたとえわずかでも残すわけにはいきません。

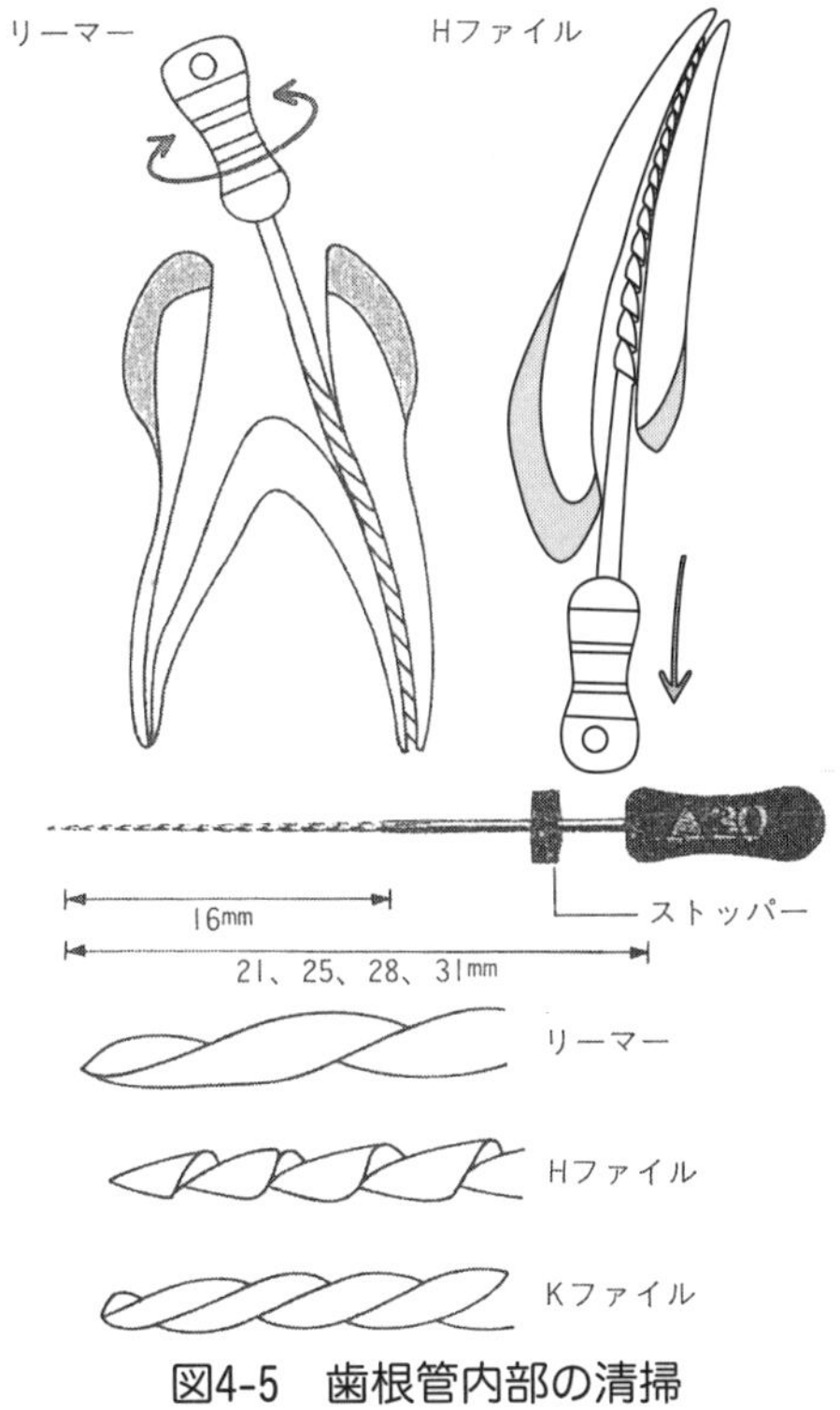

図4-5　歯根管内部の清掃

歯根管の尖端まで、手用器械を使って徹底的に清掃します。

歯の内部の腐敗物質とは、主には壊死して感染した歯髄組織のことですが、その周囲のプレデンティン（象牙前質）と呼ばれる未成熟の軟らかい象牙質にも病原微生物は侵入しますので、それも一緒に取り除かなければなりません。とくに難しいのは歯根内部の細く曲がった根管内の作業で、リーマーやファイルという針状の器具を挿入して削り取るのですが、直接目で見ることができない場所なので、指先の感覚に頼った微妙な操作が必要となります。

前歯や下顎の小臼歯の根管は1本ですが、上顎の小臼歯はだいたい2本、大臼歯ですと3～4本もあり、根管の入り口を見つけるだけでもけっして容易ではありません。近年では手術用の顕微鏡を使う歯科医師も増えています。

根管を歯根の先端まで清掃して十分に洗浄した後、水酸化カルシウムやホルマリン・クレゾールなどの強力な殺菌薬を貼付して、象牙質内部に残っている微生物を死滅させます。

⑵ 根管充填（図4－6）

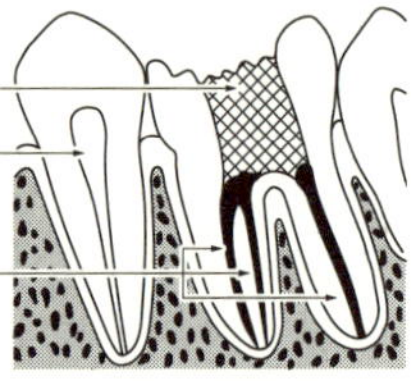

図4-6　根管充填後のX線写真（スケッチ）

歯根の尖端まで、ぴっちり充填されていれば良好な予後が期待できる。

根管内に浸出物などがなく、経過がよければ、歯根の先端で根管をぴっちりと閉鎖する「根管充填」に移ります。歯根管内部に残った微生物などが絶対に漏れ出さないようにするのですが、これまた微妙で難しい処置です。結果はX線写真で確認することになります。

感染根管の治療はこのように熟練を要求されるうえに、手間も時間もかかるとても面倒な作業です。アメリカなどではこうした歯内治療の専門医（endodontist）が、最も高い治療費を請求しているのも当然でしょう。日本の保険の点数はあまりに低すぎますが、だからといって「手抜き治療」の言い訳にはなりません。

⑶ 急性症状では化学療法も

歯肉が腫れてずきずきと強い痛みが出たような場合は、急性の根尖性歯周炎で歯根の先端の周囲組織が化膿していると考えられます。まずは歯を少し削って噛み合わせを下げ、患歯の安静を図るとともに、炎症を抑える抗菌薬と鎮痛薬を飲んでもらいます。歯を削って根管を開き、膿の出口を作ることができれば、症状はずいぶん楽になるのですが、このような状態ではわずかな振動でも痛いので、必ずしも容易なことではありません。

ひどく腫れあがっている場合には、局所麻酔下に小切開を加えて、歯肉側からの膿の出口を作らなければならないこともあります。

⑷ ときには外科的治療も

慢性の根尖性歯周炎が長期間放置されていたような場合、歯根先端の周囲の歯槽骨が破壊されて空洞となり、嚢胞《のうほう》（歯根嚢胞）が形成されることがあります。ある程度以上に大きいものでは、感染根管治療だけでは改善が期待できませんので、局所麻酔下に歯肉を切開して、嚢胞を歯根の先端とともに摘出する手術（「歯根端切除術」＝第8章参照）が必要となることもあります。

以前からの金属冠やその支台ががっちりと入っていて撤去が困難な場合も、この手術の対象となることがあります。歯根端からの根管閉鎖（逆根管充塡）が必要となることもあります。

⑸ 抜歯せざるを得ない場合もある

「根管治療は手間と時間がかかって大変だ。抜歯して入れ歯やインプラントを勧めたほうが容易な仕事だし、収入も増える」などと考える歯医者は論外で、大多数の歯科医師は患者さんの歯を助けようと最大限の努力をします。しかし、どれほどがんばっても症状を改善できない場合もあることをご理解ください。

最も難しいのは、歯を支える歯槽骨の破壊が進行して、ぐらぐらと動くようになってしまっている歯です。根管の閉鎖や形態の異常で器械による清掃が困難な歯や、根管内洗浄と貼薬を繰り返しても排膿が止まらない歯などでも、根管治療をあきらめて抜歯せざるを得ないことがあるのです。

特殊なケースとして、骨髄移植の術前や免疫不全症などの患者さんでは、感染病巣を完全に除去するために、保存可能な歯でもあえて抜歯しなければならないこともあります。

Ⅲ　「死んだ歯」の治療の実際

1　感染根管治療の手順

「死んだ歯」を救うための最も基本的な処置が感染根管治療なので、ここではその一般的な手順を示します。なお、急性症状がある場合には、それに対して前述したような治療が先行されることになります。

第1日

①診査、診断、治療計画

患歯が金属冠をかぶっていて、外からでは内部の状態がまったく分からないことも多く、問診とともに慎重な診査が必要です。歯根とその周囲の歯根膜や歯槽骨の状態を調べるためにも、X線検査は必須となります。担当医は診査結果やX線検査の結果などをきちんと説明したうえで、治療計画（どのようにして治療していくのか）を提示するはずですから、分かりにくいところなどは遠慮なくお尋ねください。

②無痛法

すでに死んでいる歯は歯質の切削などでは痛みを感じないはずなので通常は不要です。しかし、周囲組織に急性の炎症が生じている場合には、振動だけでもつらいこともあるので、痛かったら我慢せずに申し出てください。必要に応じて局所麻酔などを用います。

③旧修復物の除去と歯質の削除

今までの金属冠などを取り外します。続いて歯髄腔と根管口（歯根管の入り口）が明視できるように歯質を切削します。感染した軟化象牙質が存在していれば、それも完全に削り取ります。十分に洗浄して、切削片などを洗い流したら、これ以降は外科手術と同様に無菌的な処置が要求されますので、防湿法下の施術となります。

④防湿法

抜髄や感染根管治療などの歯内療法では、唾液などの侵入を防いで清潔を保つためにラバーダム防湿法（図2－6）を用いるのが原則です。

⑤根管内の器械的清掃

根管口からリーマーやファイルを挿入して、根管内の壊死歯髄組織を完全に除去するとともに、根管壁の軟らかい未熟象牙質を削り取ります。これは「抜髄」と同様の操作で、壊死組織の残存は予後不良の原因となりますから、歯根の先端まで取り残しがないようとくに注意します。

⑥根管内の薬液洗浄

器械的清掃が終わった根管内を、過酸化水素水と次亜塩素酸ソーダ液[*3]とで交互洗浄します。

⑦根管貼薬と仮封

洗浄液を滅菌された小綿球などで拭きとったら、根管内に水酸化カルシウム・ペーストの注入、あるいは強力な防腐作用のある薬剤（ホルマリン・クレゾールなど）を浸したペーパーポイントや綿栓など[*4]の留置を行います。これは象牙細管内部に侵入している微生物を殺すためです。

外部からの唾液による汚染や内部の薬液の漏れ出しが起こらないように、歯科用セメントなどでしっかりと仮封して、この日の処置を終了します。次回は数日から1週間後です。

なお、十分に清掃ができた場合などには即日に根管充填することもあります。

＊3　どちらも強力な洗浄剤ですが、うっかり混ぜて使うと有毒ガスが発生し、浴室などの密閉空間では死亡例も報告されています。歯の根管内にごく少量使うだけですから中毒の心配はありませんが……。

＊4　以前は極細の歯科用綿棒に歯科医師が自分の指で綿花を巻きつけて根管内のふき取りや貼薬をしていましたが、無菌的な操作が重視され「手指が直接触れたものは根管内に入れない」が原則となった現代では、前もって滅菌した綿栓やペーパーポイントを使うところが多くなってきました。後者ではコストがかかることが大きな問題ですが……（笑）

第2日

⑧経過の確認

まずは咬合痛や打診痛などの症状が改善されたかどうかの確認です。次に仮封を除去して根管内に留置しておいたペーパーポイントや綿栓を取り出し、臭いや変色の有無を調べます。ときにはペーパーポイントなどを培養液に投入して、細菌検査を行うこともあります。経過が良好で、根管内にもとくに異常がなければ、根管充填に移ります。

しかし、痛みなどの症状が持続し、根管内にも膿などの浸出物が認められるような場合には、数日から1週間の間隔でさらに来院していただいて、根管内の薬液洗浄と貼薬を繰り返さなければなりません。

⑨根管充填

抜髄の場合とまったく同様の処置です。歯根の最先端までぴっちりと隙間なく充填されなければなりません。X線写真で確認するのが原則です。

⑩歯冠修復（歯冠補綴）

「死んだ歯」の歯質は脆くなっていますから、初期むし歯のような「充填」だけでは欠けてしまうおそれがあります。金属冠などをかぶせて保護を図らなければなりません。これについては「第5章　欠けてしまった歯の修復（歯冠補綴）」でお話します。

Ⅳ　「死んだ歯」の治療費

1　保険診療の費用

「根管治療」に関係する主な保険点数と一般的な症例での具体的な費用について表に例示します。こうした歯内治療の終了後に必要となる歯冠補綴は別料金ですので、それらについては第5章の末尾をご覧ください。なお、６歳未満の乳幼児や重度の障がい者などについては、処置の点数が5割増しとなります。

2　保険外診療の費用

「根管治療」に関しても、特別な薬剤や材料が必要とされることは稀ですので、保険外治療となることは考えにくいと思います。

ただし、保険診療の制約や低点数を嫌って、自由（保険外）診療しか扱わない歯内治療の専門医もいないわけではありません。保険の枠内の治療では、どうしても歯を助けられないようなきわめてむずかしい症例も、稀には存在します。「抜歯するしかない」と言われたら、一度は相談してみるのもよいかも知れません。ただし、費用は覚悟してください。

「死んだ歯」の治療に関連する主な保険点数

（2017年３月現在）

初・再診料、歯科疾患管理料、Ｘ線撮影などの検査料、旧修復物（金属冠など）の除去料、投薬などが別途に加算されます。歯内療法完了後の歯冠補綴については「第５章　欠けてしまった歯の修復（歯冠補綴）」をご覧ください。なお、６歳未満の乳幼児や重度の障がい者については、処置や手術の点数が下記の５割増しとなります。

１．歯内治療での処置と検査

⑴ 応急的な処置

①　う蝕処置（１歯１回につき）：18点

②　咬合調整

１～９歯：40点、10歯以上：60点

⑵ 充填物等の除去

簡単なもの：16点、困難なもの（全部金属冠等）：32点、著しく困難なもの（根管内のポスト等）：54点

⑶ 根管処置

①　感染根管処置（１歯につき）

１根管：144点、２根管：294点、３根管以上：432点

②　根管貼薬処置（１歯１回につき）

１根管：28点、２根管：34点、３根管以上：46点

③　根管充填（１歯につき）

１根管：68点、２根管：90点、３根管以上：110点

④　加圧根管充填加算

１根管：+136点、２根管：+164点、３根管以上：+200点、
４根管・樋状根：+400点（手術用顕微鏡を使った場合）

⑤　根管内異物除去（１歯につき）：150点

⑥　電気的根管長測定（EMR）

１根管：30点、２根管：45点、３根管：60点、４根管：75点

２．外科的処置（手術）

⑴ 口腔内消炎手術

①　歯肉膿瘍などの切開：180点

②　骨膜下膿瘍などの切開：230点

⑵ 根尖部病巣の外科的除去

①　歯根端切除手術（１歯につき）：1,350点

② 歯根囊胞摘出術（1歯につき）歯冠大：800点、拇指頭大：1,350点
③ ヘミセクション（保存困難な歯根の分割抜歯）：470点

(3) 抜歯

根管治療を繰り返しても改善が得られない場合には抜歯を考えなければならないこともあります。「第8章　口腔外科疾患の治療」をご覧ください。

具体的な症例のいくつか

1．金属冠が入っていた下顎第1大臼歯の慢性根尖性歯根膜炎の治療

数年前に金属冠を被せてもらった奥歯が、最近になって「浮いた感じ」となり、食物を噛むと痛い。少しぐらついてもいるようだ（成人、通院3回）。

〈第1日〉 初診料234＋歯科疾患管理料（文書提供）110＋X線撮影58＋冠撤去32＋ラバーダム防湿法0＋感染根管処置432＋仮封0＝866点

〈第2日〉（約1週間後）再診料45＋仮封除去0＋ラバーダム0＋根管貼薬処置46＋仮封0＝91点

〈第3日〉（約1週間後）再診料45＋仮封除去0＋ラバーダム0＋電気的根管長測定60＋根管充塡110＋加圧根管充塡加算200＋X線撮影48＋仮封0＝463点

3日間合計＝1,420点（3割負担での窓口支払い額は4,260円。ただし、引き続いて行われるべき歯冠補綴は別料金）

2．急性歯槽膿瘍を起こした上顎中切歯の治療

数年前に痛んで「神経を取ってもらった」上顎小臼歯が、一昨日からまた痛み出して歯肉も腫れてきた。昨夜は痛くて眠れないほどだった（成人、通院4回）。

〈第1日〉 初診料234＋歯科疾患管理料（文書提供）110＋X線撮影58＋膿瘍切開230＋ラバーダム0＋感染根管処置294＋仮封0＋投薬*127＋薬剤情報提供料10＝1,063点

*ケフレックスカプセル＝抗生剤1,500 mg×4日分、ポンタール＝消炎鎮痛薬500 mg×2回分

〈第2日〉（数日後）再診料45＋仮封除去0＋ラバーダム0＋根管貼薬処置34＋仮封0＝79点

〈第3日〉（約1週間後）再診料45＋仮封除去0＋ラバーダム0＋根管貼薬処置34＋仮封0＝79点

〈第４日〉（約１週間後）再診料45＋仮封除去0＋ラバーダム0＋電気的根管長測定45＋根管充塡90＋加圧根管充塡加算164＋Ｘ線撮影48＋仮封0＝392点

４日間合計＝1,613点（３割負担額は4,839円、引き続いて行われるべき歯冠補綴は別料金です）

３.上顎側切歯の歯根囊胞の治療（手術当日の治療費のみを示す）

感染根管処置を繰り返しても浸出液が止まらない。Ｘ線写真では歯根の尖端に歯冠大の囊胞が形成されている。

再診料45＋局所麻酔（手術料に含まれる）0＋根管充塡68＋歯根端切除手術1,350＋歯根囊胞摘出術（同時手術50/100）400＋投薬（内容は前症例と同じ）127＋薬剤情報提供料10＝2,000点（３割負担額は6,000円、手術前に行われた歯内療法や術後の抜糸、歯冠補綴などの費用は別です）

コラム

歯の健康はＱＯＬを支える柱

ご高齢の皆さんに「長く生きていて楽しいのはどんなことですか？」とお尋ねした調査があります。

第１位は「食べる楽しみ」、つまり「おいしいものを味わう喜び」でした。歯が悪くて噛めない、噛むと痛いでは、この喜びは得られませんね。

第２位は「映画演劇や音楽を視聴する楽しみ」。からだが不自由になった方でも、テレビやラジオで楽しんでおられます。これは目や耳の健康が問題で、歯科とはあまり関係がなさそうです。

さて、第３位ですが、「家族や孫との会話、お友だちとおしゃべり」を多くの方が挙げていました。おしゃべりも、容貌の維持も、歯と口が健康であってこそですよ。口のなかが不潔なままですと、せっかく訪ねてきてくれたお孫さんを抱っこしようとしても「お口が臭いから嫌だ」と言われかねません。そんなことになったら悲しいですね。

歯と口の健康はＱＯＬ（生活の質）を支える大事な柱です。定期的な口腔ケアを励行しましょう。

第5章

欠けてしまった歯の修復（歯冠補綴）

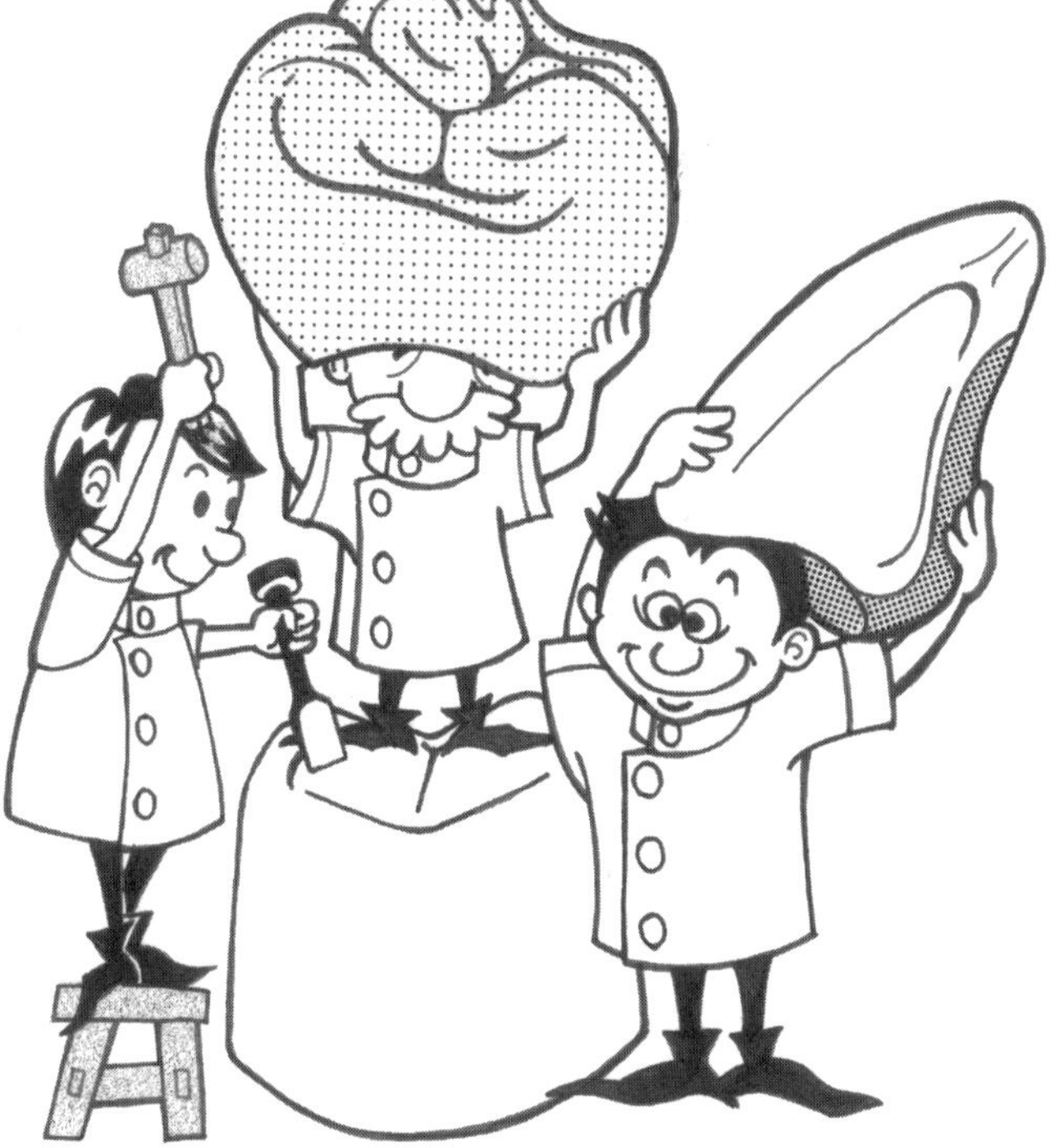

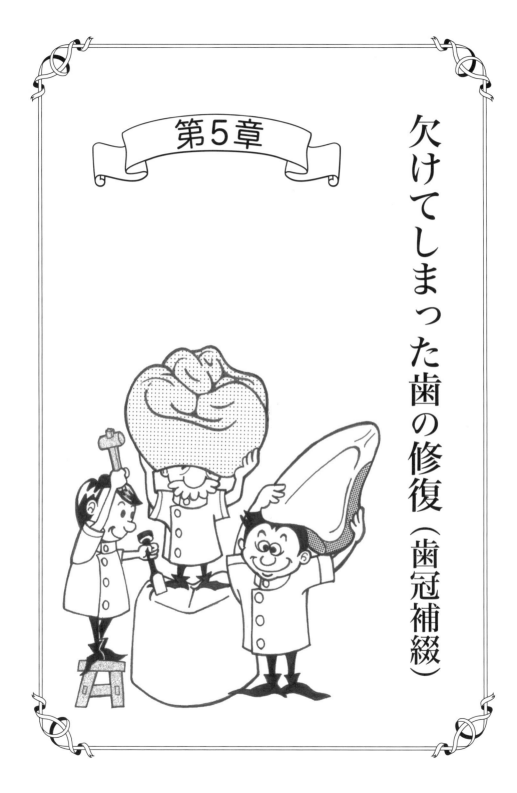

むし歯が進行すると歯質がどんどん欠けていって最後は根だけとなってしまいます。高齢者では歯肉が下がって露出した歯の付け根に好発するむし歯が原因で、歯が折れてしまうことも珍しくはありません。若い人でも、スポーツ外傷や転倒時の打撲などで歯を折ってしまうことがあるでしょう。そのようなことで根だけとなってしまった歯は「残根」と呼ばれ、昔の歯科医学の教科書ではただちに抜歯すべき対象とされていました。

しかし、現代の進歩した歯科医学は、歯内療法により根管の内部をきちんと清掃したうえで、そこにがっちりとした支柱を立て、金属やプラスチックの人工歯冠をかぶせることによって、折れて根だけになった歯でも、元どおりの形態と機能を回復することを可能にしています。

I 歯冠補綴《ほてつ》（金属冠、ジャケット冠など）の基礎知識

1 歯冠補綴とは？

歯の硬組織[*1]には、再生能力がほとんどありません。むし歯や磨耗症、あるいは歯科医師による削去などで失われた歯質が自然に回復することは、まったく期待できないのです。

そこで、欠けてしまった歯では、歯冠（歯肉の上に露出している部分）の形態や機能を、人工的な材料を使って修復・再現する治療が必要になります。

「第2章　初期むし歯の治療」のところでお話したむし歯の穴をコンポジットレジンや金属などで充填する「歯冠修復」も、広い意味での「歯冠補綴」の一種ですが、この章では、大きく欠けたり、歯内治療で内部の歯質を大量に削り取られたりしたような歯を、金属冠やいわゆる「差し歯」[*2]などで元の形に回復させる治療（狭義の「歯冠補綴」）について説明します。

＊1　歯の硬組織とは、歯冠を覆っているエナメル質、歯の本体となる象牙質、歯根を覆っているセメント質のことです。生きている象牙質とセメント質には、わずかながら再生能力が認められますが、皮膚などとは違って、傷（たとえば、むし歯の穴）が自然に塞がるようなことはあり得ません。

＊2　かつては、折れてしまった前歯の再建には、歯根の内部に「ポスト」と呼ばれる金属の支柱を差し込んで人工歯冠を維持する「継続歯（狭義の差し歯）」が主流でした。現代でもそれに類似した支台築造法が用いられることがありますが、昔よりははるかに強固なものとなっています。

2　保険治療でも良質の歯冠補綴ができる

「保険でできる差し歯は取れやすい、すぐに変色する」「かぶせるなら金歯が一番良い」などという一昔前の「常識」がいまだに信じられているらしくて、それにつけこんで高額の保険外治療を勧める歯医者も少なくはないようです。しかし現代では、自然な歯とまったく同じような美しいジャケット冠や前装鋳造冠、良質な貴金属材料を使ったよく噛める全部鋳造冠などが保険でも作れることを知っておいてください。

前歯の外観は容貌を左右するものだけに、お金をかけてもきれいに修復したいと、だれもが考えます。以前にはプラスチック材料は経年的に変色や磨耗の可能性があるとして、1本10万円前後もする高価な陶材（ポーセレン）を焼き付けたメタルボンド冠などが勧められることが多かったのは事実ですが、近年では優れた性質

表5-1　補綴物維持管理説明書の例

本日図示（省略）のところに○○○（金属冠・ジャケット冠・ブリッジ……）を装着しました。クラウン・ブリッジに対し、当院では２年間の維持管理を行っています。クラウン・ブリッジを長期にわたり快適に使用できるように管理するものです。何かありましたらご相談ください。

保険医療機関であれば、このような説明書が交付されるはずです。

の硬質レジンの登場により、保険診療でも十分に安心できるものが作れるようになりました。

また、20カラット以上の金合金[＊3]が軟らかくて加工しやすいということで、金属冠の材料としてもてはやされていたのも、歯冠補綴物が手作業での圧印成形などといったローテクで作られていた時代の話です。工作精度がよくなかった当時では、少々の不適合があっても、噛んでいるうちにすり減って馴染んでくるというメリットもあったのでしょう。当時は、黄金色の「金歯」が宝飾の一種と考えられて、むし歯でもない歯に金をかぶせることまでもが「お金持ちの象徴」と喜ばれた時代でもありました。しかし現代では、金銀パラジウム合金[＊4]という優秀な貴金属材料の使用が保険診療でも認められているのです。

ですから、「安くて割に合わない」と手抜きをされない限りは、「安い保険の差し歯や金属冠では……」という心配はまったくご無用です。しかも、保険診療では装着後に不具合が生じた場合に、２年間は無償で修理または再製作する「**補綴物維持管理**[＊5]」（表５－１）が義務づけられてもいるのです。

＊３　純金（24カラット）は歯で噛むと痕が残るほど軟らかいので、宝飾品などでも銀と銅を加えた22～20カラット合金としてから細工します。

＊４　金銀パラジウム合金は、希少な白金系金属のパラジウムに金（なんと12％以上も！）と銀を配合した強靭な材料で、金属冠やインレーとして長年口腔内で使用しても、摩耗、変質などのおそれがありません。いわゆるホワイトゴールドとして、宝飾品などにもしばしば使われています。金はもとより、パラジウムもとても高価な金属（市況によって大きく変

動し、たった1グラムでも３０００円を超えたことがあるほどです）ですので、保険で決められている材料費ではいわゆる「逆ざや」が生じかねないなど、歯科医療が不採算となりがちな原因のひとつともなっています。

＊５　「保険では無理だ」と言われたが、経済的に余裕がなかったので、お願いしてなんとか前歯に「差し歯」を入れてもらったが、半年ほどで折れてしまった。作り直しを頼んだが、「２年間は保険での再製作は禁止されている」と高額な治療費を提示された……これは実話ですが、とんでもない話です。２年間はその歯科医師に責任があり、本来は無償で修理または再製作すべきものなのです。そうしたことを規定した「補綴物維持管理」について、院内掲示もしなければならないことになっています。

Ⅱ　さまざまな歯冠補綴法

歯の欠けた部分を補う「歯冠補綴物」は、歯冠の全体を覆う「全部被覆冠」と、一部だけを覆う「部分被覆冠」とに分類できます。材料面からは、金属を主体とした「金属冠」と、プラスチック材料や陶材などで作る「ジャケット冠」に分けられます。いずれにしても、数十年以上にもおよぶ口腔内での使用に耐える強固な材料でなければなりません。

実際にどのような「歯冠補綴物」が用いられるのかを説明しましょう。

1　金属冠（メタルクラウン）

(1) 全部鋳造冠（フルキャストクラウン）

①全部被覆冠（図5－1）

歯冠全体を被覆する冠で、通常は一塊の金属体として精密鋳造で製作されます。きわめて強固で長年月の使用に十分に耐えます。

材料として保険診療で認められている金属は、金銀パラジウム合金、ニッケルクロム合金（アレルギーなどの問題があり、口腔内使用を禁止している国もありますので、お勧めできません）、および低熔銀合金（脆弱性や硫黄化合物による変色などの問題があり、単純インレー以外ではあまりお勧めできません）です。黄金色の金合金や白金加金、[*6] チタン合金などを使用すると、関係する処置のすべてが保険給付外（自費）となります。

＊6　前歯に限っては、黄金色の金合金や白金加金でも「選択療養」として金銀パラジウム合金との差額を負担すれば使用できます。こうした場合の「差額」はあらかじめ掲示しておくことが義務づけられています。

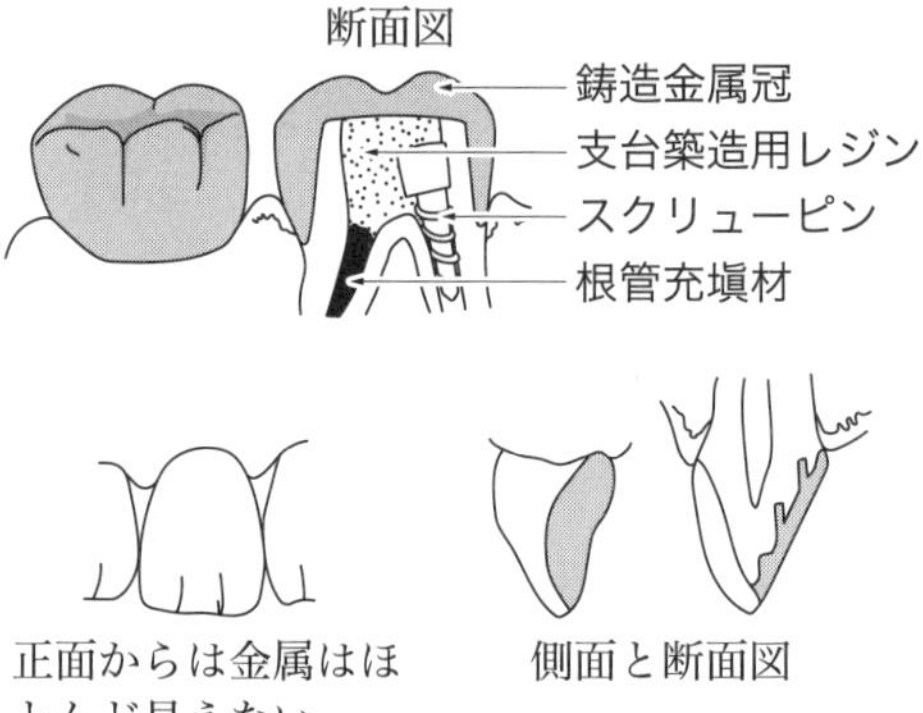

図5-1　全部被覆冠（全部鋳造冠：上）と部分被覆冠（ピンレッジ：下）の一例

②部分被覆冠

歯髄を失った「死んだ歯」は歯質が脆くなりますから、噛む力を受け止める部分を強固な金属などでカバーして保護する必要があります。原則的には全部被覆冠とすべきですが、まだ歯質がかなり残っている場合には、噛み合わせ（咬合面）だけを覆うインレー（アンレー）や部分被覆冠とすることもできます。
前歯で表側（唇側）の歯質が健全な場合に、裏側（舌側）など外観に触れない部分のみを覆う「４分の３冠」（前後左右の４面のうち、唇側以外の３面を被覆する）とすることがあります。臼歯では咬合面もカバーしなければなりませんので、頬側以外の４面を覆う「５分の４冠」となります。

⑵ 前装鋳造冠（図５－２）

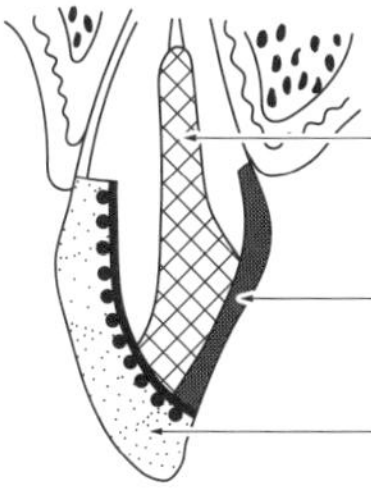

図5-2　全部被覆冠（前装鋳造冠）の断面図
支台と冠は別々に製作されます。

金属鋳造冠の一種ですが、唇側など外観に触れる部分を、自然な歯の色に似たプラスチック材料や陶材で覆って、審美性を高めたものです。

①硬質レジン前装鋳造冠（前歯部のみ保険適用）

硬質レジンと金銀パラジウム合金を用いた前装鋳造冠は、前歯部（上下の切歯と犬歯）についてのみに限定されてはいますが、保険が適用されます。臼歯部については、２０１７年現在では、ブリッジ支台の第１小臼歯を例外とする他は、まだ保険適用外です。[*7]

②陶材焼付鋳造冠（保険給付外）

鋳造した金属冠の前面に陶材を熔着して自然な歯の色沢を再現します。いわば七宝焼のテクニックです。大変に手間のかかる作業となるため、きわめて高価なものとなります。

＊７　少なくとも小臼歯は笑ったときなどに外観に触れる部位ですから、保険適用とすべきです。保険医協会などによる「保険で良い歯科治療を」運動の重点対象のひとつにもなっています。ちなみに、保険外（自由）診療ですと１本数万～十数万円は請求されます。

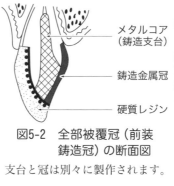

(3) 鋳造法以外の金属冠

①板金加工による金属冠（現在はほとんど使われない）（図5－3）

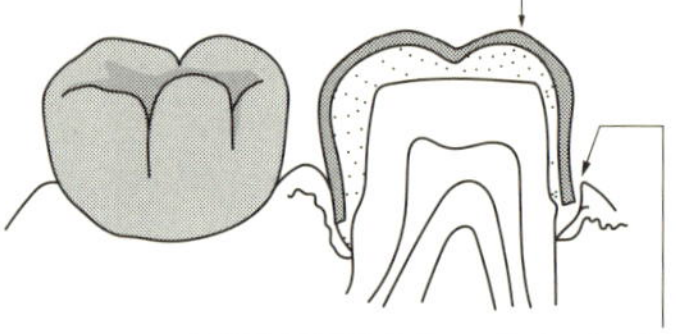
すり減って穴があくと内部のセメントが溶け出してしまう。
辺縁が不適合になりやすい。（歯周炎の原因！）

図5-3　シェルクラウン（板金冠）

外見的には鋳造冠とあまり違いませんが……（例示は生活歯）。

数十年前までは、ブリキのバケツや缶を作るときのように、薄い金属板を鑞着加工して製作する「縫成冠」やプレス加工で製作する「圧印冠」（無縫冠）が主流でした。いまだに、お年寄りの口のなかには、そのようにして造られた「金冠」[*8]や「サンプラ（ニッケルクロム合金）冠」が見られることがあります。しかし、このような金属冠は適合性が悪いなど多くの欠点があり、半永久的な歯冠補綴物としては不適当と考えられています。ロストワックス法（後述）による精密鋳造で製作される「鋳造冠」が、適合性でも耐久性でも比較にもならないほど優れているからです。

＊8　歯科医師が自分の手作業で金属冠を作っていた時代には、軟質の高品位金合金（20～22カラット）が当時のローテクでも加工が容易であったために好まれていました。なにしろ軟らかくて変形しやすいので、少々狂っていてもなんとか誤魔化せるなど、少なくとも製作者側にはメリットがあったのです。しかし、精度が高まった現代の歯科医療では、金銀パラジウム合金（保険適用）などの硬質金属のほうがより適当と考えられています。

②シェルクラウン（乳歯既製冠など）

鋳造法以外の金属冠が現代でも例外的に使われているのは、乳臼歯や重度障がい者の大臼歯のための既製シェルクラウンで、これらは短時間で形態と機能を回復するためにあえて適用されることがあります。乳臼歯用は保険でも使用が認められています。

また、きちんとした歯冠補綴物が完成するまでの一時的な仮冠（テンポラリークラウン）としても、こうしたシェルクラウンがしばしば用いられます。前歯用には、プラスチック製のシェルクラウンもあります。

2　ジャケット冠（図5－4）

自然な歯の色に似たプラスチック材料や陶材だけで作る全部被覆冠を「ジャケット冠」と呼びます。昔のアクリリック・レジンのジャケット冠は、比較的軟質で吸水性があるため変色しやすいなど欠点が多く、「保険ではよい歯は入れられない」と保険外治療に誘導されがちでしたが、近年は高分子化学の進歩によってすぐれた材料が次々に登場してきています。ただし、金属の鋳造冠のような強固さは期待できません。

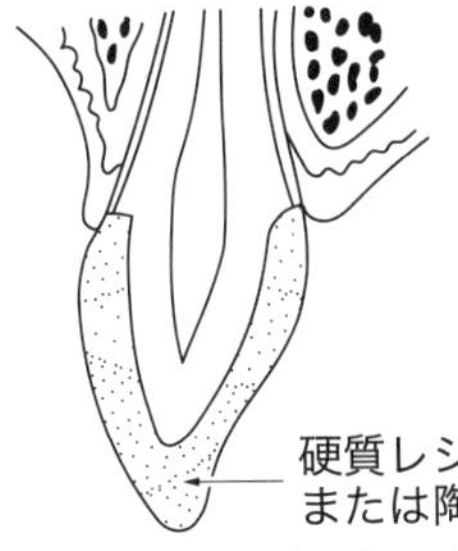

図5-4　ジャケット冠
例示は生活歯ですが、折れて根だけになった歯でも歯内療法と支台築造により修復可能です。

①硬質レジンジャケット冠（保険適用は前歯と小臼歯に限定）

金属色がまったく見えない自然な外観を再現することが可能です。透明なクラウン・フォームと光重合コンポジットレジンを使って、口腔内で直接製作する場合と、型取りをして模型上で製作する場合とがあります。強いそしゃく力がかかる大臼歯には材質的にも無理があり、保険給付外です。

②CAD／CAM冠（保険適用は小臼歯に限定）

コンピュータ支援設計・製造ユニットを使用して1塊のブロックから削り出すハイテク冠です。まだ応用できるのは限られたクリニックだけですが、徐々に普及すると思われます。保険では材料としてまだ硬質レジンしか認められていません。より強固な酸化ジルコニウムですと保険外の高価なものになってしまいます。

③陶材ジャケット冠（保険給付外）

かつては、変色や磨耗のおそれがない陶材（ポーセレン）[*9]のジャケット冠が、前歯の歯冠補綴として最高の方法だとされていましたが、技術革新によって適合性の良い前装鋳造冠が主流となった現代においては、もはや過去のものだと考えられます。陶材は保険適用外できわめて高価ですし、焼成時の大きな収縮や衝撃によって欠けやすいなどの欠点もあります。

＊9　茶碗や皿などの陶磁器の原料で、セラミックスと呼ばれることもあります。高熱を加えて焼成するのですが、収縮が大きく、何度にも分けて作業するなど製作には大変に手間がかかります。変色や変質のおそれはありませんが、硬くて脆いために衝撃によって欠けることがあり、いったん破損すると修理は困難です。

3　継続歯（ポスト・クラウン＝狭義の「差し歯」）（図5－5）

歯冠部を完全に削り取って歯根だけにしたうえで、そのなかに立てる支柱（ポスト）と一体となった人工歯冠を装着する方法で、以前には前歯部に広く応用されていました。しかし現在では、できるだけ歯質を残すために、歯根側の保持装置（支台）と人工歯冠（前装鋳造冠またはジャケット冠）とを別個に製作する方法が一般的となっています。

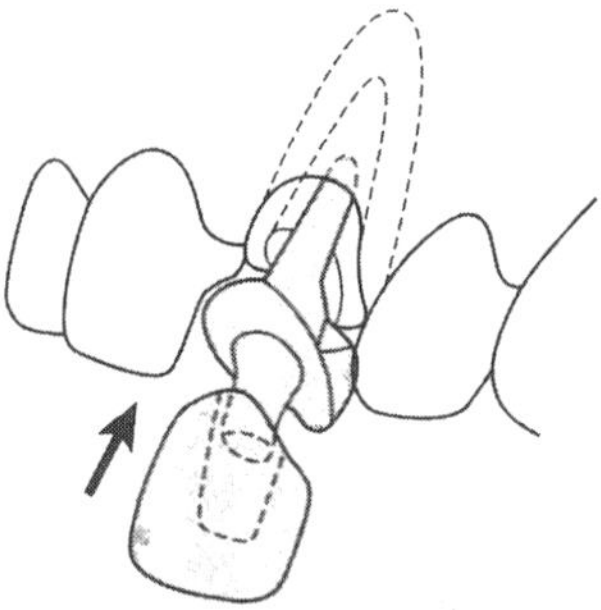

図5-5　継続歯（差し歯）

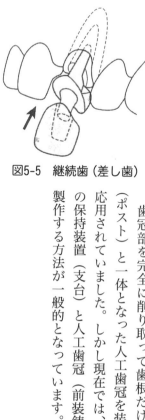

Ⅲ　歯冠補綴物ができるまで（表５－２）

それでは、歯冠補綴治療がどのような手順で実施されていくのかを説明します。保険診療として最も頻度が高い「金属（鋳造）冠」と「硬質レジンジャケット冠」について、具体的に見ていきましょう。耳慣れない専門用語が続出しますが、できるだけ分かりやすく説明するように努力します。

１　金属（鋳造）冠の製作手順

⑴　診査、診断、治療計画

①診査、診断

歯冠補綴に着手する前に、その対象となる歯（「支台歯」と呼びます）について、X線写真による歯根や周囲組織の状況などをも含めた十分な診査、診断が必要です。

②前処置（複数回の受診が必要となる場合もあります）

感染歯質の除去や根管充塡などの前処置が不十分であれば、それらを先に完了させなければなりません。歯周疾患についても同様で、治療後の経過が良好であることを確認してから歯冠補綴処置に着手することとなります。

⑵　口腔内処置（その１）（図５－６）

①支台築造

歯質の欠損が大きい歯では、金属やレジンなどである程度まで穴を塞いで支台歯の形をおおむね整えておき

表5-2　歯冠補綴（金属冠、ジャケット冠など）の流れ

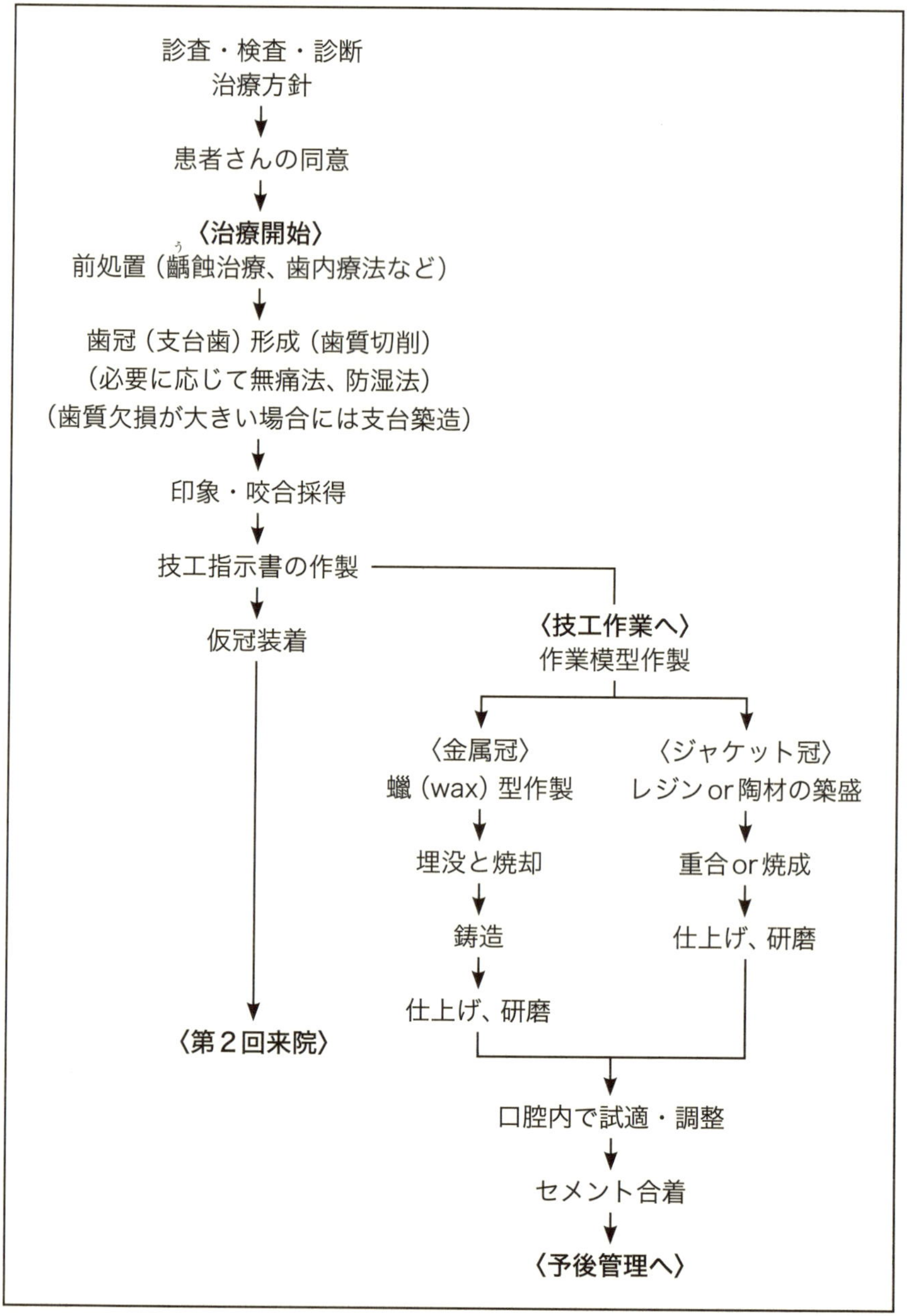

ます。歯髄を失っている歯では、歯質の補強を兼ねて根管のなかに支柱（ポスト）を立てます。鋳造した金属体（メタルコア）が最も強固ですが、長年の間に歯根が割れる恐れがあることなどから、最近では歯質の削除量が小さくてすむ接着性レジンとスクリューポスト（金属製が主流ですが、最近ではプラスチック製の支柱も登場しています）などを併用する方式が多くなってきました。

②歯冠（支台歯）形成

鋳造冠がスムースに装着できるように、細いダイヤモンドポイントなどを高速回転させて歯の全周を削り、

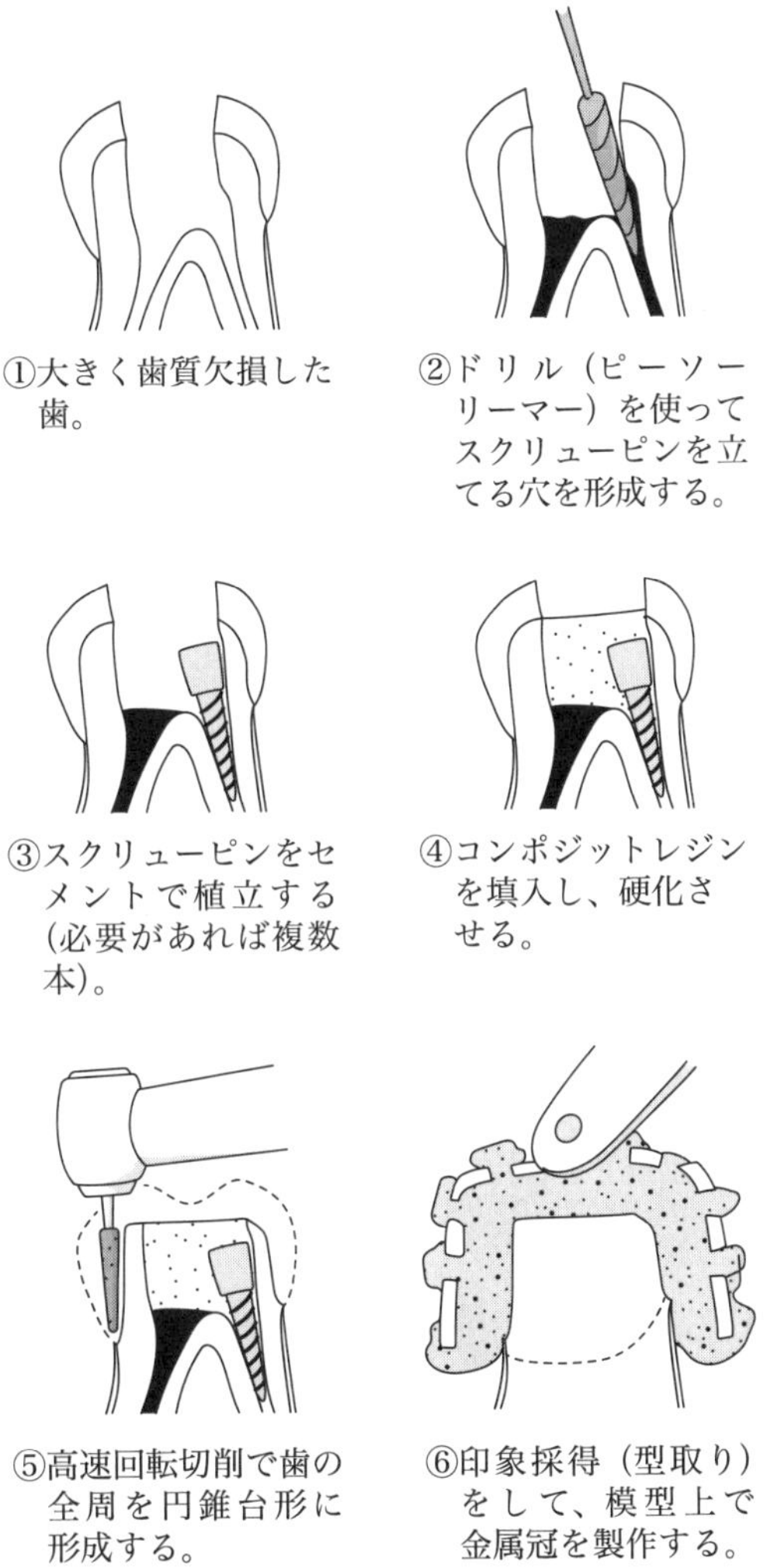

①大きく歯質欠損した歯。
②ドリル（ピーソーリーマー）を使ってスクリューピンを立てる穴を形成する。
③スクリューピンをセメントで植立する（必要があれば複数本）。
④コンポジットレジンを填入し、硬化させる。
⑤高速回転切削で歯の全周を円錐台形に形成する。
⑥印象採得（型取り）をして、模型上で金属冠を製作する。

図5-6　金属冠の支台形成

滑らかな円錐台形に仕上げます。やや大量の切削が必要ですので、発熱を防ぐために注水しながらの作業になります。歯髄が生きている歯でしたら、局所麻酔が必要となるでしょう。

③歯の型取り（印象採得）と噛み合わせのチェック（咬合採得）

支台歯を含めた歯列と噛み合う相手の歯列について、いわゆる「型取り」をします。寒天、アルジネート、シリコンラバーなど、温度や化学変化によって流動体から凝固する印象材が用いられます。いずれも流動性がある状態で口のなかに挿入し、数分後に凝固したのを確認して取り出します。

続いて「噛み合わせ」のチェックです。お湯などで軟化したワックスを噛んでいただくのが一般的な方法です。

前歯の前装鋳造冠の場合の「色合わせ」もこの段階で行います。

④仮冠（テンポラリークラウン）の適合と装着

削られた歯をある程度以上の期間そのままにしておいたのでは、その歯が伸び出してきたり、隣の歯が動き出したりするおそれがあります。生活歯では冷たいものがひどくしみるようなことにもなりかねません。そうしたことを防ぐために、シェルクラウンなどの仮冠をかぶせておくことがあります。これは後日取り外さなければならないものですから、あまりしっかりとは止めてはありませんが、ふつうの食事で外れてしまうようでは困りますので、そのような場合には歯科医師に止め直しを求めてください。

前処置がすでに完了している症例では、ここまでを1回で完了させて、次回には歯冠補綴物の装着となるようにすることも可能です。

⑶ 技工室での作業（図5－7）

近年では、金属冠や義歯（入れ歯）などの歯科補綴物の製作は、国家試験に合格した歯科技工士が行うのがふつうです。医薬分業と同様に、それぞれの専門職が密接なチームワークを組んで仕事をすることは、良質な医療の絶対的必要条件のひとつです。保険診療の点数表上に歯科技工士の技術評価が適切に反映されているとは言えない現状には、深刻な矛盾を感じますが……。

①作業模型の作成

患者さんの歯の型を取った「印象」に硬石膏を注入して「作業模型」を作り、あごの動きを再現できる「咬合器」に取り付けます。

②ワックスパターン（蠟《ろう》型）の作成

専用のワックスを加温によって軟化し、模型の支台歯に圧接や盛り上げをしながら大体の歯冠の形態を作ります。さらに、咬合器を動かして噛み合わせの状態などを確かめながら、このワックスを彫刻して冠の蠟型を

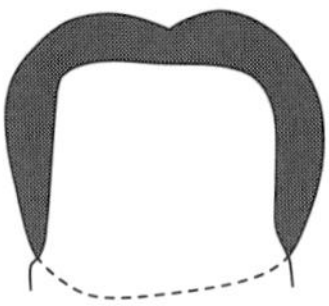

①硬石膏の模型上でろう型を作る。

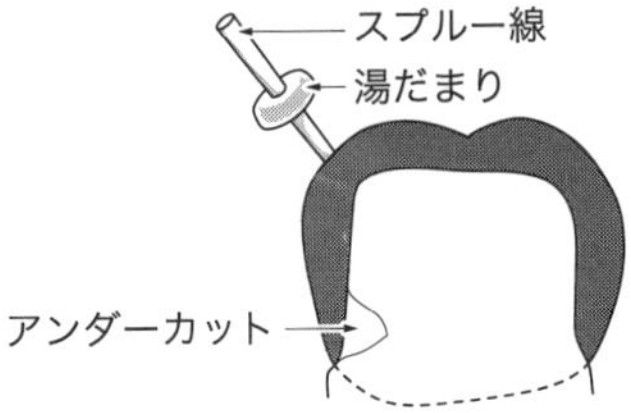

②ろう型にスプルー線をつけて、模型から外す。（アンダーカット部があると外せない）

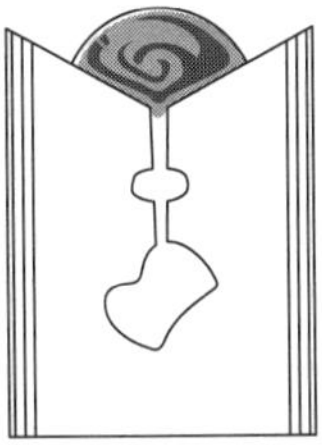

③ろう型を耐火埋没材に埋め込み、高熱で焼却した後の空洞に熔融した金属を鋳込む。

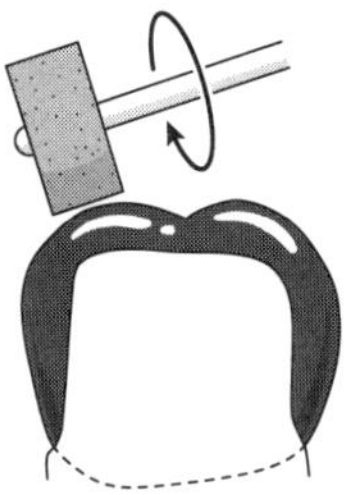

④鋳造体を模型上に戻して仕上げと研磨を行う。

患者さんの口のなかで試適・調整後にセメントで合着する。

図5-7　技工作業（ロストワックス法による精密鋳造）

完成させます。前装冠の場合には、あとで硬質レジンや陶材が接着できるように窓開けなどの形成をします。

③蠟型の埋没とワックスの焼却

出来上がった蠟型を模型から取り外し、鋳造用のスプルー線を立てて鋳造用リングに入れ、耐熱性の「埋没材[*10]」のなかに埋め込みます。埋没材が完全に硬化したら電気炉に入れて徐々に700度にまで加熱し、ワックスを焼却します。これで埋没材内部に蠟型とまったく同じ形の空洞ができていることになります。

*10 金属は熱膨張係数が大きく、高熱を加える鋳造に際しては寸法精度に無視できないほどの狂いが生じるおそれがありますので、それが補正できるような性質を持ったクリストバライトなどの特殊な埋没材が用いられます。

④精密鋳造（ロストワックス法）

金銀パラジウム合金などを高熱で熔融し、蠟型が焼却された空洞に注入します。これがロストワックス法による鋳造で、精密な機械部品の製作などと同様な作業です。近年では、高周波やアルゴンガス圧などを用いる精密鋳造器も導入されています。

⑤模型上での試適、仕上げ、研磨

埋没材から掘り出した鋳造体は、スプルー線を除去し、酸浴などで清掃した後に、模型に試適してみます。必要に応じて若干の修正を行い、良好な適合状態であることが確認できれば、表面を滑らかに研磨して完成とします。

⑥前装部への硬質レジンの塡入

前装冠の場合には、あらかじめ窓開けしておいた唇側部に硬質レジンを入れ、自然な色と形態を回復させます。光照射などで重合させた後、艶が出るまで研磨して仕上げます。

(4) 口腔内処置（その2）

①口腔内での試適と調整

支台歯に金属冠を試適して適合状態を確認します。歯肉に接する部分などの辺縁が隙間や段差がなくぴったりと適合していることが大切です。隣の歯との接触状態や噛み合わせの状態も注意深くチェックします。歯根膜の圧センサーは鋭敏で、数十ミクロンの差でも感受して違和感を生じますから、赤や黒の咬合紙を噛んでもらって慎重に調整します。

試適の結果として、修正できないほどの不適合が見つかれば、もう一度型取りをして作り直しをしなければなりません。

②合着

とくに問題がなければ、いよいよ装着です。歯科用セメントや接着性レジンで脱離しないようにしっかりと装着することを「合着《ごうちゃく》」と言います。軟らかく練られたセメントなどが固まるまでロールコットンや割り箸などを数分間噛んだままでいていただくのが一般的です。まわりにはみ出した余剰なセメントなどを取り除けば、装着完了です。

③補綴物維持管理

金属冠（乳歯冠を除く）やジャケット冠などの歯冠補綴物を装着した保険医療機関は、その予後について少なくとも2年間は責任を持つこととなっています。これについては口頭での説明とともに文書も交付されます。いわば「保証書」ですから、大切に保管しておいてください。

(5) 予後管理

①予後観察と微調整

経過が良好なら必ずしも必要なことではありませんが、装着の1～2週間後に「実際の使い具合」を確かめての微調整を加えてもらうことをお勧めしたいと思います。自分では気づかない程度の負担過重でも、それが積み重なれば支台歯に悪影響が生じることもあるからです。

②定期検診

強固な金属や硬質レジンは自然な歯質とは磨耗の進み方が違うために、長年月を経過する間には咬合のアンバランスが出てくるおそれもあります。また、加齢によって歯肉が下がってくると、歯の付け根が露出してむし歯が発生することもあります。こうしたことをチェックするために、少なくとも年1〜2回は定期検診を受けてください。

2　硬質レジンジャケット冠の製作手順*11、12

(1)　口腔内処置（その1）

①診査、診断〜④仮冠（テンポラリークラウン）の適合と装着までは、金属冠の場合とほとんど同じように処置を進めます。ただし、硬質レジンは強度的には金属よりも劣りますので、厚みが十分取れるような歯冠（支台歯）形成が必要です。

(2)　技工室での作業

①作業模型の作成

これもまったく同様です。

②スペーサー、分離材の塗布

支台歯の模型に分離材兼用のレジン系スペーサーを塗布します。これは合着用のセメントのスペースを確保するためです。

③レジンの築盛と重合

支台歯模型の上に未重合で半流動状態の硬質レジンを盛って歯の形を作っていきます。最下層にやや不透明なオペーク色、次いで象牙質色、最後にエナメル質色を積層して、あらかじめ「色合わせ」で確認した自然な色調を再現するようにします。

④仕上げ、研磨

望ましい形態となったら、専用の照射器で強烈な光線を当て、そのエネルギーで重合を完了させます。

噛み合わせの状態などをチェックし、必要な修正を加えた後に、自然な艶が出るように表面を滑らかに研磨して完成とします。

(3) 口腔内処置（その2）

①口腔内での試適と調整、②合着、③補綴物維持管理と、金属冠の場合と同様の手順です。

(4) 予後管理

これについても金属冠の場合と同様に考えてください。

＊11　ここでは最も一般的な方法として、型取りをして模型上で製作する「間接法」について説明しました。
＊12　ＣＡＤ／ＣＡＭ冠や保険給付外の陶材冠でもほぼ同様の手順で製作されます。

Ⅳ　歯冠補綴の費用

1　保険診療

２０１７年３月現在の歯冠補綴関係の主な保険点数を別表に例示します。１点10円ですから、３割負担の方でしたら点数を３倍した金額が窓口での支払い額です。なお、保険診療では消費税は免除されています。

2　保険外診療（自由診療）

黄金色の金合金や白金加金、チタン合金、陶材（ポーセレン）やジルコニア（二酸化ジルコニウム）などのセラミック類、その他、保険診療では認められていない材料を使う場合には、原則としてそれに関するあらゆる処置の費用の全額が自己負担となります[*13]。消費税も支払わなければなりません。

保険診療は点数表といういわば「公定料金」が決まっているわけですが、自由診療の世界には協定料金などというものは存在していませんので、それぞれの歯科医院での「言い値」ということになってしまいます。着手されてしまう前に納得できるまで説明を求め、見積もり額を文書にしておくなど、十分に慎重な対応をなさるようにしてください。

＊13　高度先進医療として承認を受けている大学病院などでは、一部が保険給付の対象となることもあります。

「欠けてしまった歯の修復」に関連する主な保険点数

(2017年3月現在)

6歳未満の乳幼児や著しく診療が困難な者では、処置の点数が5割増しとなります（歯冠補綴物などの「モノ」には加算はありません)。また、診察料（初診料、再診料)、検査料（X線撮影など)、前処置のための処置料などが、別途加算されることもお忘れなく。

1．歯冠補綴のための処置

⑴ 歯冠形成

これは支台歯形態を作るために歯を削る処置の技術料です。生きている歯と死んでいる歯（失活歯＝歯髄を失っている歯）とでは点数が違います。前者では局所浸潤麻酔の費用も含まれています。

① 生活歯冠形成
臼歯の金属冠・4/5冠：306点、前歯の前装鋳造冠・3/4冠・接着冠：796点、硬質レジンジャケット冠：306点、CAD/CAM冠：796点、乳歯冠：120（6歳未満180）点

② 失活歯冠形成
臼歯の金属冠・4/5冠：166点、前歯の前装鋳造冠・3/4冠：636点、硬質レジンジャケット冠：166点、CAD/CAM冠：636点、乳歯冠：114（6歳未満171）点

⑵ 支台築造

歯質の欠損が大きい失活歯に対して、根管内などに支持を求めて支台歯形態を回復するために行う処置の費用です。金属鋳造体による「メタルコア」と、スクリューポストと複合レジンなどを組み合わせて用いる「その他」とがあります。より強固なのは前者ですが、印象採取して模型上での作業が必要になります。後者には歯質の切削量が少なくてすみ、即日に完成できるメリットがあります。

① 間接法＝メタルコア（材料料を含む)
大臼歯：241点、小臼歯および前歯：190点

② 直接法＝ファイバーポスト＋複合レジン等
大臼歯：270（ポスト2本は359）点、小臼歯および前歯：232点

③ 直接法＝スクリューポスト（金属合釘)＋複合レジン等
大臼歯：159点、小臼歯および前歯：147点

⑶ 印象採得　単純印象：30点、連合印象：62点

⑷ 咬合採得：16点

2．歯冠補綴物

これはそのほとんどが歯科技工士の技術料と材料費だと考えてください。

⑴ 全部被覆の金属冠（材料費と装着料を含む）

ニッケルクロム合金および銀合金の鋳造冠も認められていて、点数表に記載されてはいますが、ニッケルクロム合金はアレルギーその他の問題を指摘されて、すでに口腔内には使用禁止となっている国がありますし、低熔銀合金にも脆弱性や硫黄化合物による変色などの問題がありますので、私はあまりお勧めしたくはありません。ここでは省略します。

① 前装鋳造冠（前歯限定、金銀パラジウム合金）：1,613点

② 全部鋳造冠（金銀パラジウム合金）小臼歯：807点、大臼歯：947点

③ 乳歯冠：275（6歳未満は398）点

⑵ 部分被覆の金属（鋳造）冠（金銀パラジウム合金、材料費と装着料を含む）

① 前歯の3/4冠・接着冠：651点、小臼歯：591点

② 小臼歯の4/5冠・接着冠：591点

③ 大臼歯の4/5冠・接着冠：702点

⑶ ジャケット冠

乳歯金属冠（乳歯限定）：200＋39（材料料）＝239点

⑷ CAD/CAM冠（小臼歯限定）：1,627点

3．装着、指導、調整、修理など

⑴ 装着料

① 鋳造冠、硬質レジンジャケット冠：45点＋4～17点（合着・接着材料料）

② その他：30点＋4～17点（合着・接着材料料）

脱離した冠、継続歯などの再装着でも同様ですが、次項の補綴物維持管理料を算定していた場合には2年間はその歯科医療機関の責任として無償で行うこととされています。

⑵ 補綴物維持管理料：100点

通常は歯冠補綴物を装着した日に算定します。治療内容を説明したうえで、装着後2年間はその歯科医療機関が予後についての責任を負う旨などを記載した文書をお渡しすることとなっています。つまりこれは、2年間は無償での修理あるいは再製作することを明記した「保証書」に相当するものですので、大切に保存しておいてください。

⑶ 修理

① 歯冠継続歯修理：70点

② レジンジャケット冠の修理：70点（＋補修するための形成料60点）

具体的な症例のいくつか

1．奥歯の全部鋳造冠

上顎第１大臼歯が大きく欠けてしまったので金属冠を被せてもらった。

〈第１日〉 初診料234＋X線撮影（デジタル）58＋浸潤麻酔0＋生活歯冠形成306＋印象採得（連合印象）62＋咬合採得16＋テンポラリークラウン（仮冠）0＝676点

〈第２日〉 再診料45＋金属鋳造冠（金銀パラジウム合金、装着料45を含む）947＋合着用セメント12＋補綴物維持管理料100＝1,104点

〈第３日〉（経過良好なら必ずしも必要ではないが……）再診料45＋予後調整0＝45点

貴金属を使用した強固な金属冠でも、保険診療では装着当日の３割負担の窓口支払い額は約3,300円です。

2．前歯の硬質レジン前装鋳造冠

以前に抜髄して歯内療法を完了していた上顎中切歯が欠けて変色もしてきたので、自然な感じの歯を入れてもらった。

〈第１日〉 初診料234＋X線撮影（デジタル）58＋支台築造（ファイバーポスト＋複合レジン）232＋失活歯冠形成636＋印象採得（連合印象）62＋咬合採得16＋テンポラリークラウン（仮冠）34＝1,272点

〈第２日〉 再診料45＋レジン前装鋳造冠（金銀パラジウム合金、装着料45を含む）1,613＋合着用セメント12＋補綴物維持管理料100＝1,770点

〈第３日〉（経過良好なら必ずしも必要ではないが……）再診料45＋予後調整0＝45点

装着当日の窓口支払い額は３割負担で約5,300円となります。保険外のメタルボンド冠などと比較するとあまりにも安価ですが、長年月にわたって十分に安心して使用できるすぐれた補綴物です。

3．幼児への乳歯冠

５歳児の下顎の第２乳臼歯がむし歯のために大きく欠けてしまった。

〈第１日〉 初診料（乳幼児加算）274＋X線撮影（デジタル）58＋う蝕処置（乳幼児加算）27＝359点

〈第２日〉 再診料（乳幼児加算）55＋浸潤麻酔0＋生活歯冠形成（乳幼児加算）180＋乳歯冠（装着料を含む、乳幼児加算）398＋合着用セメント12＝645点

低年齢のお子さんでは歯科治療に協力を得ることが困難なことが少なくはありません。さまざまな導入技法や低濃度笑気吸入鎮静法などが必要となることもあります。

コラム

医師と歯科医師のちがい

現代の医学・医療は細かく専門分科しています。からだの一部を対象とする外科系分科では、眼科や耳鼻科などは医師が担当しているのに、なぜ歯科だけは別資格の歯科医師なのでしょうか。作家の遠藤周作が「なぜ歯学だけは別扱い？」と記しているように、疑問を感じている人もいます。わが国では「医師」と「歯科医師」は別個の免許ですが、ロシアや中国などそうした区別のない国も少なくはありません。

ここで、なぜそうなったのかを振り返ってみましょう。明治維新後の1874年に「医制」が公布され、免許制度など近代的な医療システムの構築が進められました。大学医学部だけでは十分な数の医師を供給することは不可能なため、やがて医学専門学校（帝国大学からは「町医者養成所」と軽蔑された）が次々に開設されていきました。国民の医療要求に応えるのは、つねに政府の重要な責務だからです。

その時代でも、むし歯や歯周病などに苦しむ人は多く、膨大な医療需要が存在していました。ところが歯科治療では、硬い歯質の切削、金属冠や入れ歯の製作など、他の診療科にはない特殊な治療法が必要です。治療部位が限定しているから、歯についての勉学だけでも間に合うといった考え方もあったのでしょう。歯科医学専門学校で歯科医師を別個に養成するのは、当時としては確かに実際的な対処法でした。

大戦後の医療改革で、医師も歯科医師もすべて6年制の大学卒業後の国家試験合格が免許取得条件となりました。現行の医師法・歯科医師法はいわゆる「双児の法律」で、医師――歯科医師、医療――歯科医療と読み替えれば、ほとんど同一の内容です。医療・歯科医療のあり方も大きく変貌しました。医薬分業と同様に、歯科医師――歯科技工士の分業が発展して、かつての「歯科の特殊性」はもはや死語となりました。

歯と口の健康がＱＯＬ（生活の質）を支える大事な柱であることが認識され、有病高齢者の歯科受診が急激に増加しつつあります。安全で快適な歯科医療を供給するために、全身的な医学の素養は現代の歯科医師の必須条件です。近年の歯科医師国家試験が医師よりもはるかに難関化したと言われるのも当然でしょう。歯科医師の別扱いもそろそろ見直されるべきなのかも知れません。

第6章

失われてしまった歯の修復（欠損補綴）

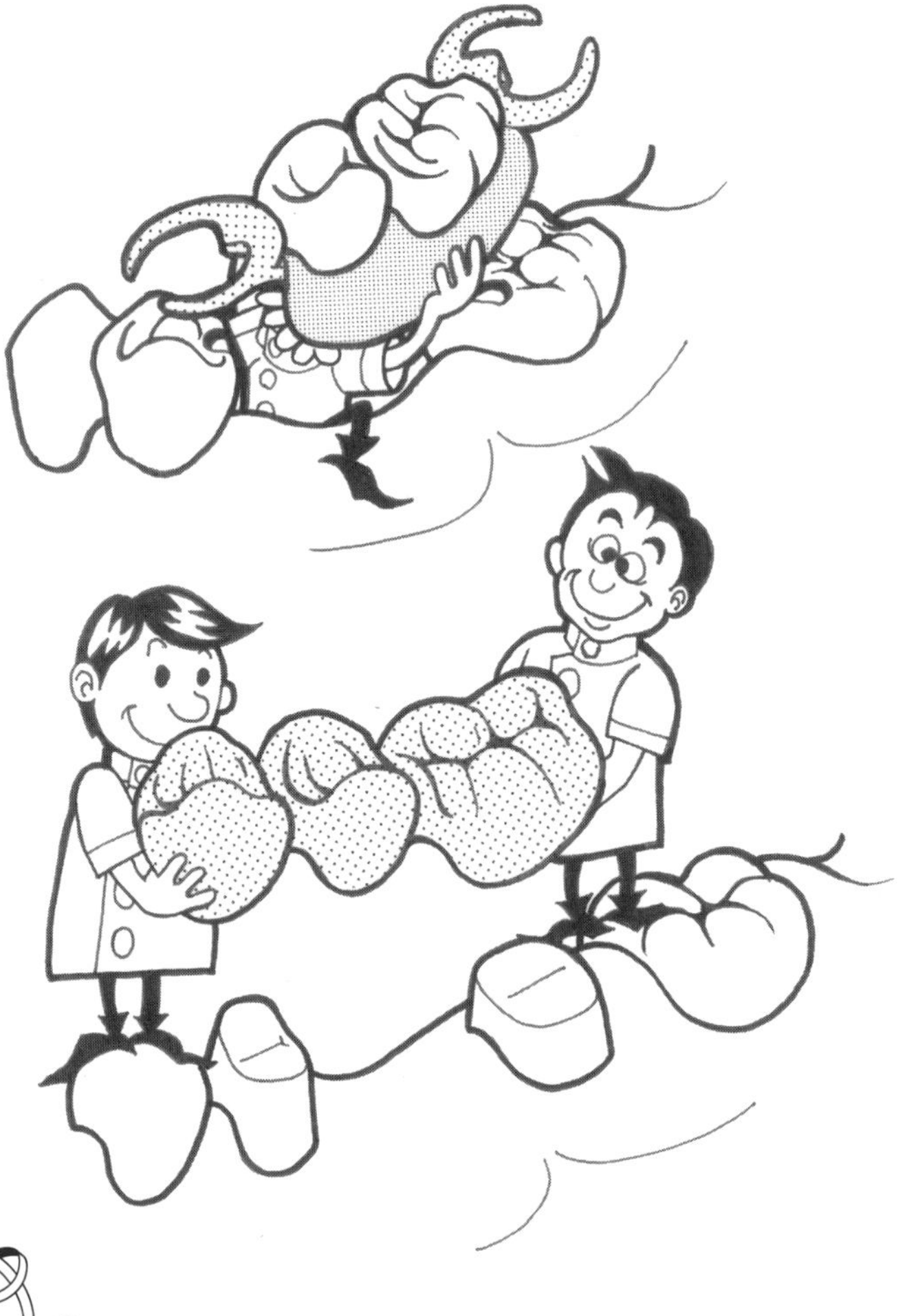

野生の動物の寿命は、彼らの歯の寿命と一致すると言われています。肉食獣が牙を失えば、獲物を得ることができないばかりか、外敵との闘争から生き延びることもできなくなります。草食動物にしても、生の硬い植物を栄養源にすることがおぼつかなくなるでしょう。古代の人類も同様で、文明が進み、食物を煮炊きするすべを覚えてからも、歯を失うことは老化して寿命が残り少なくなったことを意味していました。近代以降の人類が長寿を保つことができるようになったのには「入れ歯」という人工臓器の登場が大きく寄与したに違いありません。

I 欠損補綴《ほてつ》（入れ歯）の基礎知識

1 歯を失ったままにしておいてはいけない（図6－1）

歯を失ってしまったら「入れ歯」を入れなければなりません。前歯ならば容貌が変わってしまいますから慌てるでしょうが、外からは見えない奥歯だと放置しておく方がいるかも知れません。しかし、たった1本でも歯がないままでは噛む力が大幅に低下します。隣の歯がぐらつくようになる、噛み合わせる相手の歯が伸び出してくるなどの不都合も生じます。失ったまま放置してはいけません。

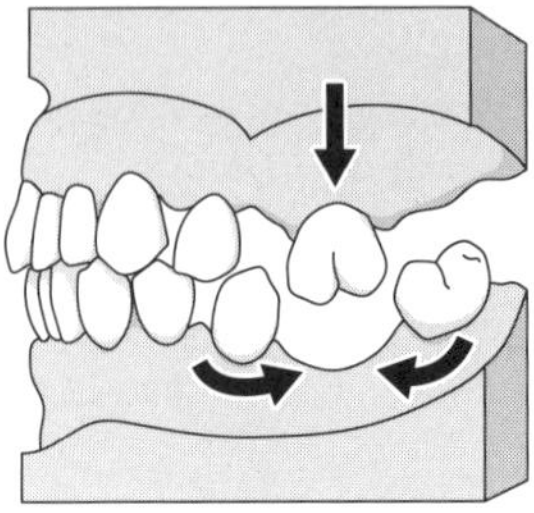

図6-1
歯を失ったまま放置していると、他の歯が動き出す。

とくに注意すべきなのは、すでに歯周病（いわゆる歯槽膿漏）にかかっている中高年齢者で、他の歯の負担が増える結果として、歯列全体がゆるぎ出して、次々に歯を失うことになりかねません。保存的な歯科治療が進歩しているのですから、できるだけ歯を残すべきですが、どうしても抜歯せざるを得なかった場合には、急いで「入れ歯」を入れてもらう必要があるのです。

2　欠損補綴とは？

失われた歯（ときにはあごや顔面の皮膚、骨の欠損も）の機能や外観を、義歯や義顎、顔面プロテーゼなどを装着することで回復する治療を「欠損補綴」[*1]と呼びます。

＊1　歯科補綴は、前章でお話した欠けた歯の形態や機能を回復する「歯冠補綴」と、失われた歯の機能を入れ歯などで回復する「欠損補綴」に大別されています。大学病院などには補綴専門の診療科がありますし、歯科補綴学会が認定した専門医が個人開業していることもあります。江戸時代からの「入れ歯師」の伝統を引き継いでいる「入れ歯名人」と呼ばれるような先生もいます。

この章では、さまざまな「入れ歯」など欠損補綴についての基本的な知識を身につけていただきたいと思います。まずは患者さんご自身が十分な情報を持っていること、それが「よい入れ歯」を手に入れるためのなによりの前提だからです。

3　保険治療でも良質の欠損補綴ができる

ところで「保険ではよい入れ歯は無理だ」と思い込んでおられる方が少なくないようですが、けっしてそんなことはありません。保険診療でも、良質の材料を使ったよく噛める入れ歯、自然な歯とまったく同じような美しい入れ歯、長年にわたって安心して使える入れ歯が作れます。

「せっかくですから、お金をかけてよい入れ歯を」と、高額の保険外治療を勧める歯医者が多いのは事実ですが、これは現行の保険点数があまりにも低いため（諸外国との比較では信じてもらえないほど安い！）、ややもすれば不採算になりかねないからです。「安かろう、悪かろう」が社会的常識ですから無理もないことで、私の患者さんのなかにも「先生、こんなに安くて本当に大丈夫なのですか？」と心配される方がいます。しかし、貴金属の使用などがきびしく制限されていた昔とは違って、現代では金銀パラジウム合金やコバルトクロム合金などの優秀な材料が使えるのです。

歯冠補綴の場合と同様に、「安くて割に合わない」と手抜きをされない限りは、「安い保険の入れ歯では……」という不安はまったくご無用だと申し上げておきます。

ついでながら、歯科補綴の保険点数が非常識なほど低く設定されていて、多くの人に「保険でよい入れ歯」を提供している良心的な歯科医師や歯科技工士を苦しめていることも知っておいていただきたいと思います。「保険で良い歯科治療を」全国連絡会[*2]や保険医協会のホームページにも、ぜひアクセスしてみてください。

＊2　高齢者、婦人など医療を受ける患者さんと、歯科医師、歯科技工士、歯科衛生士など歯科医療の関係者が共同して運動を行っている団体です。現在の医療制度の矛盾を背景に「保険で良い入れ歯は国民の権利」、「歯科医療従事者の技術と労働の適正の評価、経営と生活の確保」という問題の解決に向けて、各地で結成された「保険でよい入れ歯を」運動連絡会が発展して全国組織となり、「お口の何でも相談」、各種の講演会やシンポジウムなどの宣伝と交流、国会議員への要請や自治体意見書運動など、幅広い活動を展開しています（各都道府県などにもそれぞれ地域の連絡会があります）。

II さまざまな欠損補綴法（図６－２）

１ 「入れ歯」は人工臓器*3

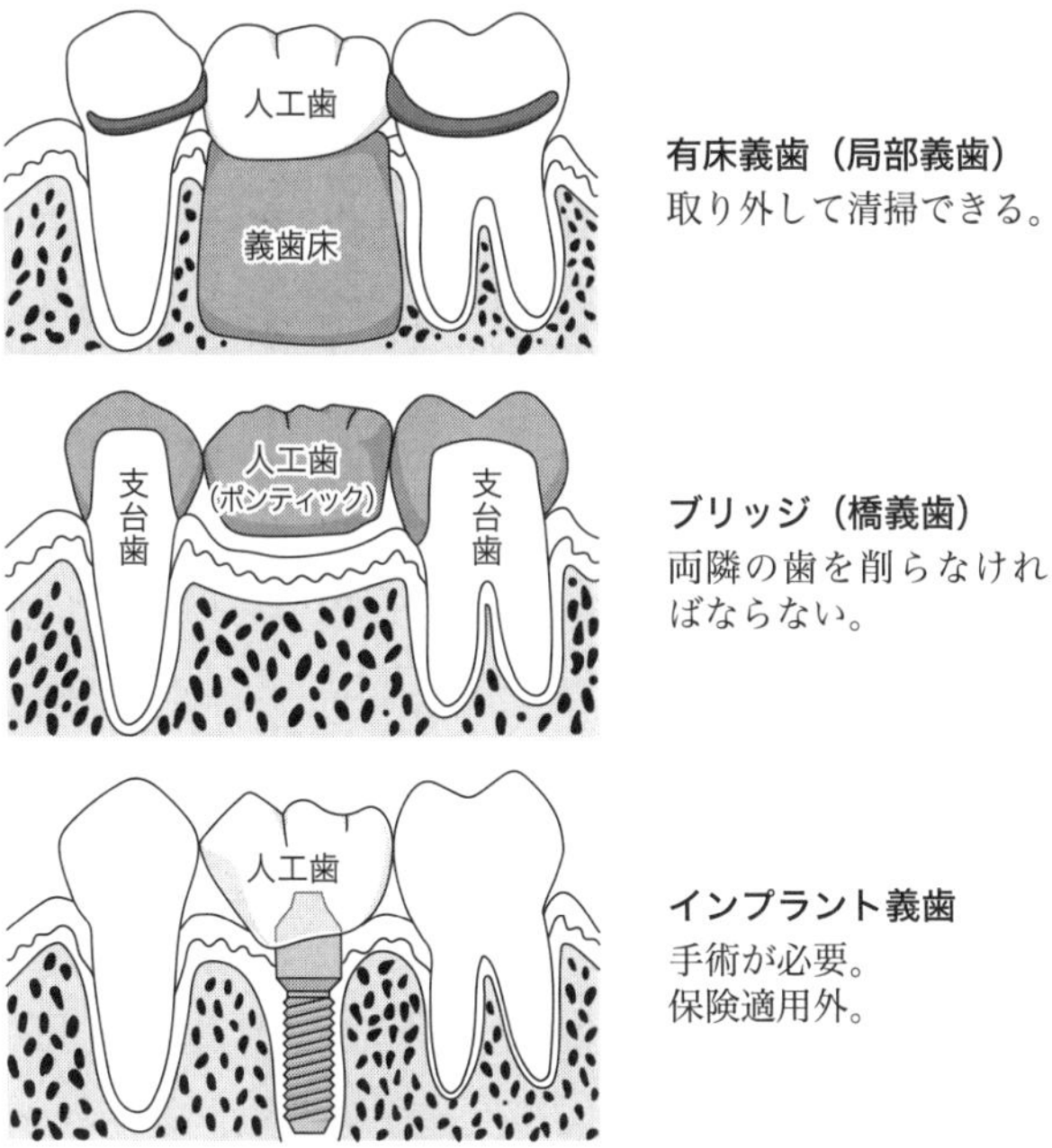

有床義歯（局部義歯）
取り外して清掃できる。

ブリッジ（橋義歯）
両隣の歯を削らなければならない。

インプラント義歯
手術が必要。
保険適用外。

図6-2　さまざまな欠損補綴法
１歯欠損に対する３種の義歯を例示しました。

失われた歯の機能や外観の回復は、最後にお話しする「歯の移植」を別とすれば、「入れ歯」という一種の人工臓器に頼ることになります。「入れ歯」は、噛む力を歯肉や顎粘膜面で支える有床義歯（狭義の入れ歯）と、人工歯を両隣りの歯に固定するブリッジ（橋義歯）とに二大別できます。他にも、あごの骨のなかに人工歯根を植え込むインプラント義歯や、ブリッジと有床義歯の中間的な半固定式義歯などがありますが、いずれもかなり特殊なものであり、保険診療の対象にはなっていません。

近年、インプラント義歯の大々的な宣伝を目にすることが多くなっていますが、きわめて高額な費用の全額を負担しなければならないばかりか、手術が必要なことや長期予後に問題があることなど、少なからぬリスク（保険診療で認められていないのは、医学的にもそれなりの理由があるためです）を伴います。どんな人にも安心してお勧めできる治療法ではないと考えている歯科医師が、まだ大多数だと思います。

通常の歯の欠損に対しての機能や外観の回復は、これまで広く行われてきた一般的な歯科保険診療での有床義歯かブリッジで十分に可能です。また、貴金属材料（金12％含有の金銀パラジウム合金など）や新たに開発された硬質レジンなどのプラスチック材料も保険診療に取り入れられている現代では、白金加金や陶材（ポーセレン）など保険給付対象外の特殊な材料を使用する必要はありません。ぜひ信頼できる歯医者さんにお願いして、「保険でよい入れ歯」を作ってもらってください。

それでは、実際の欠損補綴治療＝「入れ歯」がどのようなものなのかを、有床義歯、ブリッジ（橋義歯）、インプラント義歯のそれぞれについて説明します。「歯の移植」についてもお話しします。

＊3　興味がある方は、笠原　浩著『入れ歯の文化史』（文春新書）をお読みください。

2　有床義歯（図6－3）

(1) 有床義歯とは？

自分で取り外して口から出し入れができるのが「有床義歯」です。歯肉に似せた赤いプラスチックの義歯床があり、人工歯にかかる力を歯肉や顎粘膜で受け止めるようになっています。これが狭い意味でのいわゆる「入れ歯」です。

自分の歯が多少なりとも残っている場合は部分入れ歯（部分床義歯、局部義歯）、歯がまったくなくなっている場合（無歯顎）は総入れ歯（全部床義歯、総義歯）ということになります。

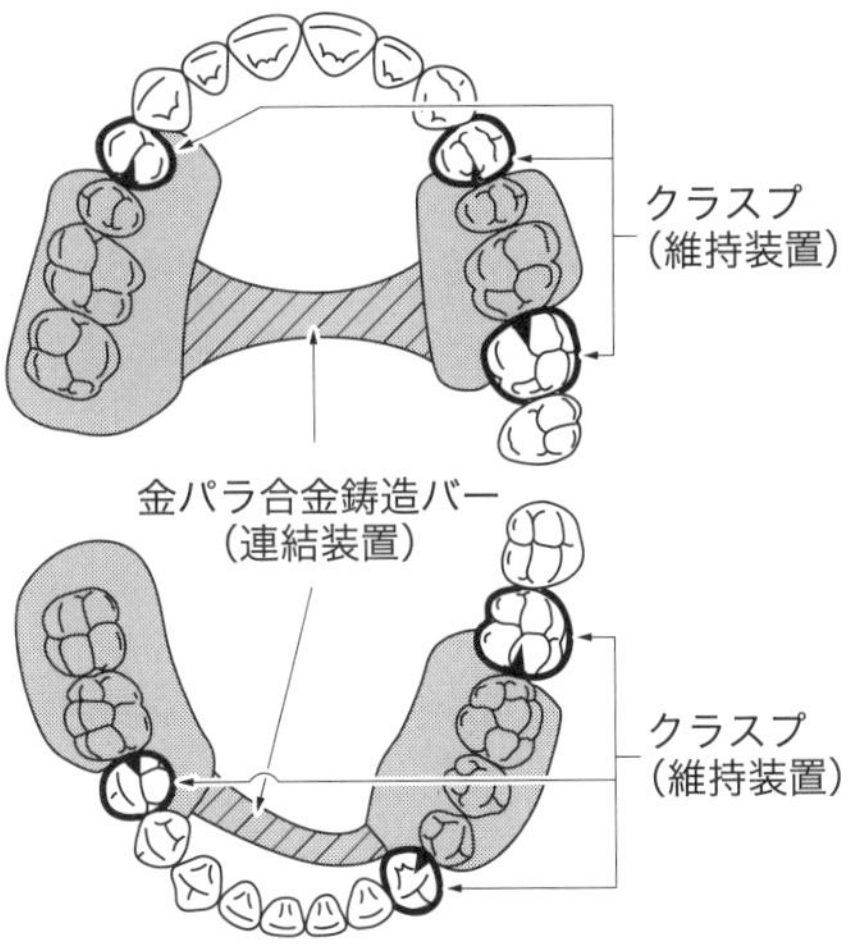

図6-3　有床義歯の構造
アミかけの部分が義歯床と人工歯。

①部分入れ歯

たとえ1本でもしっかりした歯が残っていれば、それに後述の維持装置（代表的なものは金属のクラスプ＝140ページ）をかけて義歯床をある程度固定することが可能となります。とりわけ、欠損が1～2歯だけで、両隣りにしっかりした歯があれば、義歯床も小さくてすみ、ブリッジに近い安定した使用感が得られることでしょう。

しかし、残っている歯の数が少なくなれば、ある程度は義歯床の面積を広げることが必要になります。安定を図るために、左右の欠損部を連結装置で一体化するなど、設計に苦労させられることもあります。

②総入れ歯

ぴったりと適合した入れ歯は、維持装置がなくても、口腔粘膜に吸着します。2枚の平滑なガラス板を水で濡らしてぴたっと密着させると、容易には剥がせなくなるのと同じ原理です。ただし、唇や舌がたえず動きますから、それらによって浮き上がらないようにすることが大切で、歯科医師の技量の見せ所です。

(2) 有床義歯の長所と問題点

①長所

有床義歯は1～2歯の欠損からすべての歯を失った「無歯顎」まで広く対応できます。残っている歯に対して比較的やさしいことも大きな利点です。ブリッジのように両隣りの歯をたくさん削る必要はありませんし、支えとなる歯の負担過重もそれほど心配せずにすみます。施術に痛みなどのストレスは伴いませんから、重篤な全身疾患に罹患している方でも安心です。毎日取り外しての清掃が多少面倒かも知れませんが、口のなかを清潔に保ちやすいという点ではむしろ有利です。

②問題点

しかしながら、噛みしめると何十キログラムにもなる強い噛む力（そしゃく力）を歯肉で受け止めるためには、ある程度の面積の義歯床が必要です。そのために有床義歯はブリッジよりもかなり大きいものとならざるを得ませんから、装着直後はある程度の異物感を生じることが避けられません。

「奥歯に物が挟まったようだ」と嫌な感じの形容に使われるほどですから、はっきり言って最初は「邪魔くさい異物」です。とりわけ、生まれて初めて大きな入れ歯を入れた場合には、しばらくの間はかなり苦労することになるでしょう。維持装置に頼ることもできない総入れ歯などでは、口の動きで外へ飛び出してしまうことさえも起こりかねません。

けれども、人間の適応能力というものはたいしたもので、最初は「とても入れていられない」と言っていた人でも、やがて馴染んでくると「入れていないとなんだか物足らない」と感じるようになるものなのです。

ここで「馴染む」という言葉を使いましたが、これは患者さんに一方的な我慢や忍耐を求めるものではありません。歯科医師が装着後に使い具合を見ながら何回も調整を繰り返していって、十分に使いこなせるようにしていくまでのステップです。多くの方は、歯科技工士が製作した義歯がぴったりと口の中におさまったところで、補綴治療完了と思っておられるようですが、むしろこの時点から後が、歯科医師の本当の腕の見せどころなのです。昔の帝国陸軍ではお仕着せの兵隊靴に「足を合わせろ」と命じたそうですが、入れ歯は大量生産の既製品とはまったく違います。少しでも不具合があったら「噛みしめると痛いところがある」「ゆるくて動く」「舌触りが悪い」などと、何度でも遠慮せずに訴えてください。患者さんそれぞれが納得していただけるまで、どんな顎にもきちんと入れ歯を合わせるのが、現代の歯科医師の責務であり、それができるのが技術というものでもあるのです。[*4]

なお、有床義歯では保険診療の対象にならないような高価な材料を使用する必要性はほとんどありません。現代では人工歯も義歯床もすぐれた性能のプラスチックが使用されていますから、安心して使ってください。保険診療では、装着後６カ月間は担当した歯科医師が予後について責任を持つことも義務づけられています。ですから、「保険の入れ歯はよく噛めない」とか、「すぐ壊れる」、「長持ちしない」などというのは、絶対にウソです。もし、そんなことがあったとしたら、担当した歯科医師や歯科技工士の腕前が相当に悪かったか、手抜きがあったかのどちらかだと思います。

＊４　使い具合を観察しながら微妙な調整を繰り返して入れ歯をそれぞれの患者さんに適合させていくのは、歯科医師の技量が最もものを言うところなのですが、現行の保険診療システムではきわめて低い評価しかされていません。何回も苦労して調整を繰り返しても、点数が算定できるのは月1回だけです。しかし、患者さんが遠慮されることはありません。自分が作った入れ歯がきちんと機能することが、歯科医師や歯科技工士の最大の喜びだからです。

(3) 有床義歯の構造

総入れ歯は人工歯と義歯床、部分入れ歯ではそれらに維持装置と連結装置が加わります。

①人工歯

現代では硬質レジンなどの人工歯が主流です。改良が重ねられて耐摩耗性が著しく向上しましたし、長期間を経過しても変色のおそれが少なくなりました。昔は勧められていた陶歯（ポーセレン）は、カチカチ音がする、欠けた場合の修理が困難などの理由で、現在ではほとんど使われません。

前歯については、形や大きさ、色などさまざまなものが用意されていますので、それぞれの患者さんのお口に最もふさわしい人工歯を選択することができます。

実際に入れ歯を製作する際には、「試適」と言って人工歯の形や色を確認するステップがありますから、患者さんご自身も手鏡を見ながら、気に入るまで自由にご意見を聞かせてください。

②義歯床

1～2歯の欠損で、両隣りの歯などで支えることができるケースでは、小さな入れ歯ですみます。しかし、失われた歯が多くなるにつれて主な維持力や咬合力の負担を義歯床に頼らざるを得なくなるため、必然的に入れ歯が大きくなります。総入れ歯では、口腔周囲の筋肉の動きの障害にならないぎりぎりのところまで、義歯床を拡げるのが原則です。

材料としては、加熱によって重合するアクリリックレジンが一般的です。最近では複合材料として強度や耐摩耗性を強化したものも広く用いられるようになってきました。色や模様？も何種類もあり、選択できます。

アクリリックレジンは製作時の変形も少なく、口腔粘膜にも馴染みやすいすぐれた材料ですが、多少の吸水性があるため、清掃が不徹底だと汚れが内部に浸み込む可能性があります。また、以前よりは格段に強度が増したとはいえ、落としたりすると割れてしまうことがあります。より割れにくいプラスチックとして「ポリサルホン」が保険診療でも使用可能ですが、アクリリックレジンよりもはるかに高温で成形するために、重合時の収縮が大きいことや、一般的な人工歯とは化学的結合が得られないなどの問題点があります。

あごの形などによって義歯がきわめて割れやすい方のためには、義歯床のなかに金属の骨組み（スケルトン）を入れる、上あごの口蓋の部分を薄い金属板にするなどで、特別な強度を持たせる方法（保険給付外の金属床義歯など）があります。金属床の材料としては、金合金（重くなりますので私はお勧めできません）、金銀パラジウム合金、チタン合金、コバルトクロム合金などが用いられ、ロストワックス法による精密鋳造で製作されます。

金属床の長所（プラスチック床と比較しての利点）
① 強靭で、破損、変形、歪みなどが生じにくい。
② 形や厚さなどの設計の自由度が大きい。
③ 口蓋部分などが薄く作れるので異物感が少ない。
④ 熱伝導率が高いので飲食物の温度を感じやすくなる。

金属床の問題点（プラスチック床と比較しての短所）
① 調整や修理がやや困難となる。
② チタン床以外では義歯が重くなる。
③ 保険給付外で高額の費用が必要となる。

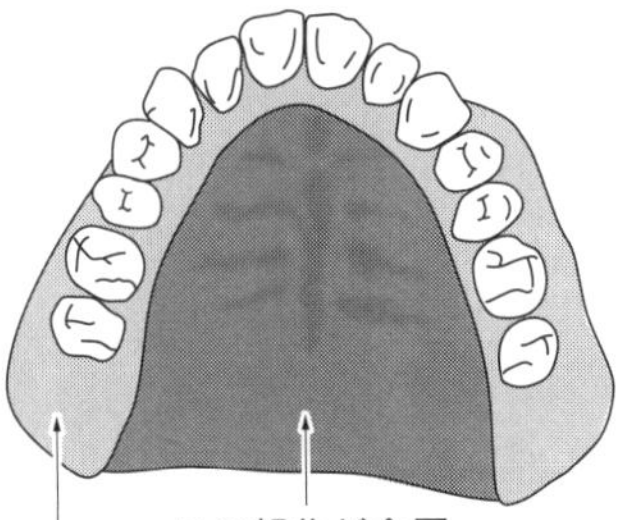

図6-4　金属床義歯の一例（総入れ歯）
例示は上顎の総入れ歯ですが、部分入れ歯でも可能です。

金属床を歯科医師から勧められることも多いでしょうが、これはきわめて高価な入れ歯になりますし、どうしても金属床でなければというケース[*5]はきわめて稀です。よほど特別な事情がない限りは（つまり大部分の人では）、保険給付範囲内の入れ歯で十分だと断言しておきます。なお、総入れ歯に限っては金属床でも「選定療養」として料金の一部が保険で給付されることになっています[*6]。

＊5　特殊な噛み癖があるために、すぐに入れ歯が割れてしまう人などがいますのに、すべて保険適用外というのは不合理です。技術的には困難なものではなく、どこでも応用可能なのですから、早急に制限を解除すべきもののひとつと考えます。

＊6　この場合の差額料金は規則で診療室に掲示することが義務づけられています。したがって、青天井の「自由診療」ではありません。

③維持装置

維持装置は、部分入れ歯を正しい位置に保持して安定させるために義歯床に取り付ける装置です。維持装置を介して入れ歯を支える歯を「鉤歯《こうし》」と呼びます。

なお、総入れ歯では、口腔粘膜にぴったりと適合させて吸着力で維持しますので、特別な維持装置は不要です。

Ⓐクラスプ（図6−5）

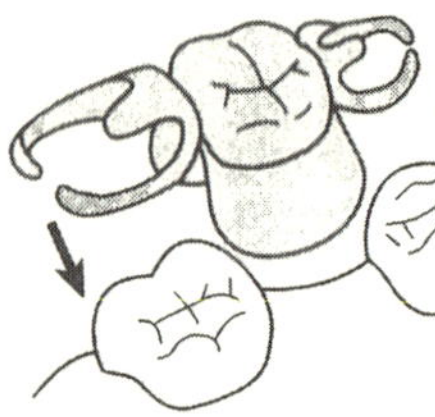

図6-5　クラスプの一例（鋳造鉤）

部分入れ歯に最も普通に使われている維持装置で、その形から「鉤《こう》」「ばね」とも呼ばれます。製作法によって、ⓐワイヤークラスプ（線鉤）、ⓑキャストクラスプ（鋳造鉤）、ⓒコンビネーションクラスプ（ワイヤークラスプとキャストクラスプとの組み合わせ）に分けられます。

「ワイヤークラスプ」は、コバルトクロム合金などの高弾性の金属線（直径0・9㎜前後）を屈曲して作る、いわば針金細工です。強い弾力による維持力が得られるうえ、比較的細いので異物感が少ないのが利点ですが、硬度の高い針金を曲げていって、鉤歯の歯面にぴったりと適合させるのは、かなりの熟練を要する仕事です。

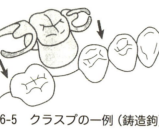

「キャストクラスプ」は、耐火模型上で原型をワックスで作り、それをロストワックス法により精密鋳造します。材料には金銀パラジウム合金やコバルトクロム合金が用いられます。かなり自由に形態を作れるところが利点ですが、調整はワイヤークラスプよりもやや困難です。

後述のアタッチメントやテレスコープとは異なり、支えとなる歯をほとんど削らずにすみますし、負担も比較的少ないので、残っている歯にとっては「やさしい維持装置」と言えるでしょう。

Ⓑアタッチメント（保険給付外）

支台歯にかぶせた金属冠に鍵穴や溝状の固定部（キイウェイ、雌部）を設置し、そこに入れ歯の義歯床に取り付けた鍵状の可撤部（キイ、雄部）をはめ込むことによって、支台歯と部分入れ歯とを連結する装置など、さまざまな構造のものがあります。義歯をしっかりと固定できますが、支台歯の負担はその分大きくなります。

やや特殊なものとして、歯根だけになっている歯を金属で被覆して、そこに球状の突起をつける「ボール・アタッチメント」、歯根内に強力な磁石を植え込んで、義歯側の磁石と吸着させる「マグネチック・アタッチメント」なども臨床応用されています。

ただし、これらを使用すると入れ歯全体が保険給付対象外となり、高額な費用が請求されることになってしまいます。

Ⓒテレスコープ（保険給付外）

支台歯に円錐台形の金属冠（内冠）をかぶせ、それとぴったり適合する冠（外冠）を義歯床にとりつけて、それらを二重冠として使用することにより入れ歯を固定する方法で、脱着に望遠鏡の鏡胴の動きを連想するところからこの名があります。ブリッジに近い安定度が得られますが、支台歯の負担はかなり大きくなります。高い工作精度が要求されることもあってかなり高価であり、保険給付の対象外です。

Ⓓ補助的維持装置

入れ歯の沈下や回転を防ぐために、レストやフック、スパーなどが義歯床や連結装置に付加されることがあります。レストは支台歯の咬合面に接触して、入れ歯にかかる咬合力を伝達するもので、通常はクラスプの一部となっています。

④連結装置

歯の欠損部が左右に分かれている場合などに、それぞれの義歯床や維持装置を連結する金属部分を連結装置と言います。上顎ではパラタル・バー、下顎ではリンガル・バーと呼ばれるものが、しばしば使われています。以前はバー線という特殊な断面形態の太い金属線を屈曲した「バー」が主でしたが、近年では保険診療でも金銀パラジウム合金やコバルトクロム合金で精密鋳造された薄くてやや幅広のものが広く応用されるようになり、金属床（プレート）に匹敵する効果が得られています。

3　ブリッジ（図6－6）

(1) ブリッジとは？

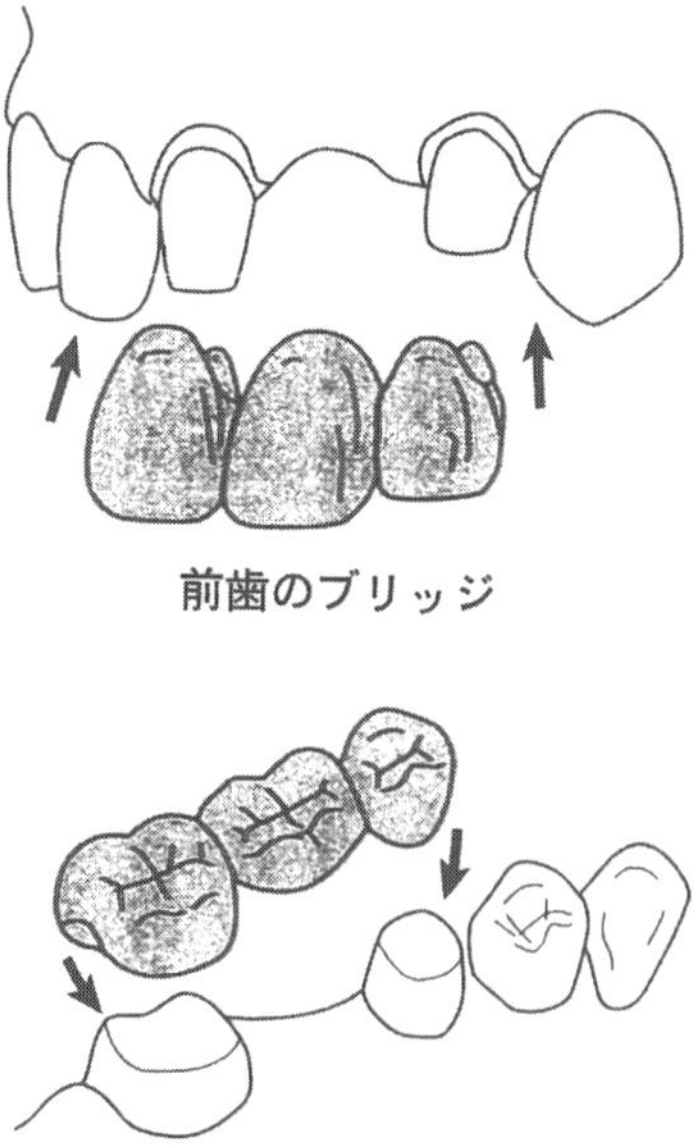

前歯のブリッジ

第一大臼歯欠損に対するブリッジ

図6-6　ブリッジ

ブリッジ（橋義歯、架工義歯）は、失われた歯の両隣りの歯に金属や陶材などの冠をかぶせて、それと一体になるように人工歯を作る方法です。欠損部を谷にたとえれば、両隣りの支台歯が橋脚で、その中間に架け渡された人工歯（ポンティック）は橋げた（橋体）に相当しますから、まさにブリッジ（橋）なのです。人工歯は形も（前歯では色も）自然な歯とそっくりに作ることができます。

⑵ ブリッジの長所と問題点

①長所

ブリッジは両隣りの歯にがっちりと固定され、ふつうの使い方では外れる心配はまったくありません。形態も自然な歯列とほとんど変わりませんから、異物感も少なく、上手に施術されれば、入れ歯であることも意識せずに日常生活を送れるでしょう。

②問題点

ただし、義歯床とは異なり、人工歯にかかる力はすべて両隣りの歯が負担することになるのですから、よい適応となるのは1～2歯だけの欠損で、しかも両隣りの歯がしっかりしている場合に限られます。例外的に、3～4歯欠損のブリッジのケースもありますが、「橋脚」となる歯（支台歯）の数を増やすなど、負担を分散させるための特別な設計が必要になります。無理をすれば、支台歯の寿命を縮めてしまいます。また、第2大臼歯1本だけの欠損に対して前方の臼歯2本で支える「遊離端ブリッジ」も保険適用にはなっていますが、こうした「片持ち構造」は力学的にも問題があり、きわめて例外的なものです。

人工歯を支える金属冠などをかぶせるために、支台歯の歯質を大量に削らなければならないことも、ブリッジの欠点です。ひどいむし歯でもあるのならともかく、無傷の歯を削るというのは、歯科医師としては心が痛みます。

また、人工歯を作るだけではなく、両隣り2本あるいはそれ以上の歯を削って冠をも作らなければならないのですから、手間も費用もそれなりに増加します。

保険診療にはさまざまな制約があり、点数設定にも不合理な点があることから「保険では……」[*7]と言って、高額の保険外治療を勧める歯科医師が少なくないのも現実ではありますが、適応範囲内であれば、保険診療でもしっかり噛めて、見た目もよく、十分に長持ちするブリッジを作ることができると、ここでも断言しておきます。

＊7　保険給付対象は連続2歯欠損までです。例外として中側切歯では連続4歯欠損まで認められます。

(3) ブリッジの構造

①支台装置

ブリッジ（橋）を支える橋脚です。支台歯を全面被覆する「全部鋳造冠」が、最も強固な維持力が得られますので、好んで応用されています。前歯では、前から見える部分を硬質レジンや陶材（保険給付外）でカバーして、自然な外観が得られるようにした「前装鋳造冠」が用いられます。これは奥歯でも可能ですが、前歯以外はまだ保険給付外です。[＊8]

歯冠のほとんどが崩壊してしまっているような歯でも、歯根がしっかりしていれば、歯根管のなかに金属支柱を立ててコアとし、その上に支台装置となる鋳造冠を作ることができます。昔の「差し歯（継続歯）」を連想させますが、より強固なものです。

歯質の切削量を減らすために、4分の3冠などの「一部被覆冠」や「インレー」が応用されることもありますが、全部鋳造冠と比較すると、維持力はかなり低くなってしまいます。ただし近年では、強力な接着材を併用することで「できるだけ削らずに……」治療したいと考えている歯科医師もいます。

なお、ブリッジの支台装置として応用される各種の歯冠修復物の詳しい説明は、「第5章　欠けてしまった歯の修復（歯冠補綴）」をご覧ください。

②ポンティック（ダミー）

橋げた（橋体）に相当する人工歯部分で「架工歯」とも呼ばれます。通常は支台装置となる金属冠などとともに一塊として鋳造されますが、それぞれを別個に作ってろう着することもあります。噛む力が直接にかかる部分は金属ですが、前歯部や小臼歯部などでは硬質レジンなどを前装して自然な外観の回復をはかることが保険診療でも認められています。

有床義歯と違って、取り外して清掃することができませんので、臼歯部ではポンティックの下面をわざと歯肉から1～2㎜離して形成する「自浄形態」がしばしば採用されます。

＊8　2016年4月からはブリッジの支台に限って第1小臼歯にも認められるようになりました。

4　インプラント義歯（保険給付外）（図6－7）

(1) インプラント義歯とは？

あごの骨に穴をあけて、人工歯根（歯科インプラント）[＊9]を植え込み、その上に人工歯冠を取り付ける欠損補綴法です。

かつて試みられたバイタリウム（コバルトクロム合金）や人工サファイアなどの人工歯根は、いずれも良好な結果が得られなかったために、すっかり影を潜めてしまいましたが、1965年にスウェーデンのブローネマルクが拒絶反応を起こしにくい純チタンを用いる方法を開発したことにより、現在では世界各国で広く応用されるようになりました。

＊9　からだの一部が欠損あるいは機能喪失した場合に、その機能を回復するために体内に植え込む非生物材料のことを「インプラント」と言います。人工関節や心臓の人工弁、人工血管などもありますので、歯科での欠損補綴に用いるものは「人工歯根」あるいは「歯科インプラント」と呼ぶべきです。

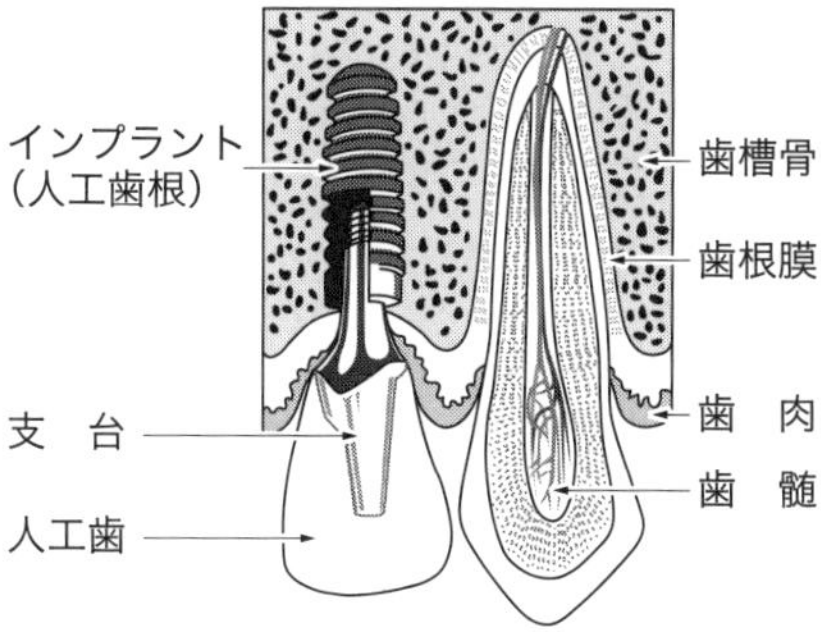

図6-7　インプラントと健康な歯

歯根膜（圧センサーを備えた緩衝装置）を欠いたインプラントでは、咬合圧により歯槽骨が破壊されるおそれがある。

⑵ インプラント義歯の長所と問題点

インプラント義歯の利点は、人工歯根が骨にしっかり固着すれば、自分本来の歯とまったく同じように使えることです。ブリッジのように他の歯を削る必要もありませんし、有床義歯のような異物感もありません。熟練した歯科医師の施術によって、10年以上も十分な機能を果たし続けている症例も増えています。

しかしながら、次のような問題点があることも知っておくべきです。

①口腔外科手術が必要

歯肉を切開して、あごの骨に穴を開ける手術を受けなければなりません。重篤な全身疾患のある方などですと危険を伴うことがあります。稀ではありますが、手術時の合併症による死亡例も報告されています。

②手術から義歯装着まで待機期間がある

植え込まれた人工歯根が周囲の骨組織にしっかり固着するまで、3～6カ月の待機期間が必要で、その間は歯がないままの不自由を辛抱していなければなりません。

③歯根膜がないために骨破壊を招くことがある

天然歯では周囲の骨組織との間に歯根膜という一種のクッションが介在しています。ここには鋭敏な圧力センサーが存在していて、咬合力を感知して自動調整してくれます。ところが、純チタンなど組織親和性があると言われる材料でも、生体にとっては「異物」[*10]以外のなにものでもなく、インプラントにはこうした機能は一切期待できませんから、過大な咬合力の反復加重によって骨破壊が生じるおそれがあります。

④感染の危険が避けられない

人工関節のように完全に体内に埋め込まれたインプラントでさえも、ときには血行感染などによって周囲炎を起こし、摘出のやむなきに到ることがあります。人工歯根では一部が口腔内に露出しているのですから、[*11]たえず感染の危険に晒されていることになります。少しでも口腔清掃が不十分であれば、感染症の進行が避けられないでしょう。やがて歯周病が進行した天然歯と同じようにぐらぐらになって脱落してしまいます。

⑤きわめて高価なこと

インプラント義歯にかかわるすべての処置は保険給付外[*12]で、それぞれの医療機関が自由に設定した料金の全額を負担しなければなりません[*13]。1本だけでも数十万円を請求されます。

なお、保険診療で認められていないのは、感染や骨吸収（破壊）による予後不良例が少なからず認められるなど、インプラント義歯にはいまだに解決されていない問題が数多く残っているためだと考えられます。

＊10　インプラント義歯とは、要するにねじ釘のような金属異物をあごの骨に突き刺して、そこに噛む力を加えようというものです。ある病理学の専門学者は次のように指摘しています。「インプラントの終末像は皮膚のトゲと同じ範疇のものであることを忘れてはならない」

＊11　天然歯でも、歯の付け根と歯肉の境界はからだの弱点のひとつです。プラークや歯石が沈着して感染が生じ、歯周炎へと進行します。天然歯の歯周炎でもそのコントロールはけっして容易ではないのですから、こうした周囲炎がしばしばインプラント義歯の予後不良の原因となっています。

＊12　先進医療として指定を受けている大学病院などでは、料金の一部が保険給付されることもあります。

＊13　よい収入源となるので積極的に勧める歯医者が少なくはないようですが、保存できる可能性がある歯や歯根を抜いてインプラントに置き換えるなどは、絶対に拒否すべきです。

(3) インプラント義歯の構造

①人工歯根（インプラント）

純チタンやチタン合金で作られた円筒状の金属体で、ねじ山が切ってあるものが主流です。表面に骨と親和性があるハイドロキシアパタイトをコーティングしたものもあります。植え込むべき骨の厚みや形態に応じて選択されます。

②支柱（アバットメント）

人工歯根と一組になっている金属体で、固着後に人工歯根の頭部にねじ込みます。

③人工歯冠

支柱に被せて形態と機能を回復します。ブリッジの場合と同様です。保険適用外ですから、貴金属材料、陶材やジルコニウムなども自由に使えますが、当然その分高価になります。

5　天然歯の移植・再植

これは本来の歯科補綴の治療ではなく、口腔外科の手術に属するものですが、失われた歯を回復させる方法のひとつとして、ここで取り上げておきます。

(1) 自分の歯の移植（条件によっては保険適応）

歯を抜いた後の穴に自分の他の歯を移植して生着させることが可能です。智歯（親知らず歯）や過剰歯、列外歯（歯列から外れて生えてしまっている歯）など機能していない歯がある場合には、試みるべき方法です。最近では、歯科矯正のために抜かれた歯を将来に備えて冷凍保存しておこうという研究もなされています。

歯根が完成している歯では、抜歯操作によって歯髄は死んでしまいますから、抜髄即時根管充塡の処置（第3章参照）が必要ですが、セメント質は生き続けますから、手際よく施術されれば長年月機能を果たせるはずです。歯根が未完成で根尖孔がまだ大きい場合には、歯髄も生着する可能性があります。なお、埋伏歯または智歯の移植を抜歯と同時に行った場合には、保険適応となります。

(2) 脱臼歯の再植（保険適応）

スポーツ外傷や転倒による打撲などで歯が抜けてしまうこと（外傷性脱臼）があります。このような場合には、抜けてしまった歯を持って歯科医療機関に急行すれば、再植が可能なことがあります。詳しくは第８章をご覧ください。

(3) 他人の歯の移植（保険給付外）

奴隷の歯を主人に移植するなどが古代にも行われた記録がありますが、拒絶反応が起こって短期間で脱落してしまいます。例外は一卵性双生児間の場合だけです。

(4) 幹細胞からの培養歯の移植（未来の欠損補綴の本命？）

現段階ではまだ夢物語ですが、万能細胞から誘導した歯胚を試験管内で育てて、欠損部に移植する研究が進められています。

これが可能になった暁には、歯科インプラントなどという「異物」はだれも使わなくなるでしょう。

Ⅲ　欠損補綴治療の実際

それでは、実際に歯を失った人が歯科医院を受診した場合に、どのような手順で入れ歯が作られていくのかを、具体的に見ていきましょう。ここでもむずかしい専門用語が次々に出てきます。できるだけ分かりやすく説明したいと思います。

1 有床義歯ができるまで（表6－1）

1～2歯の欠損では、初回に型取り（印象採得）をして、次回に装着ということも不可能ではありませんが、使い具合を見ながらの調整はどうしても必要です。総義歯などの大型の入れ歯では、型取りや噛み合わせ位置の決定などだけでも複数回の口腔内処置を要することもあり、最少でも5～6回の通院が必要です。

(1) 診査、診断、治療計画

①診査、診断

まず患者さんご自身の訴え（どんな点でご不自由を感じているかなど）やご希望をうかがいます。さらに現在の健康状態や全身的既往歴、これまでの歯科治療経験などについても、お尋ねいたします。その結果によっては、他科主治医への問い合わせや臨床検査が必要となることもあります。

次いで、歯が失われている部位の歯肉、残っている歯、噛み合わせの状態などを、ていねいに診察します。必要に応じて、歯肉の下のあごの骨や残っている歯の根の部分などの外からは見えないところもX線写真を撮って検査します。使用中の入れ歯があれば、その状態もチェックしておきます。

より精密な治療計画を立てるために、とりあえず印象採得（あごの型取り）をして、スタディモデル（研究用模型）を作り、その上で義歯の設計を試みることもあります。

②治療計画の立案と提示

診察と検査の結果にもとづいて、担当医は治療計画を立案し、患者さんに提示します。現在使用中の入れ歯の改造をも含めたいくつかの具体的なプランについて、それぞれの長所や問題点、治療期間、費用などを詳しく説明します。疑問点は納得いくまで遠慮なく質問してください。合意が得られれば、早速治療が開始されます。なお、この治療計画の要点は文書として手渡されることになっています。

表6-1　有床義歯治療の流れ（例示：総入れ歯、大型の部分入れ歯）

１～２歯欠損の小さな入れ歯の場合には、ステップを省略できることがあります。

診査・検査・診断
治療計画
↓
患者さんの同意
↓
〈治療開始〉
前処置（鉤歯の治療、レストシートの作製、歯槽堤の調整など）
↓
印象採得（型取り、複数回行うこともある）
↓
人工歯の選択（色合わせなど）
↓
技工指示書の作製 → **〈技工作業〉**
作業模型作製
↓
咬合床作製 → 咬合採得（噛み合わせ位置の決定）

咬合採得（噛み合わせ位置の決定） → **〈技工作業〉**
模型を咬合器に装着
↓
蠟（wax）義歯の作製と人工歯配列 → 蠟義歯の試適（患者さんのOKが出なければやり直し）

蠟義歯の試適（患者さんのOKが出なければやり直し） → **〈技工作業〉**
蠟義歯の修正
↓
維持装置などの作製
↓
蠟義歯の流蠟と埋没
↓
レジン塡入と重合
↓
仕上げ、研磨
↓
咬合器上で調整 → 口腔内で装着・調整
↓
使用状況を確認して調整
↓
〈予後管理〉

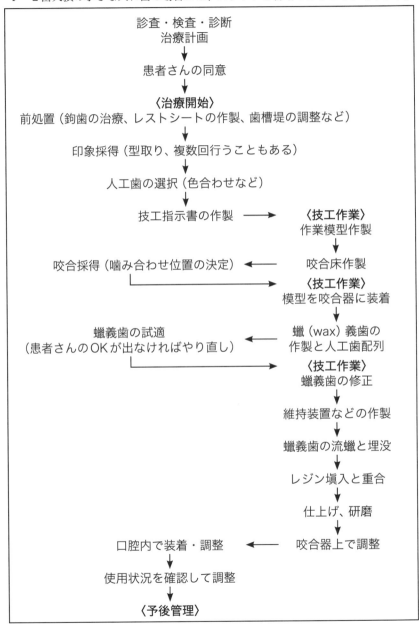

③前処置（複数回の受診が必要となる場合もあります）

よく噛めて長持ちする入れ歯を製作するためには、あらかじめ口のなかの状況を整えておく必要があります。部分入れ歯では、それを支えるためにクラスプなどの維持装置を掛ける歯（鉤歯《こうし》）の選定が大きな課題になります。鉤歯がむし歯になっていたら、その治療が先行されなければなりません。歯周病でぐらついているような歯も、そのままでは入れ歯を支える鉤歯にすることはできません。

腐敗している小さな残根やぶらぶらになっている動揺歯など、入れ歯を使用するうえで、明らかに障害となる歯は、この時点で抜歯します。ただし、できるだけ歯を抜かないのが原則で、すっかり欠けてしまって歯根だけになっている歯でも、現代の歯科治療技術では再建できることが少なくはないのですから、担当医から十分な説明を受けてから、患者さんご自身で抜歯の可否を判断してください。「歯を抜いてからでなければ入れ歯が作れない」などということはありません。「ぐらぐらしていて抜いたほうがよい」と思われた歯でも、まず入れ歯を作ってその歯の負担を減らすと安定する場合があります。患者さんが納得していないのに、強引に抜歯を迫るような歯科医師でしたら、即刻転医すべきです。

歯肉の下に歯槽骨の尖った辺縁が存在しているような場合（指の腹で押して痛いようでは、義歯床は載せられません）には、局所麻酔下の簡単な手術（歯槽骨整形手術など）で成形しておく必要があります。

稀なケースですが、歯肉がぶよぶよになっていて総入れ歯がどうしても吸着しないような「フラビーガム」では、歯肉の整形手術（浮動歯肉切除術など）が必要となることもあります。また、歯槽堤（いわゆる歯肉の土手）の状況が極端に悪い人に対しては、骨の移植や歯槽堤形成手術が行われることもあります。

(2) 口腔内処置（その1：印象採得）

印象採得とは、患者さんのあごの正確な模型を作るために型（陰型）を取る作業です。

型を取るための「印象材」としては、海藻から作られたアルギン酸ナトリウムを主成分とした粉末に水を加えて練る「アルジネート印象材」が、概形印象材として最も一般的に使われています。これは練和直後にはクリーム状のゾルですが、数分間で弾力のあるゲルに変化し、あごの形の陰型が得られます。これ以外にも、温度変化によるゾル↓ゲル変化を利用した「寒天印象材」や、化学反応によって硬化する「シリコーン印象材」などが、より精密な印象材として広く使われています。

このような印象材をよく練和して、流動性が失われないうちに取っ手のついたトレー（印象盆）に盛って、口腔内に挿入し、あごの粘膜にぴったりと押し付けて硬化を待ちます。

より精密な印象採得のために、総入れ歯などの大きな義歯では、まずおおよそのあごの形に合わせて金属で作られた既成トレーを使って第1回の印象（概形印象）を取り、それに石膏を注入して作った模型上で、それぞれの患者さんに合わせた専用の「個人トレー」をプラスチックで作って、第2回の印象（本印象）を取る……という二段階の作業になることもあります。

とくに総入れ歯では、歯に維持を求めることができませんから、義歯床の辺縁の位置の設定がきわめて微妙な問題になります。口の周囲の筋肉の動きで入れ歯が動いてしまうことがないよう「辺縁形成」と呼ばれる時間と手間がかかる特殊な作業が必要です。

(3) 技工室での作業（その1）（図6－8）

①作業模型の作成

このようにして採得された印象の内面に、硬石膏や超硬石膏を注入して「作業模型」が作られ、歯科医師の「技工指示書」とともに歯科技工士に手渡されます。

ぴったりと合った入れ歯を作るためには、実際のあごの形と寸分違わない精密な作業模型の存在が絶対的な要件です。「よい入れ歯」作製のカギのかなりの部分は、歯科医師の印象採得の腕前にかかっていると言っても過言ではないでしょう。

②「咬合床」の作成

模型上に軟化したパラフィン・ワックスなどを圧接して、後述する「噛み合わせの位置の決定（咬合採得）」のための「咬合床」を作ります。

(4) 口腔内処置（その2：咬合採得）

①噛み合わせの位置の決定

しっかり噛める入れ歯を作るためには、上下のあごの三次元的な位置関係が正確に再現できていなければなりません。これを決定する作業を「咬合採得」と言います。

自分の歯がかなり残っていて、それらをきちんと噛み合わせることができる人では、入れ歯の「咬合位（噛み合わせの位置）」もそれに合わせればよいのですから、あまり難しくはありません。多くの場合、加熱して軟化させた赤色のワックスを「しっかり噛んでください」とお願いするだけで完了します（「型取り」と同時に行うことも可能で、受

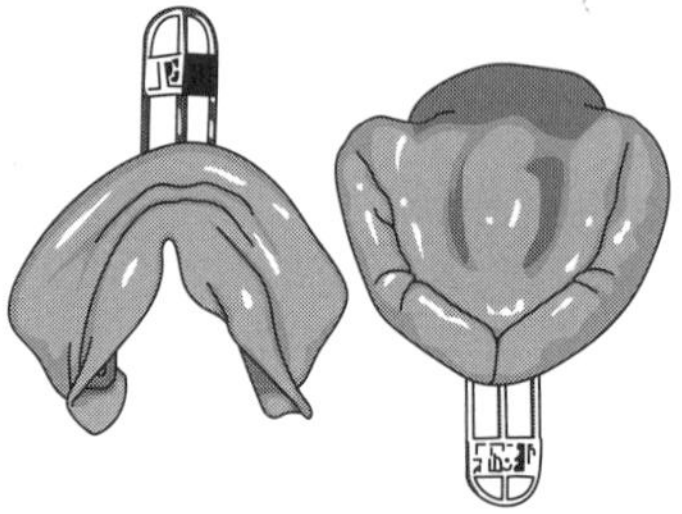

印象採得（型取り）
まず既製トレーで概形印象をとり、次いで模型上で個人トレーを作って最終印象をとる。

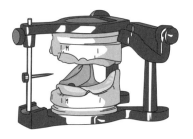

正しい咬合位の再現
ワックスの咬合床を噛ませて、正しい咬合位を決定し、模型を咬合器に取りつける。

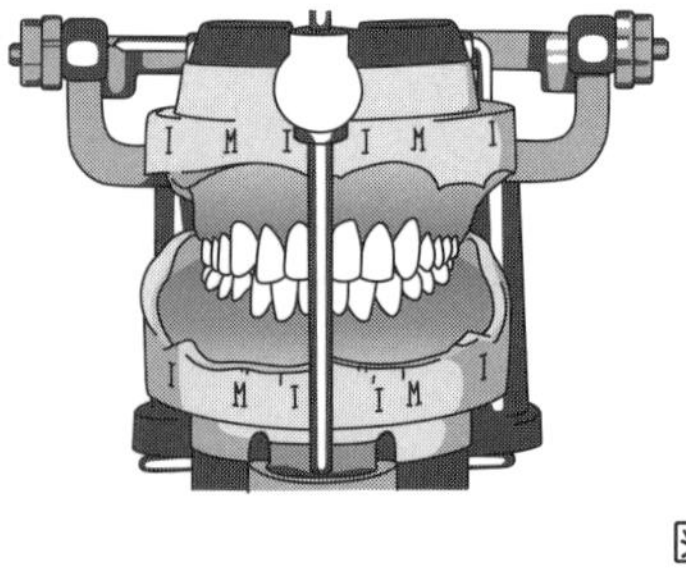

ろう義歯の製作
ワックスで床を作り、その上に人工歯を配列する。

図6-8

診回数が1回分少なくてすみます）。

しかし、総入れ歯など、すでに噛み合う歯がすっかり失われてしまっている場合には、この咬合位の決定はかなりむずかしい作業になります。具体的には、模型上で製作したワックスの「咬合床」を患者さんの口のなかに入れて、咬合運動を繰り返してもらうことにより、最もしっかり噛める安定した位置（中心咬合位）を見つけ出していきます。

ここで失敗すれば、どんなにぴったりと適合した入れ歯でも「噛めない」ということになってしまいます。ところが、どこが正しい咬合位なのかは、患者さんご自身でもよくは分からないものなのです。近年では、電子機器でそしゃく筋の状態を調べる方法や骨格から推定する方法なども、しばしば応用されるようになってきましたが、歯科医師の経験と職人芸的な技能に依存する部分もまだ少なくはないようです。

②人工歯の選択

患者さんの顔色や残っている歯を観察して、それぞれにふさわしいものとなるように、人工歯の色や形を選択します。患者さんご自身も「できるだけ白く」「なるべく小さい前歯を」などと、ご希望があればお聞かせください。

同様に、義歯床の色についても、それぞれの人の歯肉に合うようにおおよその見当をつけておきます。

(5) 技工室での作業（その2）

①模型の咬合器装着

正しい（と思われる）咬合位が決定できたならば、製作作業中にその状態が常にきちんと再現できるように、咬合床をつけたままで上下の模型を「咬合器」に取り付けます。咬合器は、開閉運動や側方運動（歯ぎしりするときの動き）など、あごの動きが再現できる器械で、これ以降の作業はこの咬合器の上で歯科技工士によって進められます。

②ワックス（蠟《ろう》）義歯の作製

咬合器に取り付けた模型の上で、赤色のパラフィン・ワックス（蠟）で仮の義歯床を作り、その上に人工歯を並べていきます。それぞれの患者さんが最も噛みやすい入れ歯になるようにするため、途中で何度も咬合器を動かし、あごの運動を再現させるなど、歯科補綴学の理論にもとづいての機能的な人工歯排列が求められるところです。歯肉も自然な形態が復元できるように、ワックスを盛り上げて形成します。

③維持装置や連結装置の製作

部分入れ歯でクラスプなどの維持装置や連結装置が必要な場合には、特殊な金属線の屈曲適合、あるいはロストワックス法による精密鋳造などの方法で製作し、それらをワックスの義歯床に組み込みます。なお、この作業はワックス義歯の試適後に行うこともあります。

(6) 口腔内処置（その3：ワックス義歯の試適）

歯科技工士によって作製されたワックスの入れ歯（蠟義歯）を、実際に患者さんの口のなかに入れて試適（仮合わせ）してみます。オーダーメイドの洋服の仮縫いに相当するステップです。

前歯の形と色、噛み合わせの具合、義歯床の辺縁の位置などを入念にチェックします。患者さんご自身にも手鏡を持っていただいて、ご意見をうかがいます。この段階ならば、まだいくらでも修正可能で、不備があれば技工室に戻してもう一度やり直すこともできます。

「これでよろしい」と、患者さんからのＯＫが出れば、次回はいよいよ完成＝新しい入れ歯の装着です。

(7) 技工室での作業（その3）

①ワックス（蠟）義歯の修正

歯科医師から連絡された試適結果に応じて、必要な修正を加えます。

②石膏埋没と流蠟（ワックスの除去）

ここまでで問題がなければ、模型に分離材を塗ったうえで、ワックス義歯全体を石膏で埋め込んでしまいます。石膏が固まったら、熱湯でワックスを溶かして完全に除去します。

③義歯床用レジンの塡入と重合

流蠟によって、義歯床の部分は空隙となり、人工歯と維持装置などはそのまま石膏のなかに残っています。こうしてできた石膏の内部空間に義歯床用のプラスチック（アクリルレジンなど）の粉末とモノマー液とを混合した餅状の半流動体を注入し、熱湯浸漬あるいは高周波電流などでプラスチックを加熱重合させます。

④仕上げ、研磨

完全に硬化したら、石膏のなかから掘り出してバリ（余剰）を削り落とし、表面がつるつるになるまで仕上げ研磨を行います。

⑤咬合器上での調整

総入れ歯などでは、こうして完成した入れ歯をもう一度咬合器に戻し、あごの運動を試みて、最終的な調整を行うこともあります。

⑻ 口腔内処置（その４：装着と調整）

①完成した入れ歯の装着と適合状態のチェック

出来上がった入れ歯を患者さんの口のなかに入れて、ぴったりと適合することを確認します。義歯床の内面に専用のペースト（適合検査材）を塗って、口腔粘膜への密着状態を調べることもあります。

②嚙み合わせの状態のチェック

次いで、開閉運動や側方運動（歯ぎしりするときの動き）など、患者さんご自身に実際にあごを動かしていただき、嚙み合わせの状態を調べます。口を動かしても入れ歯が安定しているか、嚙みしめてみて痛いところがないか、左右が同じように噛めるか……などが大切なところです。客観的には「咬合紙」という赤色や黒色の薄い紙を噛んでもらって点検し、噛み合わせのアンバランスがあれば修正します。ときには、ビスケットやかまぼこなどを実際に噛んでみていただくようなこともあります。

義歯床はプラスチックの重合収縮などで、多少の狂いが生じることもあり得ます。また、咬合器ではそれぞれの患者さんのあごの動きを完全に再現できるとは限りませんので、実際の口のなかに入れた状態を十分に点検したうえで、その結果に応じてのこまやかな修正を加えなければならないのです。

③入れ歯の取り扱いについての指導（表6－2）

最後に、入れ歯の着脱方法や日常での手入れ方法（研磨剤をつけずに歯ブラシで裏側まできれいに清掃するなど）、不具合時の対応などを、患者さんにていねいに指導します。この時点で「入れ歯が入ったからといっても**まだ治療完了ではない**」ということも、はっきり認識しておいていただかなければなりません。

表6-2　新しい入れ歯の取り扱い

指導内容

□慣れるまでには一定期間（2～3カ月）が必要です．
□圧迫感がある場合には時々はずして再び装着してください．
□痛みがある場合には義歯をはずしておき，来院日の朝から装着してください．
□部分床義歯では，長く装着しないでおくと，歯が移動して義歯が入らないことがあります．

食事の仕方

□最初は食べやすい食物を選び，小さくして食べてください．
□両側で同じ様に咬むようにしてください．

義歯の取り扱い

□義歯は水分で濡らした後に装着してください．
□装着時は咬み込んで入れないでください．

夜間の取り扱い

□一般的に，寝る前には義歯をはずして，水中に保管してください.*

義歯及び口腔内の清掃

＊義歯の清掃
□毎食後は，義歯をはずしてブラシで磨いてください．
□汚れが気になるときは入れ歯洗浄剤を使用してください．
□義歯の清掃は洗面器等に水を張りその上で行うようにしてください．
□熱湯を使用しないでください．
＊口腔内の清掃
□毎食後，義歯をはずして，お口の中を清掃してください．

保険医療機関名

担当歯科医師名

＊総入れ歯などでは、顎関節保護のために、清掃後に再び装着しておやすみください。

⑼ 予後管理

①予後観察と調整

前にもお話したように、取り外し式の入れ歯（有床義歯）では装着直後はある程度の異物感が避けられません。通常は１～２週間で徐々に馴染んでくるものですが、かなりの個人差があります。とくに生まれて初めて大きな入れ歯を入れた人では苦労されることが多いでしょう。ときには「子どもが自転車に乗ることを覚えるのと同じで、使いこなせるようになるまで練習が必要なのですよ」と、それなりのご努力をお願いすることもあります。

しかし、痛みを伴う場合には我慢してはいけません。最もしばしば見られるのはいわゆる「あたり」で、新しい靴を履いたときの「靴ずれ」と同様な現象です。これは単なる「異物感」とは違って、我慢しているとますますひどくなりますから急いで受診してください。

歯肉や口腔粘膜は、義歯製作に使われる石膏模型とは異なり、ぶよぶよの軟らかい部位もあれば、すぐ下に堅い骨が突出している部位もあります。噛む力が何回も加わっているうちに、義歯床はわずかながら沈下しますから、後者のような部位では歯肉や粘膜に食い込んで褥創《じょくそう》（床ずれ）ができてしまうことがあります。これがいわゆる「あたり」で、このような場合には、義歯床の内面を削って圧力を緩和する必要があります。これはきわめて微妙な調整で、削りすぎれば入れ歯がゆるくなってしまいます。入れ歯をある程度使ってもらって、その具合を見ながらでなければ困難な仕事です。

とにかく「異物感」をも含めて、少しでもしっくりしないと感じるところがあるあいだは、遠慮なく何回でも受診して、調整を繰り返してもらうことです。[*14]

＊14　新しい入れ歯は既製服を着るようなわけにはいきません。それぞれの患者さんにぴったりと適合した「人工臓器」

となるまで、実際の使い具合を見ながら少しずつの調整を何度も繰り返す必要があります。ところが、現行の保険診療ではこうした「義歯調整」に点数が算定できるのは月1回だけです。熟練した歯科医師の腕の見せどころなのに、評価が低いのは残念です。

②定期検診

不具合がなくなり、すっかり落ち着いても、口のなかの状況は少しずつ変化していきますから、半年に一回は定期検査を受け、入れ歯や残っている歯の状態をチェックしてもらうことをお勧めします。

前にもお話しましたが、入れ歯はこのように一個いっこが患者さんそれぞれのオーダーメイドとして大変に手間のかかるものです。同じように身につけるものでも、大量生産の既製服のようなお手軽な商品とはまったく違うことが、ご理解いただけたでしょうか。

なお、保険診療で新しい入れ歯を作ったら、装着後半年以内にもう一度同じようなものを作ることは認められていません。別の歯科医院でも不可とされていますからご注意ください。これは万一不具合があっても、それは製作した医療機関が責任を負うべきものだということです。

2 ブリッジができるまで（表6－3）

(1) 診査、診断、治療計画

①診査、診断

有床義歯（狭義の入れ歯）の場合と同様に、まず患者さんご自身の訴え（どんな点で不自由を感じているかなど）やご希望をうかがいます。さらに現在の健康状態や全身的既往歴、これまでの歯科治療経験などについても、お尋ねいたします。その結果によっては、他科主治医への問い合わせや臨床検査が必要となることもあ

表6-3　ブリッジ治療の流れ

診査・検査・診断
治療計画
↓
患者さんの同意
↓
〈治療開始〉
前処置（支台歯の齲蝕治療、歯内療法など）
（必要な場合には、支台築造）
↓
支台歯の歯質切削（生活歯の場合には局所麻酔が必要）
↓
平行測定
（アンダーカットが残っていてはブリッジを作れない）
↓
印象採得（型取り）
↓
咬合採得
↓
外観に触れる部分の色合わせ
↓
技工指示書作製 ──→ 〈技工作業〉
↓　　　作業模型の作製
リテーナー、仮冠の装着
　　　↓
　　　模型の咬合器装着
　　　↓
　　　蠟（wax）ブリッジの作製
　　　↓
　　　ロストワックス法による精密鋳造
　　　↓
　　　仕上げ、研磨
　　　↓
口腔内での試適・調整 ←─ 模型上での調整
↓
セメント合着
↓
〈予後管理へ〉

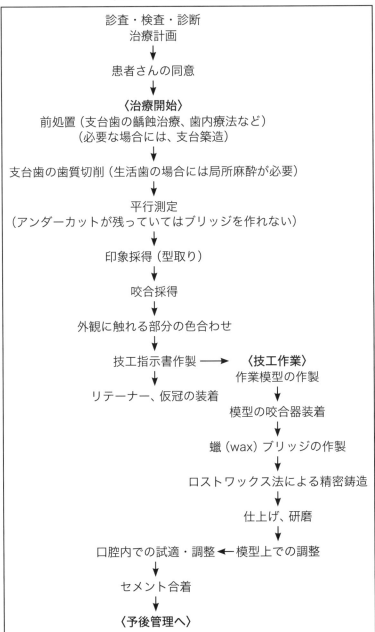

ります。

次いで、歯が失われている部位の歯肉、残っている歯、噛み合わせの状態などを、ていねいに診察します。とりわけ、ブリッジ（橋）の橋脚となる「支台歯」については、十分に負担に耐えられるかどうかを、X線写真による歯根や歯槽骨の状態の診査なども含めて慎重にチェックします。たとえば、ある程度以上の歯周病で負担が重くなるとぐらつきが出てしまうおそれがあるような歯では、ブリッジを支えるのは無理だからです。

より精密な治療計画を立てるために、とりあえず概形印象採得（あごの型取り）をして、スタディモデル（研究用模型）を作り、その上でブリッジの設計を試みることもあります。

②治療計画の立案と提示

診察と検査の結果にもとづいて、担当医は治療計画を立案し、患者さんに提示します。有床義歯にした場合をも含めたいくつかの具体的なプランについて、それぞれの長所や問題点、治療期間、費用などを詳しく説明します。疑問点は納得いくまで遠慮なく質問してください。合意が得られれば、早速治療が開始されます。なお、この治療計画の要点は文書として手渡されることになっています。

③前処置（複数回の受診が必要となる場合もあります）

支台歯にむし歯があれば、罹患歯質は完全に取り除いておかなければなりません。プラークや歯石もきれいに除去しておく必要があります。

失活歯（歯髄が死んでしまった歯）では、根管治療の状態を点検し、不十分なところがあればやり直しておきます。

歯冠が大きく欠けてしまっている歯や、歯質がもろくなっていて破折するおそれがある歯などでは、歯根内への支柱（ポスト）や金属コアなどを装着して、歯質の補強と金属冠の保持力強化をはかります。

ただし、前処置が不要な場合には、初回で支台歯形成と型取り（印象採得）をすませて、次回に装着ということも可能です。

⑵ 口腔内処置（その１：支台歯の歯冠形成と印象採得）

①支台歯形成（図６－９）

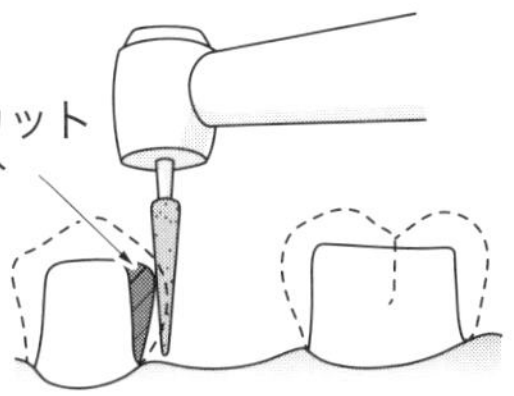

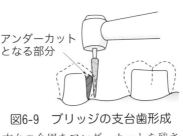

図6-9　ブリッジの支台歯形成

支台の全周をアンダーカットを残さないように平滑に削る。

全部鋳造冠などの支台装置が装着できるように、支台歯を削ります。かなり大量の歯質切削となりがちですので、高速回転切削機械を使って注水しながら削ることになるでしょう。生活歯（歯髄が生きている歯）では、注射による局所麻酔が必要です。

２本以上の支台歯の切削面のすべてがほぼ平行な状態でなければ、強固な維持力が得られませんし、少しでもアンダーカット（着脱時に引っかかる部分）が残ればぴったりと適合したブリッジをはめ込むことができませんから、これはかなり熟練を要する作業です。ときには器械を使って「平行測定」をしながら削っていきます。

②あごの型取り（印象採得）と噛み合わせのチェック

ブリッジも製作作業のほとんどは、歯科技工士の手によって石膏の模型上で行われます。その模型を作るために、歯科医師は適当な材料（印象材）を使ってあごの型を取ります。有床義歯の場合とまったく同様ですので、その実際については152ページをご覧ください。

続いて「噛み合わせ」のチェックです。ブリッジの場合は、まだ多くの歯が健在なはずですから比較的簡単です。多くの場合、加熱して軟化させた赤色のワックスを「しっかり噛んでください」とお願いするだけで完了します。

③リテーナー、仮冠（テンポラリークラウン）の装着

印象採得後は、支台歯が動いてしまわないように仮ブリッジ（リテーナー）を入れておくこともあります。とくに生活している支台歯は、削られたままでは冷たい水や風がしみますから、保護するための仮冠が必要です。前歯部のブリッジでは、人工歯の「色合わせ」もこの段階で行います。

⑶ 技工室での作業

①作業模型の作成

患者さんの歯列の型を取った「印象」に超硬石膏を注入して「作業模型」を作り、あごの動きを再現できる「咬合器」に取り付けます。

②蠟型の作製

歯科技工士は、咬合器に取り付けられた模型上でブリッジの製作を開始します。通常は作業模型の型を取って耐火材料の副模型を作り、その上にやや硬めのワックス（蠟《ろう》）を盛ってブリッジの金属部分の形を作っていきます。前歯などで外観に触れる部分はあとから硬質レジンなどを盛れるように形成します。支台歯にぴったりと適合して噛みやすく、しかも美しいブリッジとするために、これは大変に熟練を要する作業です。

③精密鋳造（ロストワックス法）

ワックスのブリッジが出来上がったら、蠟型の埋没、ワックスの焼却と、前章の鋳造冠の場合とまったく同様な手順で、精密鋳造を行います。

④模型上での試適、仕上げ、研磨

鋳造冠の場合とまったく同様に仕上げていきます。前装部へは硬質レジンを盛り上げて光照射で重合し、ブリッジを完成させます。

⑷　口腔内処置（その２：装着と調整）

①口腔内での試適と装着

リテーナーや仮冠を除去し、完成したブリッジを試適してみます。まず適合状態をチェックし、次いで開閉や側方運動など実際にあごを動かしてもらって噛み合わせの具合を調べます。負担過重があってはいけないので「咬合紙」を何度も噛ませて微調整していきます。患者さん自身にも手鏡で外観などを観察していただきます。少し心配があるようなときには、仮着で数日間使ってもらって経過をみることもあります。

②合着

ぴったりと適合し、噛み合わせや外観にもまったく問題がないようでしたら、接着力の強い歯科用セメントで支台歯にしっかりと合着します。

③補綴物維持管理

ブリッジについても、装着した保険医療機関が少なくとも2年間は責任を持つことを義務づけられています。これについては口頭での説明とともに文書も交付されます。いわば「保証書」で、万一の際には無料で補修あるいは再製作を受けられることになっていますから、大切に保管しておいてください。

⑸　予後管理

①予後観察と微調整

床義歯と比較すると、異物感はずっと少ないので、たいていは数日間で馴染んで（自分では外せませんから否応なしに慣れます）自分の歯と同じように噛めるはずですが、少しでも気になるところがあったら、遠慮せずに受診して調整してもらってください。ブリッジや入れ歯では、ある程度使った後の状態（予後）を調べての微調整がとても大切なことですので、とくに問題がないように思えても、装着後1～2回はかならず受診してください。

②定期検診

どれほどしっかりしたブリッジでも、支台歯の歯周病が進行したのでは、噛む役目を果たし続けることができなくなります。長年月を経過する間には露出してきた付け根にむし歯が発生することもありますから、少なくとも年１～２回は定期検診を受けることをお勧めします。

３　インプラント義歯ができるまで

インプラント義歯が口腔内で機能できるようになるまでには、大きく分けて二つの処置が必要です。まずはインプラントをあごの骨の中に植え込む「植立手術」、そしてインプラントが骨に固着するのを待ってから、その上部に人工歯を取り付ける「補綴処置」です。それでは、どのような手順でインプラント義歯が作られていくのかを、具体的に見ていきましょう。なお、すべての処置が保険給付外です。

⑴　診査、診断、治療計画

①診査、診断

あごの骨に穴を開ける手術を行いますので、現在の健康状態や全身的既往歴についてはより慎重なチェックが必要となります。コントロールされていない糖尿病や循環器疾患、骨粗鬆《そしょう》症などがある場合には適応になりません。喫煙習慣がある方も要注意です。

X線写真やCTなどであごの骨の状態を精査します。インプラントを支えるためにはある程度以上の骨量が必要ですし、神経の位置や周りの天然歯の歯根の方向などをしっかり確認しておかなければならないからです。

②治療計画の立案と提示

診察と検査の結果にもとづいて、担当医は治療計画を立案し、患者さんに提示します。手術方法、治療期間、費用などについて詳しく説明するはずですから、疑問点は納得いくまで遠慮なく質問すべきです。

(2) 口腔内処置（その1：インプラント植立手術）

①手術の前処置

手術創の感染を防ぐため、あらかじめ抗菌薬を内服してもらいます。

麻酔は手術部周辺の歯肉への注射による局所麻酔がふつうですが、全身麻酔となる場合もあります。

②インプラント窩の形成

歯肉を切開・剝離して骨を露出させます。次いで、専用のドリルを使って骨を削り、インプラントを植える穴を形成します。熱が発生すると骨がダメージを受けますので、滅菌生理的食塩水などで冷却しながらの切削です。

③インプラントの植立

あらかじめ選んでおいたインプラントを骨の穴にねじ込み、切開した歯肉を元に戻して縫合します。手術時間は1本あたり20～30分程度です。

④植立状態の確認

X線写真で予定どおりの位置に植立できたことを確認します。

(3) 口腔内処置（その2：手術の後処置と待機）

①抜糸

1週間後に手術創の治癒状況をチェックし、縫合糸を除去します。

②固着するまで待機

インプラントがしっかりと骨と固着するまで3～4カ月かかりますので、その部位に咬合力などがかからないようにして待機します。

(4) 口腔内処置（その3：二次手術と上部構造の製作）

①二次手術

骨との固着が確認できたら、インプラントの頭部を覆っている歯肉を切除して形を整えます。これは短時間ですむ簡単な手術です。なお、最初から人工歯根の頭部を歯肉上に露出させている方式の場合には、この手術は不要です。

②支柱（アバットメント）の取り付け

インプラント頭部のねじ蓋を外して、そこにあらかじめ一体となるように作られている支柱をねじ込みます。これは金属冠の支台に相当するものです。

③印象採得（型取り）と噛み合わせのチェック

金属冠やブリッジの場合とまったく同様に型を取ります。

(5) 技工室での作業

人工歯の製作

模型上で金属冠やブリッジの場合とまったく同様の作業をして人工歯冠を製作します。

(6) 口腔内処置（その4：上部構造の装着と調整）

口腔内での試適と装着

これも金属冠やブリッジの場合と同様ですが、噛み合わせの適合状態にはとくに入念なチェックが必要です。

(7) 予後管理（咬合調整と定期検査）

インプラント義歯は、歯に加わる力をコントロールする歯根膜という組織を欠いたまま骨と直接に接していますので、少しでも無理が生じれば、支えている骨が破壊・吸収されてしまいます。また、インプラントと歯肉の境目はきわめて感染しやすい部位ですから、不潔な状態が続けば歯周病と同様な症状が現れます。歯科医師が定期的にチェックして、こまめに咬合調整や機械的清掃を行うとともに。ご本人の日常的な口腔清掃に励まなければ、インプラント義歯の予後は必ずや不良なものとなってしまうでしょう。

Ⅳ　欠損補綴の費用

1　保険診療

2017年3月現在の欠損補綴関係の保険点数を例示します。1点10円ですから、3割負担の方でしたら点数を3倍した金額が窓口での支払い額です。診察料（初診料、再診料）、検査料（X線撮影など）、前処置のための処置料などが、別途加算されることもお忘れなく。なお、保険診療では消費税は免除されています。

2　保険外診療（自由診療）

(1)　有床義歯

金属床（総義歯の選定療養を除く）、高品位金合金、白金加金、チタン合金など保険診療で認められていない材料を使用したもの、特殊なアタッチメントを使用したものなどはそれにかかわるすべての処置の費用の全額が自己負担となります。消費税も支払わなければなりません。

⑵ ブリッジ

連続欠損に対するブリッジの保険給付対象は2歯欠損までです。3歯以上の連続欠損（例外として中側切歯の場合に限って4歯連続欠損も可）など一定の基準[*15]から外れるケースや特殊な設計のものは、すべて保険給付外で、それに関するあらゆる処置の費用の全額が自己負担となります。また、高品位金合金、白金加金、チタン合金あるいはセラミックなど、保険診療では認められていない材料を使用した場合も同様です。

⑶ インプラント義歯

高度先進医療として承認を受けている一部の大学病院などを除き、インプラント義歯にかかわるすべての処置はその費用の全額を自己負担しなければなりません。安くても1本数十万円、ケースによっては数百万円もかかることがありますから、十分に説明を受けて納得してから施術してもらってください。

保険診療は点数表といういわば「公定料金」が決まっているわけですが、自由診療の世界には協定料金などというものも存在していませんので、それぞれの歯科医院での「言い値」ということになってしまいます。着手されてしまう前に納得できるまで説明を求め、見積もり額を文書にしておくなど、十分に慎重な対応をなさるようにしてください。

＊15　ブリッジでは人工歯部にかかる力のすべてを支台歯で受け止めなければなりませんので、負担過重を避けるために力学的な根拠に基づいて設定されています。保険診療での設計上の制約には合理性があり、それから外れる場合は慎重であるべきです。

失われてしまった歯の修復（欠損補綴）に関連する主な保険点数

（2017年3月現在）

6歳未満の乳幼児や著しく診療が困難な者では、処置の点数が5割増しとなります（入れ歯やブリッジなどの「モノ」には加算はありません）。

1．欠損補綴のための処置など

⑴ 補綴診断料（1装置につき）

有床義歯・ブリッジ新製の場合：90点、床裏装または増歯の場合：70点

通常は欠損補綴に着手した日に算定します。複数の補綴を行う場合でも、同一初診内では1回だけです。治療計画書を作成して説明することとなっています。

⑵ 印象採得（1装置につき）

① 有床義歯
単純印象：40点（簡単なもの）～70点（困難なもの）、連合印象：228点、特殊印象（咬合圧印象・機能印象）：270点

② ブリッジ（支台歯＋ポンティックの歯数によって異なる）
5歯以下：280点、6歯以上：332点

⑶ 咬合採得（1装置につき）

① 有床義歯（欠損歯数によって異なる）
少数歯（1～8歯）欠損：55点、多数歯（9～14歯）欠損：185点、総義歯：280点

② ブリッジ
5歯以下：74点、6歯以上：148点

⑷ リテーナー（仮ブリッジ）

5歯以下：100点、6歯以上：300点

⑸ 試適（仮合わせ。1床につき）

① 有床義歯（仮床＝蠟《ろう》義歯を合わせてみます。奥歯の小さな義歯では省略されることもあります）
少数歯（1～8歯）欠損：40点、多数歯（9～14歯）欠損：100点、総義歯：190点

② ブリッジ（省略されることもあります。1装置につき）
5歯以下：40点、6歯以上：80点

2．欠損補綴物（入れ歯）

⑴ 有床義歯（有床義歯そのものの費用は、義歯床、人工歯、クラスプなどの維持装置や連結装置などの合計となります）

これらは、そのほとんどが歯科技工士の技術料および材料料だと考えてください。装着や調整に係る歯科医師の技術料は別途に算定されます。

① 義歯床（入れ歯の本体、レジン床、装着料60〜230点を含む）
　１〜４歯欠損：638点、５〜８歯欠損：771点、９〜11歯欠損：1,065点、12〜14歯欠損：1,491点、総義歯：2,372点
　熱可塑性樹脂の場合は、材料料などで +123 (少数歯)〜 +649 (総義歯)

② 人工歯
　材質によって多少の違いはありますが、一般的な硬質レジン歯で30点（片側の少数歯欠損)〜141点（総義歯）です。

③ 維持装置と連結装置（部分入れ歯の場合）
　有床義歯に使われる代表的なものを例示します。いずれも１個あたりの点数です。鋳造体の金属材料は金銀パラジウム合金を使用した場合の点数を示しました。コバルトクロム合金にすれば材料費の部分が大幅に安価になります。
　ａ．ワイヤークラスプ（線鉤、特殊鋼)：103〜215点
　ｂ．キャストクラスプ（鋳造鉤)：473〜694点（半分以上が貴金属材料料)
　ｃ．屈曲バー（特殊鋼)：293点
　ｄ．鋳造バー：1,171点（これも半分以上が貴金属材料料)

⑵ ブリッジ (金銀パラジウム合金)

ブリッジの費用は、ポンティックの点数と支台歯にかぶせる冠やインレーの点数を合計することになります。これらも、そのほとんどが歯科技工士の技術料および材料料だと考えてください。

① ポンティック（ダミー、金銀パラジウム合金の材料料を含む）
　ａ．鋳造ポンティック　小臼歯：861点、大臼歯：1,001点
　ｂ．硬質レジン前装鋳造ポンティック（前歯限定)：1,521点
　ｃ．金属裏装ポンティック　前歯：985点、小臼歯：1,044点
　ニッケルクロム合金を使用すれば材料料の部分はかなり安価とはなりますが、アレルギーその他の問題がある金属ですので、私はお勧めできません。

② 支台歯
　支台として応用されるインレー、金属冠などの歯冠修復物の点数については、「第５章　欠けてしまった歯の修復（歯冠補綴)」を参照してください。

３．欠損補綴物 (入れ歯) の装着、指導、調整

⑴ 新製有床義歯管理料 (新たに製作された有床義歯の装着月に１口腔１回のみ算定)

咬合の回復が比較的容易な場合：190点、困難な場合（総入れ歯など）：230点

⑵ ブリッジの装着料

5歯以下：150＋4〜17点（合着材料料）、6歯以上：300＋4〜17点（合着材料料）

⑶ 歯科口腔リハビリテーション料1（有床義歯の調整など、1口腔につき月1回算定）

咬合の回復が比較的容易な場合：100点、困難な場合（総入れ歯など）：120点

⑷ クラウン・ブリッジ維持管理料（1装置につき）

支台歯＋ポンティック5歯以下：330点、6歯以上：440点

この点数を算定した医療機関は、外傷などの特別な事由がない限り、ブリッジを装着した日から2年間の保障責任を負うことになっています。「保証書」に相当する文書が渡されますから大切に保管してください。

4．欠損補綴物（入れ歯）の修理など

⑴ 有床義歯の修理（装着料を含む）

少数歯（1〜8歯）欠損：264点、多数歯（9〜14歯）欠損：294点、総義歯：349点

維持装置などを新製作した場合は所定点数が加算されます。

新規に装着後6カ月以内の破損では半分の点数です。

⑵ 有床義歯下粘膜調整処置（1顎1回につき）：110点

不適合な義歯を粘膜調整材を用いて調整する処置で、内面調整法の前段階などに行われます。

⑶ 有床義歯内面適合法

歯槽粘膜の「やせ」などで不適合となった有床義歯の内面のプラスチックを張り替えて、適合状態を改善する方法です。

1〜4歯欠損：638点、5〜8歯欠損：320点、9〜11歯欠損：480点、12〜14歯欠損：680点、総義歯：1,000点

新製義歯の装着後6カ月以内は50/100の算定です。

⑷ ブリッジ（ポンティック）の修理：70点

クラウン・ブリッジ維持管理料が算定されている場合には、装着後2年間の不具合は修理や再製作をも含めてその医療機関の責任で無償で行うこととされています。

5．天然歯の移植・再植

⑴ 自分の歯の移植：1,300点

埋伏歯または智歯の移植を抜歯と同時に行った場合には、保険適用と

なります。
　抜歯の点数と移植歯の抜髄即時根管充填の点数などが加算されます。
⑵ 外傷による脱臼歯の再植：1,300点
　再植歯の抜髄即時根管充填の点数や創傷処理の点数が加算されることがあります。

有床義歯の具体例のいくつか

　欠損補綴の費用は、ここに示したようなさまざまな点数を合算するなど、かなり複雑で分かりにくいと思いますので、実際の症例をいくつか示しましょう。設計や材料などによって多少の増減はありますが、参考になさってください。

1．上顎第1大臼歯の1歯欠損に対する部分入れ歯

〈第1日〉 初診料234＋補綴時診断料90＋印象採得（連合印象）228＋咬合採得55＝607点

〈第2日〉 再診料45＋有床義歯（1床1歯）638＋人工歯40＋鋳造鉤（小臼歯・金パラ）493＋鋳造鉤（大臼歯・金パラ）533＋新製有床義歯管理料190＝1,939点（装着日当日の窓口支払いは、3割負担として、再診料や新製義歯調整料を加えても5,817円となります）

〈第3日〉 再診料45＋義歯調整・指導0＝45点

2．下顎左右第1、第2大臼歯の4歯欠損に対する部分入れ歯

〈第1日〉 初診料234＋補綴時診断料90＋印象採得（連合印象）228＝556点

〈第2日〉 再診料45＋咬合採得55＝100点

〈第3日〉 再診料45＋有床義歯（1床4歯）638＋人工歯80＋鋳造鉤（小臼歯・金パラ）493×2＋鋳造バー（金パラ）1,171＋新製有床義歯管理料190＝3,110点（3割負担での窓口支払い額は9,330円となります）

〈第4日〉 再診料45＋義歯調整・指導0＝45点

3．上下の総入れ歯

〈第1日〉 初診料234＋補綴時診断料90×2＋印象採得（咬合圧印象）270×2＝954点（初回は個人トレー作製のための仮印象までとなることもあります）

〈第2日〉 再診料45＋咬合採得280×2＝605点

〈第３日〉再診料45＋仮床試適190×２＝425点
〈第４日〉再診料45＋総義歯2,372×２＋人工歯141×２＋新製有床義歯管理料190＝5,261点（上下１組の総入れ歯でも、装着当日の窓口支払い額は、３割負担では16,000円足らずです。外国ではなかなか信じてもらえないほどの低点数です）
〈第５日〉再診料45＋義歯調整・指導0＝45点
〈第６日〉さらに調整・指導を繰り返す必要があるのですが、歯科口腔リハビリテーション料１を算定できるのは月１回だけです。

ブリッジの具体例のいくつか

これも分かりにくいと思いますので、ご参考までに実際の症例を示しておきましょう。ブリッジでは支台歯の前処置が必要となることが多いので、再診からはじめます。

１．下顎右側第１大臼歯の１歯欠損に対するブリッジ（金銀パラジウム合金）

〈第１日〉再診料45＋Ｘ線診断（デジタル）58＋補綴時診断料90＋局所麻酔（伝達麻酔）42＋薬剤料6＋生活歯冠形成（右下第２小臼歯と右下第２大臼歯）306×２＋平行測定50＋印象採得（連合印象）280＋咬合採得74＋リテーナー100＋４×２＝1,365点
〈第２日〉再診料45＋金属冠（第２小臼歯）807＋金属冠（第２大臼歯）947＋鋳造ポンティック（第１大臼歯）1,001＋装着料150＋グラスアイオノマーセメント12×２＋維持管理料（装着後２年間の保証書）330＝3,304点（装着当日の３割負担額は約10,000円となります）
〈第３日〉再診料45＋ブリッジの予後観察および調整0＝45点

２．上顎左側第１小臼歯の１歯欠損に対するブリッジ（金銀パラジウム合金）

〈第１日〉再診料45＋Ｘ線診断（デジタル）58＋補綴時診断料90＋局所麻酔0＋生活歯冠形成（左上犬歯）796＋生活歯冠形成（左上第２小臼歯）306＋平行測定50＋印象採得（連合印象）280＋咬合採得74＋リテーナー100＋４×２＝1,807点
〈第２日〉再診料45＋硬質レジン前装冠（犬歯）1,613＋金属鋳造冠（第２小臼歯）807＋金属裏装ポンティック（第１小臼歯）1,044＋人工歯40＋装着料150＋グラスアイオノマーセメント12×２＋維持管理料（装着後２年間の保証書）330＝4,053点（３割負担の窓口支払い額は約12,000円となります）

〈第３日〉再診料45＋ブリッジの予後観察および調整０＝45点

３．上顎左側中切歯の１歯欠損に対するブリッジ（金銀パラジウム合金）

〈第１日〉再診料45＋Ｘ線診断（デジタル）58＋補綴時診断料90＋局所麻酔０＋生活歯冠形成（右上中切歯と左上側切歯）796×２＋平行測定50＋印象採得（連合印象）280＋咬合採得74＋リテーナー100＋４×２＝2,297点

〈第２日〉再診料45＋レジン前装鋳造冠（中切歯、側切歯）1,613×２＋レジン前装鋳造ポンティック（中切歯）1,521＋装着料150＋グラスアイオノマーセメント12×２＋維持管理料（装着後２年間の保証書）330＝5,296点（３割負担の窓口支払い額は約16,000円となります）

〈第３日〉再診料45＋ブリッジの予後観察および調整０＝45点

コラム

吸い付く入れ歯

私の恩師のひとりは昭和天皇の侍医をなさっていた名医で、「ワシが作った入れ歯はあごに張り付いて取れなくなる。無理に剝がせば肉が付着してきて血が出る」と自慢されたことがありました。当時は恐れ入るしかなかったのですが、私が卒業後まだ間もないころでさえ、総入れ歯を入れた患者さんから「食事後には裏側まで洗えとのことだが、どう引っぱっても外せないじゃないか」との苦情を実際に経験したことがあります。

このように、維持装置がまったくない総入れ歯でも、現代の技術でていねいに製作されれば、あごの粘膜にぴったりと適合して吸着します。「安定剤」などは本来不要なものです。

下の総入れ歯は内側で舌が動くのでややむずかしいところがあります。しかし、上の総入れ歯が簡単に落ちてしまうようでしたら、よほど出来が悪かったか、年月を経過してあごの骨がやせてきて適合状態が悪くなったかのどちらかだと思います。例外的に、あごの骨の状態がきわめて悪く、補綴の専門医でも大変に苦労するケースもないわけではありませんが……。

江戸時代にも、ツゲの木を彫刻した「木床義歯」が存在し、十分に機能していたことが、本居宣長や滝沢馬琴の文章で明らかになっています。誇るべきは日本の職人たちの技術ですね。

第7章

歯周病の治療

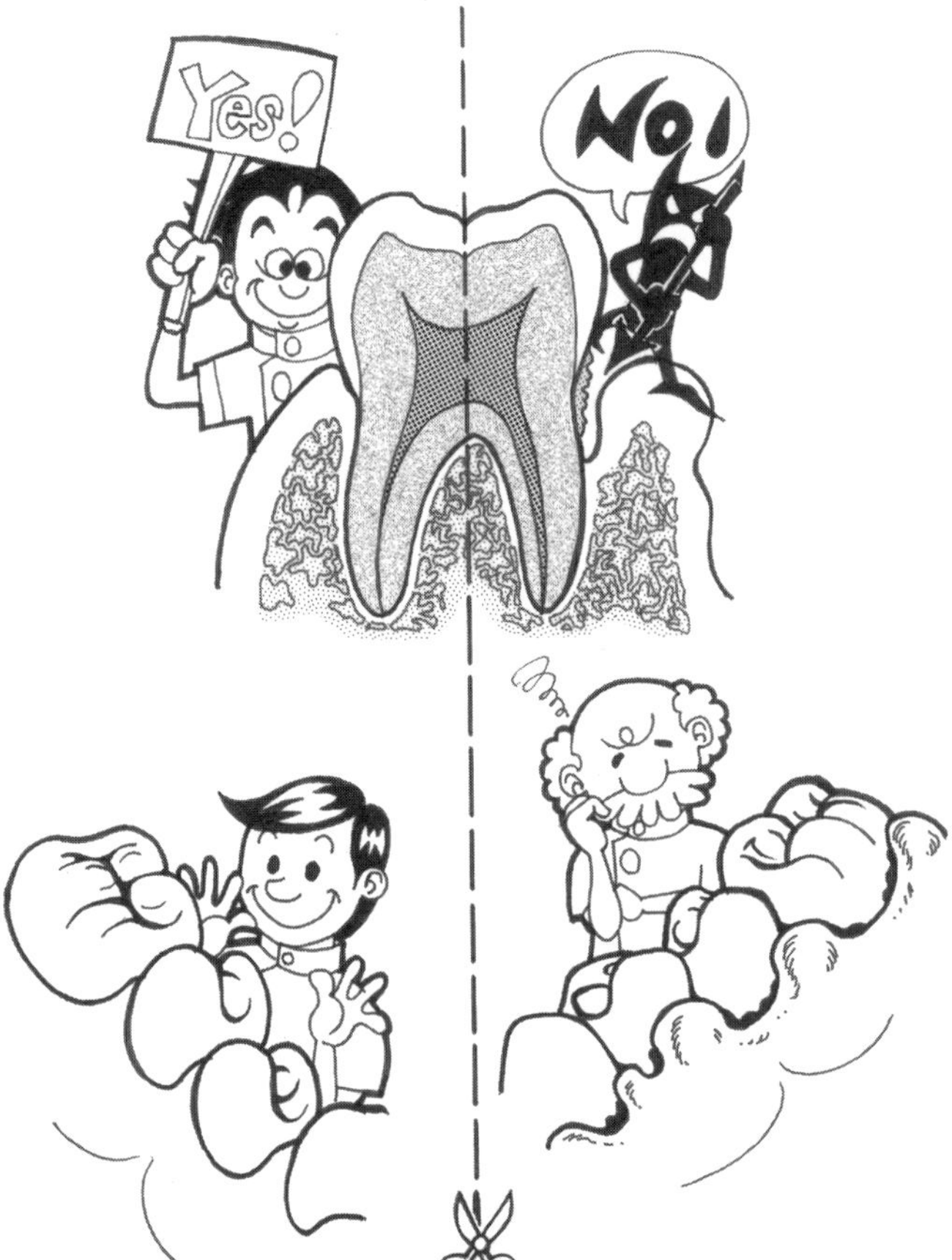

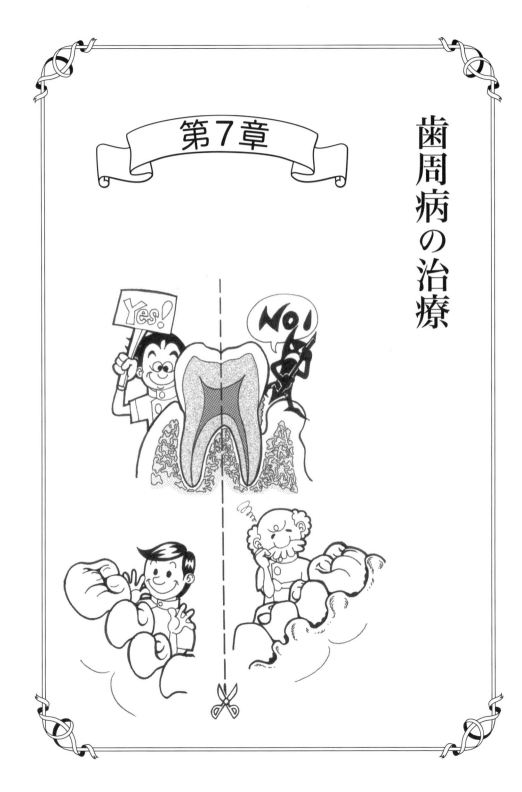

厚生労働省の調査によれば、55歳以上の日本人の半数以上が歯周病と診断され、歯を失う最大の原因疾患となっています。歯肉炎まで含めれば35~44歳という中年齢層でもすでに約8割に人の歯の周囲組織になんらかの症状が認められていることから、歯周病には早い時期からの対策が必要になることを理解しておいてください。

本章では、「国民病」とも言われる歯周病について、最新の知識を紹介いたします。

I 歯周病の基礎知識

1 リンゴをかじると血が出ませんか?

リンゴに血が付く、歯ブラシを強く当てると出血する……歯肉に炎症が生じているのです。歯の周囲の歯肉が赤く腫れているだけならばまだ「歯肉炎」ですが、鏡の前で歯肉を指先で圧迫してみて、歯と歯肉の間から黄色い膿や血膿が出てくるようでしたら、歯根膜や歯槽骨までも侵された「歯周炎」で、以前には「歯槽膿漏」と呼ばれていました。このような歯肉炎や歯周炎など、歯の周囲にあって歯を支えている組織が侵される病気を「歯周病」と呼びます。

2　歯肉炎や歯周炎は感染症

歯肉が歯と接する境界には、健康な状態でも「歯肉溝」という深さ1〜2㎜の隙間があります。ここは食べかすなどが溜まりやすいところで、いわゆる「先天性不潔域」ですから、よほど口腔清掃を徹底していない限りは、細菌が繁殖して歯面にプラーク[*1]が付着します。感染による炎症がとても発生しやすいところなのです。

歯肉炎の多くは、そうした不潔なプラークの存在による「プラーク性歯肉炎」（いわゆる「不潔性歯肉炎」）でして、元気な子どもや若い人ならば歯ブラシなどによるプラーク・コントロールを励行するだけで、1〜2週間で改善されるでしょう。

けれども、プラークを放置していると、唾液中のカルシウムが沈着して硬い歯石になってしまいます。もはや歯ブラシでは除去できません。[*2]やがて歯肉溝は徐々に深くなり、その内部で病原菌が大繁殖して歯根膜や歯槽骨を破壊し始めます。これが病的な「歯周ポケット」と言われる状態で、汚い膿もたまってきます。ここまで病気が進むと、ご自分では気がついていないかも知れませんが、口臭もひどくなっているはずです（図7−1）。

＊1　半日以上歯磨きをしていない状態で上の奥歯の付け根を爪で引っかいてみてください。爪の間についてきた白いねばねばした物質……それがプラーク（歯垢、歯くそ、図2−2参照）です。これを「食べかす」と思ったら大間違い！　ほとんど全部が生きている微生物、つまり「バイキンの塊」で、むし歯や歯周病の病原体そのものなのです。

＊2　歯科医師や歯科衛生士がスケーラーと呼ばれる鋭利な刃物を使っても、かなり力を入れないと除去できないほど硬くなることがあります。

3　放置すれば「急性発作」も

多くの歯周炎は長年月にわたって慢性に進行する病気ですので、初期にはほとんど自覚症状がありません。

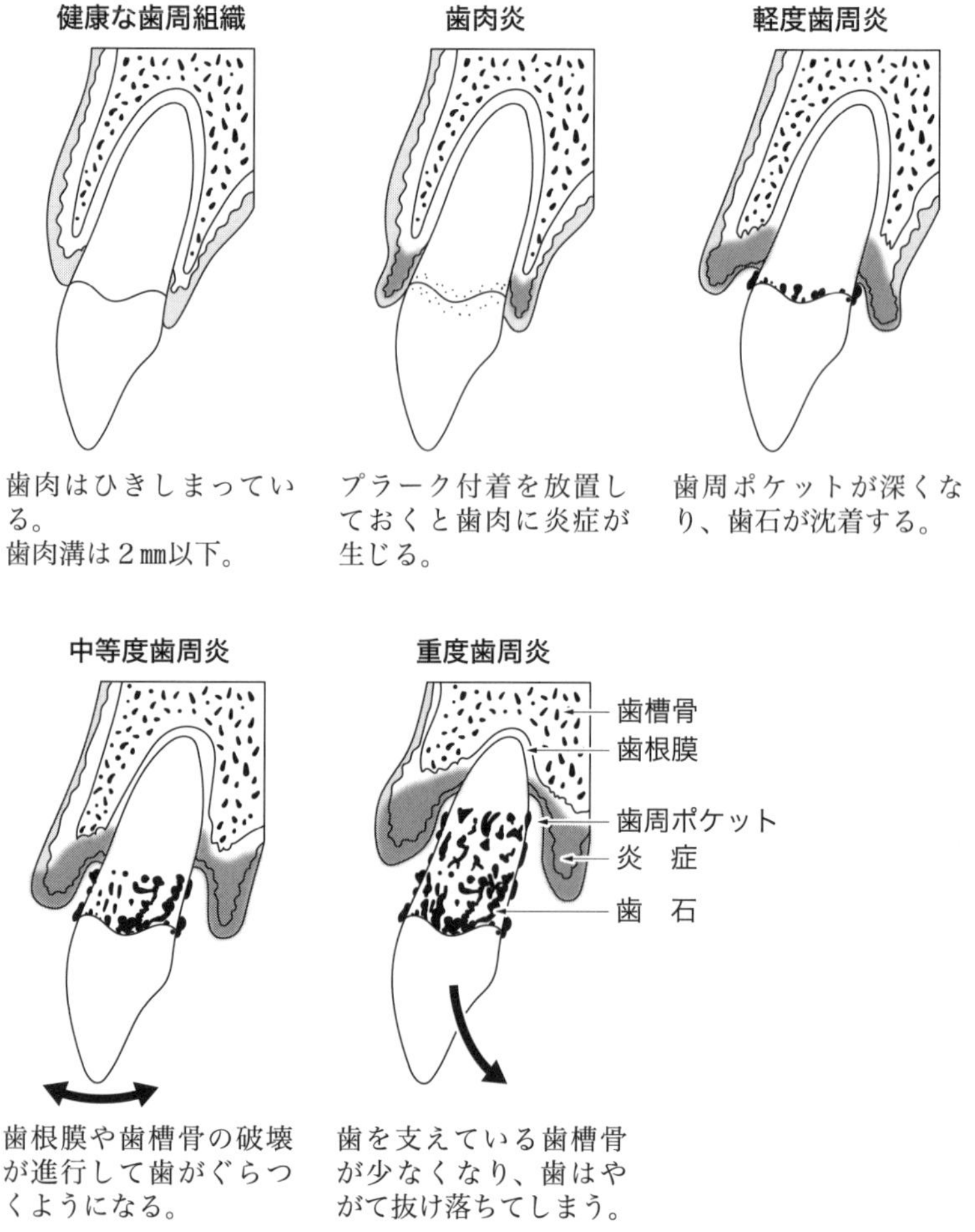
健康な歯周組織
歯肉炎
軽度歯周炎
歯肉はひきしまっている。
歯肉溝は２㎜以下。
プラーク付着を放置しておくと歯肉に炎症が生じる。
歯周ポケットが深くなり、歯石が沈着する。
中等度歯周炎
重度歯周炎
歯槽骨
歯根膜
歯周ポケット
炎　症
歯　石
歯根膜や歯槽骨の破壊が進行して歯がぐらつくようになる。
歯を支えている歯槽骨が少なくなり、歯はやがて抜け落ちてしまう。

図7-1　歯周病の進行

しかし、放置していれば、病変は着実に深部へと進行していきます。歯肉溝の深さが４㎜を超えるようになったら、明らかに病的な「歯周ポケット」で放置しておくわけにはいきません。やがては歯を支える歯槽骨の破壊が進行して、ぐらぐらと歯が動くようになってしまうからです。歯のぐらつきが始まると、歯肉が腫れあがって強い痛みを伴うような急性症状に悩まされることも多くなるでしょう。これが俗に言う「歯槽膿漏の急性発作（Ｐ急発）」です。

慢性化膿性病巣が常時存在している状態となれば、「病巣感染」などによる全身への害悪も無視できません。上下28～32本のすべての歯に深さ４～６㎜の「歯周ポケット」があるとしたら、それらの合計は葉書1枚大の血膿がしたたる潰瘍面に相当すると言います。歯周病の治療によって、長年悩まされていたからだの不調が改善したという症例報告が数多いことからも、全身に及ぼす悪影響の大きさが分かるでしょう。

4　歯を失う最大の原因！

国民の衛生思想の向上と歯科医学の進歩とによって、抜歯にいたるような重症むし歯は大幅に減少しました。しかしその一方で、歯周病が中高年齢者の間で蔓延していて、現代の日本人が歯を失う最大の原因疾患となっています。

近年の歯科疾患実態調査の結果によれば、30歳代でも約80％の人に歯石の沈着やプロービング[*3]による出血などの所見があり、45歳以降では歯周炎の存在を疑わなければならない４㎜以上の歯周ポケットが半数前後の人に、さらに、放置すればほぼ確実に歯の喪失につながる６㎜以上の深い歯周ポケットも、60歳代では13～15％もの人に認められているのですから、歯周病はいまや国民病とも言えそうな大問題です（図７－２）。

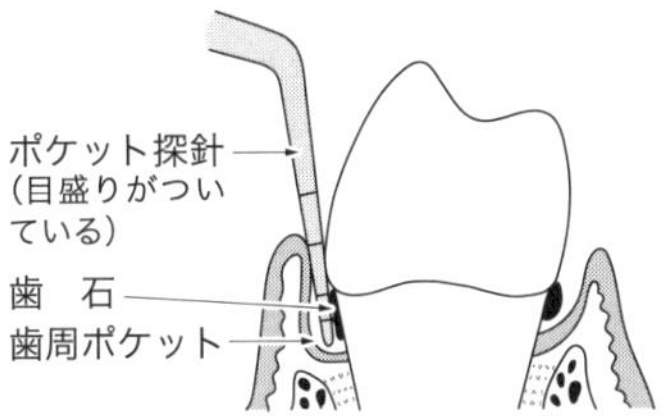

図7-2　プロービング

＊3　専用のポケット探針（鋭利な器具ではありません）を使って歯周ポケットの深さを測る検査のことです。

5　さまざまな歯周疾患

(1)　歯肉炎

英語でgingivitis（歯肉の炎症）と言いますので、歯科医療現場での略号は「G」です。

①プラーク性歯肉炎（単純性歯肉炎＝単G）

口腔清掃が不十分な子どもや若い人にしばしば見られます。歯ブラシなどを強く当てると出血することがありますが、歯周ポケットは浅く、炎症は歯肉だけに限局しています。その大部分は歯面に付着したプラークが原因で、「プラーク性歯肉炎」（いわゆる「不潔性歯肉炎」）と呼ばれる病変です。

②複雑性歯肉炎（複G）

全身的な因子がからんで歯肉の炎症が増悪することがあります。性ホルモンの影響による「思春期性歯肉炎」や「妊娠性歯肉炎」は、プラーク・コントロールの徹底でかなり改善できますが、薬物（抗てんかん薬や血圧降下薬など）の副作用としての「増殖性歯肉炎」や、糖尿病や血液疾患の症状のひとつとして現れる歯肉炎など、ときには難治性となるものもあります。

③歯肉外傷

歯ブラシ、楊枝などの誤った使い方、高温の飲食物による火傷や薬物の刺激などで歯肉を傷つけることがあります。

(2)　歯周炎

英語ではperiodontitis（歯の周囲の炎症）と言いますので、歯科医療の現場では「ペリオ」や、その略号の

「P」がしばしば用いられています。

①慢性歯周炎

歯肉炎が進行して、歯根膜や歯槽骨にも病的変化が生じた状態です。歯周ポケットが深くなり、歯は動揺するようになります。X線写真では歯槽骨の吸収（破壊）が認められ、その程度に応じて進行度（重症度）を分類します。最も頻度の高い歯周疾患で、中高年齢者に多発することから、成人性歯周炎とも呼ばれます。比較的軽度のうちは痛みなどの自覚症状はほとんどありませんが、体調不良や過労によってからだの抵抗力が低下した場合などに、強い痛みや歯肉の腫れといった急性症状が現れることもあります。いわゆる「歯槽膿漏の急性発作（P急発）」です。

a　軽度歯周炎（P1）：歯槽骨の吸収（炎症による破壊）が歯根長の3分の1以内のもの。この段階ではポケットの深さが3～5㎜程度で、歯のぐらつきも軽度です。

b　中等度歯周炎（P2）：歯槽骨の吸収が歯根長の3分の1～2の範囲のもの。ポケットの深さは4～7㎜となり、大臼歯では軽度の歯根分岐部病変を伴うこともあります。歯のぐらつきが明らかに認められます。

c　重度歯周炎（P3）：歯槽骨の吸収が歯根長の2分の1を超えたもの。ポケットの深さは6㎜を超え、多くは進行した歯根分岐部病変を伴います。高度な歯のぐらつきが認められ、歯を助けることはかなり困難になってしまいます。歯を支えるべき歯槽骨がほとんど消失してしまった状態では抜歯するしかありません。

②侵襲性歯周炎

稀に思春期ごろの若年者に発症して、歯槽骨の破壊が急速に進行する歯周炎があります。ダウン症候群などの先天性疾患と関連していることもあります。

⑶ 歯肉退縮

高齢者では、歯肉が下がって歯根面が露出してくることが珍しくありませんが、不適切なブラッシングなどによる若いうちからの歯肉退縮は要注意です。

⑷ 咬合性外傷

噛み合わせの異常や不適合な歯冠補綴物、あるいは歯ぎしりなどによって、過重な咬合圧や側方圧が繰り返し加わると、歯根膜や歯槽骨の破壊が生じます。感染が合併すれば、歯周炎が急激に進行することになります。

II 歯周病の予防

1 口腔清掃（プラーク・コントロール）

なによりも重要なのは、歯周ポケットの付近に存在する病原微生物（目に見える形としてはプラーク）を取り除くことです。これは歯ブラシやフロスを上手に使えば、自力でも十分に可能ですが、「磨いたつもり」でも肝心なところにプラークが残っていることもありますので、できれば歯科医師や歯科衛生士に直接指導してもらうことをお勧めします。

歯肉が退縮している高齢者では、歯間ブラシの使用も考えてください（図7－3）。

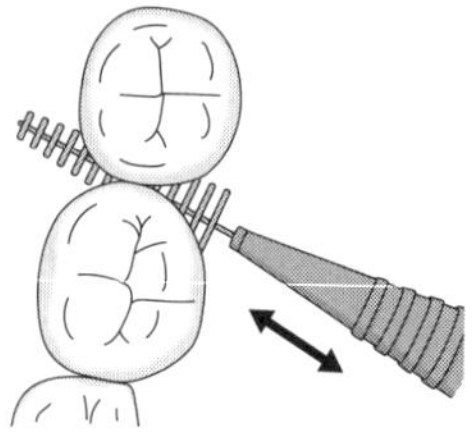

図7-3　歯間ブラシ

2　うがい

歯周病の予防に効果があると宣伝しているうがい薬（洗口液）がいくつか市販されています。「口のなかがさっぱりして気持ちいい」のなら、それはそれで結構ですが、うがいではプラークはほとんど取り除けません。口臭を消す効果なども一時的なものです。

3　歯肉マッサージ

歯肉に機械的な刺激を与えることで、組織の血液循環と上皮の角質化を促進し、炎症に対する抵抗性を高めることができます。昔のお年寄りは指先に塩を付けて「歯ぐき」をこすっていたものですが、歯ブラシで歯肉に細かい振動を加えることで、プラークの除去と同時にマッサージ効果を得る方法があります。近年では音波や超音波の振動を利用する電動歯ブラシなども市販されています。

なお、口腔清掃や歯肉マッサージ[*4]のテクニックについては、歯科医師や歯科衛生士からそれぞれの口腔内状況に応じた指導を直接に受けることが望ましいので、ここではその実際の説明は省略することにします。

＊4　現に、むし歯や歯周病などが存在する場合には、歯ブラシ、歯間ブラシ、フロスなどを使った口腔清掃法や歯肉マッサージなどの「予防法」の実技指導も、保険給付対象として受けることができます。

4　生活環境の改善

喫煙、ストレス、肥満が歯周病のリスクファクターであることが、多くの研究によって明らかにされています。なかでも頻回の喫煙が歯肉に与える悪影響は無視できませんので、ぜひともタバコとは縁を切っていただきたいところです。

Ⅲ　歯周病の治療

1　歯周治療の基本的な考え方

(1) 目的

歯周治療の目的は歯肉炎と歯周炎の主因であるプラークをはじめとする「原因」を除去して症状の改善を図るとともに、可能であれば失われた歯周組織を再生させ、さらに咬合機能を安定させることです。

(2) 目標

歯周組織が臨床的に健康を回復した「治癒」を得ることが目標です。しかしながら、ある程度以上に進行した歯周炎によって破壊された歯周組織の完全な回復は困難であることや、歯周病がきわめて再発しやすいことを考えれば、病変の進行が停止した「病状安定」を現実的な目標をせざるを得ないことも少なくはありません。その場合には、後述するサポーティブ・ペリオドンタル・セラピー（SPT、歯周病安定期治療）が大きな意味を持つことになります。

(3) 主役は患者さん

実際の歯周治療は、歯科医師と歯科衛生士などの医療チームによる治療処置と、患者さん本人による日常的な口腔ケアとの組み合わせによって、初めて効果が期待できるようになります。

患者さんご本人が「歯周病を治そう」と強いモティベーションを持ってくださらない限りは、どれほどすぐれた能力を備えた歯周病専門医であってもお役には立てないと、強調しておきたいと思います。

2 歯周治療の流れ（表7－1）

(1) 診察、検査

①問診

自覚症状やそれまでの経過ばかりでなく、全身的な既往歴や現病歴、生活歴などについてもお尋ねします。

②口腔診査と歯周組織検査

口のなかの状態を詳しく調べます。歯周組織検査としては、口腔清掃状態（プラークの付着度）、歯の動揺度、歯周ポケットの深さの測定（プロービング）、その際の出血や排膿の有無などが、歯周病の診断のためにとくに重要です。個々の歯ばかりでなく、噛み合わせの状態や歯ブラシの使用習癖なども調べます。歯肉の色や形を記録しておくために、口腔内写真を撮影することもあります。

③X線検査（図7－4）

歯肉炎の段階を超えて歯周炎に進行していると考えられるケースでは、

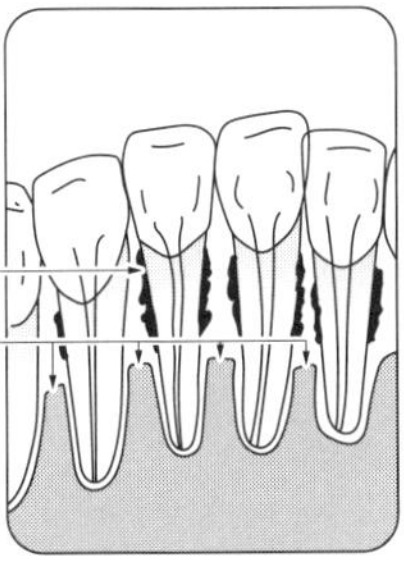
歯　石
歯槽骨が歯根長の２分の１になってしまっている

図7-4　歯周病のX線写真（スケッチ）の一例

歯槽骨がどの程度破壊されているかの診断に欠かせない。

表7-1　歯周治療の流れ

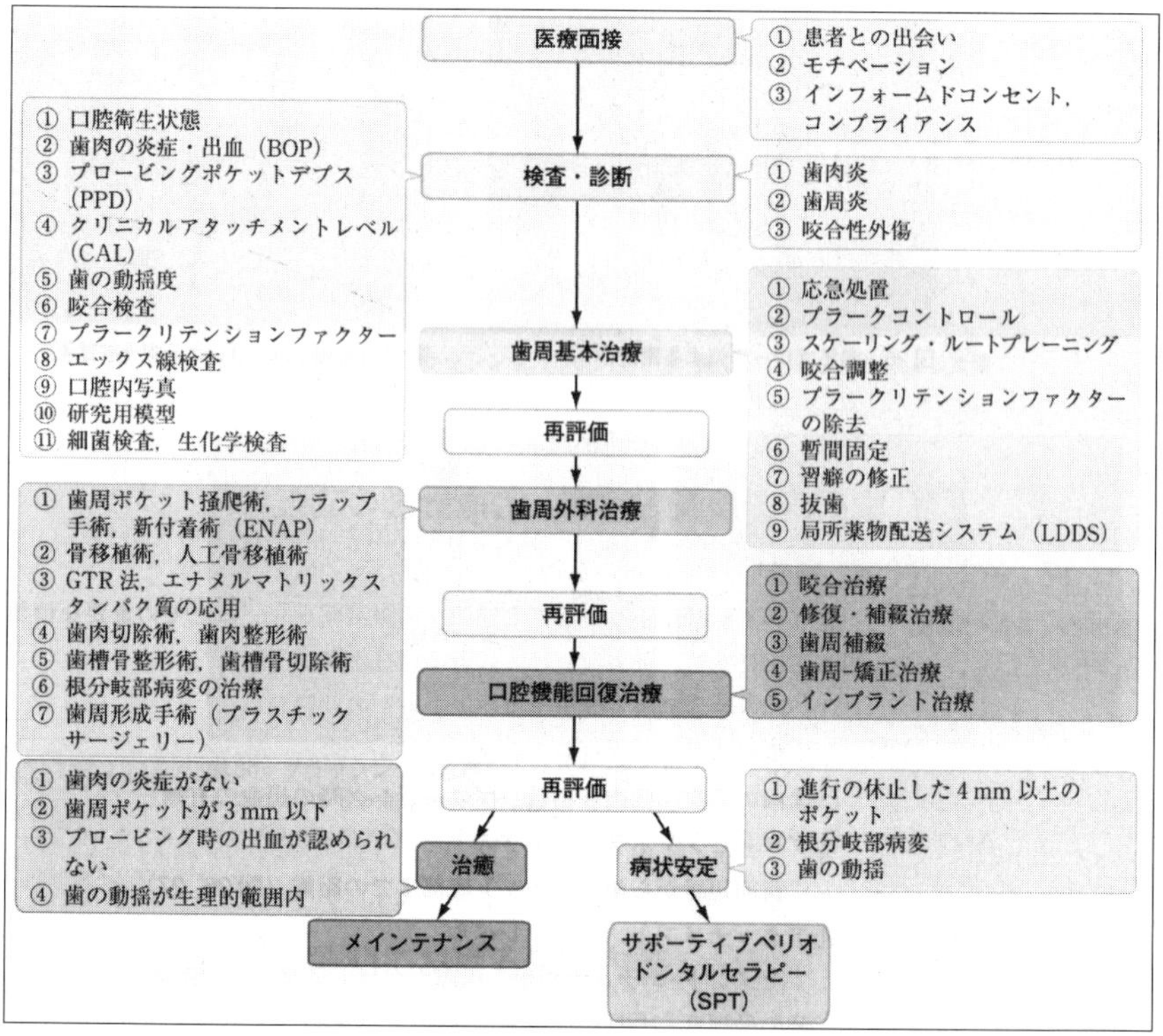

図版：『臨床歯周病学』初版、医歯薬出版、2007から転載

歯槽骨の破壊のパターンとその程度、歯根の長さや形態、咬合の影響などを評価するために、X線写真の撮影が必要になります。1枚で歯列全体を観察できるパノラマ断層（パントモ）撮影が一般的ですが、細部を見るために小さい写真（デンタル）を何枚か撮影することもあります。

④臨床検査

ときには血液や尿などの臨床検査が必要となることもあります。たとえば、歯周病と関連が深い糖尿病をはじめ、血液疾患などの早期発見につながることがあるからです。

(2) 歯周病の診断と治療計画の立案

口腔診査やX線写真などから得られた情報を総合して評価し、歯周病の病型と重症度を診断します。具体的な治療計画を立案して患者さんに提示し、了承が得られれば、いよいよ系統的な治療に着手することになります。

3　歯肉炎、軽度歯周炎の治療（パターン1）

(1) 初期のうちならば、治療は簡単にすむ

単純性歯肉炎やまだ歯槽骨の破壊が始まっていない初期の歯周炎ならば、歯面に付着したプラークや歯石を除去してよく洗浄するなどの「歯周基本治療」だけで、症状の改善が期待できます。

(2) まずは原因の除去

①病原微生物＝プラークの除去

歯周病の最大の原因は、病原微生物の塊であるプラークなのですから、歯周病治療の第一歩はそれを除去して、歯と歯肉の境目を清潔にすることとなります。歯科医師や歯科衛生士が歯周ポケット内のスプレー洗浄や器械を使っての歯面研磨などを行います。

②歯石除去（図7－5）

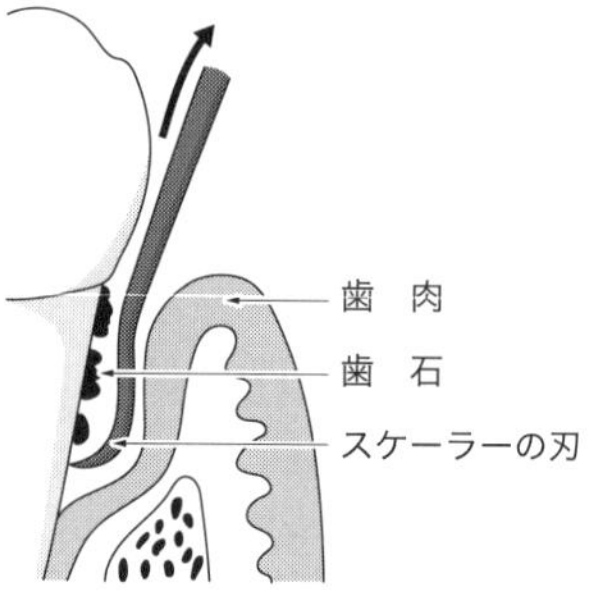

図7-5　歯石除去

スケーラーを歯周ポケットに挿入して、歯面に付着している歯石を削り取る。

歯石はプラークに唾液中のカルシウムが沈着したもので、そのざらざらした表面には病原性の強い微生物が大量に付着してくることで、歯周炎の発症・悪化に深く関わっています。歯肉縁より上の歯面に付着するものは、黄白色〜灰白色で比較的軟らかい「歯肉縁上歯石」ですが、歯周ポケット内では血液や浸出物の成分も加わって、黒色のきわめて硬い「歯肉縁下歯石」となり、容易には除去できません。

歯石除去に使用する器械を「スケーラー」と呼びます。鋭利な刃物である「手用スケーラー」にはさまざまな形態のものがあります。音波や超音波の振動を利用したスケーラーもしばしば使われています。これらは歯科医師ばかりでなく、歯科衛生士も使用することができます。

歯肉縁下の歯石除去では、ある程度の痛みや出血を伴うことがありますので、ときには麻酔薬の塗布や注射が必要となります。痛みを感じたら遠慮せずに、歯科医師や歯科衛生士に知らせてください。

③その他の起炎因子の除去

プラークや歯石以外にも、不適合な修復・補綴物の辺縁などが歯肉を刺激あるいは損傷して、炎症を悪化させていることがあります。歯肉ポケットの内側の歯面に触れてみて、ざらつきや引っ掛かりがある場合には、歯科医師か歯科衛生士による修復・補綴物の修正、あるいはルートプレーニング（歯根面の平滑化）が必要です。

(3) 再評価とアフターケア

歯周基本治療終了後にふたたび歯周組織検査を行い、臨床的治癒と判定されれば、メインテナンス（後述）に移行します。

４　軽度～中等度歯周炎の非外科的治療（パターン２）

⑴　早期治療の機を失していたら……

すでに４～６㎜以上の深い病的ポケットが形成され、歯のぐらつきが始まっているような状態にまで進行してしまってからでは、歯周ポケットの掻爬などのむずかしい処置が必要となり、通院回数も費用もはね上がります。歯周病も早期発見・早期治療がなによりも大切なのです。

⑵　口腔機能回復治療

歯周基本治療を繰り返すのと並行して、機能していない歯の修復や欠損歯の補綴[*5]、咬合調整などにも取り組む必要があります。

＊５　ところが、保険診療では歯周治療と歯冠修復や欠損補綴を並行して行うことには、いろいろな制約があってときにはかなり困難です。不合理ですね。

⑶　負担過重の除去

外傷性咬合やひどい歯ぎしりなど、歯周組織に著しく無理な力がかかっている場合には、咬合調整などが必要になります。

歯ぎしりに対しては、就寝時に装着する咬合床やナイトガードなど[*6]も用いられます。

＊６　保険診療の対象となります。

⑷　全身的な因子の改善

糖尿病、ある種の血液疾患、ビタミン欠乏症などの全身疾患は、歯周組織の抵抗力を著しく低下させます。

抗てんかん薬（ジフェニールヒダントイン）、カルシウム拮抗薬（ニフェジン）、免疫抑制薬（サイクロスポリン）を常用している場合には、そのことを歯科医師に話して内科主治医と協議してもらう必要があるでしょう。

喫煙が歯周病の悪化に関係しているという事実も証明されていますので、ぜひとも禁煙していただきたいところです。

(5) 再評価とアフターケア

ふたたび歯周組織検査による再評価を行って、病状安定と判定されれば、サポーティブ・ペリオドンタル・セラピー（後述）に移行することとなります。

しかし、まだ十分な改善が得られない場合には、外科的治療を考慮しなければなりません。

5 中等度〜重度歯周炎の治療（パターン3）

(1) 外科的治療の適応症

歯周基本治療終了後の歯周精密検査によって、歯周組織の治癒や再生を妨げる原因因子を外科的に除去する必要があると診断された場合に適応となります。

通常は局所麻酔下で外来手術として行われます。

(2) さまざまな歯周外科手術

広く応用されている術式のいくつかを紹介します。

①組織付着療法

歯根面および歯周ポケットの内部に蓄積した細菌および細菌由来の汚染物質を徹底的に取り除き、歯肉軟組織が根面に付着するのを促すことを主目的とした手術法です。

a　歯周ポケット掻爬術：すでに4～6㎜以上の深い病的ポケットが形成されていて、深部までより徹底的な掻爬が必要な場合に行われます。「歯周精密検査」後に施術する場合は歯周外科手術として扱われます。

b　新付着手術：メスを用いてポケット上皮と炎症性結合組織を切除する手術です。

c　歯肉剝離掻爬術（フラップ手術）：歯肉を切開して歯槽骨面から剝離し、露出した歯根面を直視下で清掃するとともに、ポケット内面の病的組織を取り除く手術です。さらに必要に応じて歯肉や歯槽骨の形態をも整え、剝離した歯肉を適切な位置に戻して縫合します（図7－6）。

歯周ポケット掻爬術や新付着手術がいわば「手探り」なのに対し、この手術では実際に目で見て確認しながら悪いところを徹底的に取り除くことができます。

②切除療法

a　歯肉切除術：歯周ポケットの底部から上の歯肉を切除する手術で、病的ポケットの除去には最も確実な方法です。手術後の創面は歯周パックという一種の軟膏で1週間前後被覆しておきます。歯肉を切り取られた分だけ歯根の露出が大きくなるのが欠点ですが、歯肉増殖を伴う症例（抗てんかん薬などによる薬物性の歯肉増殖症など）ではむしろよい適応となります。

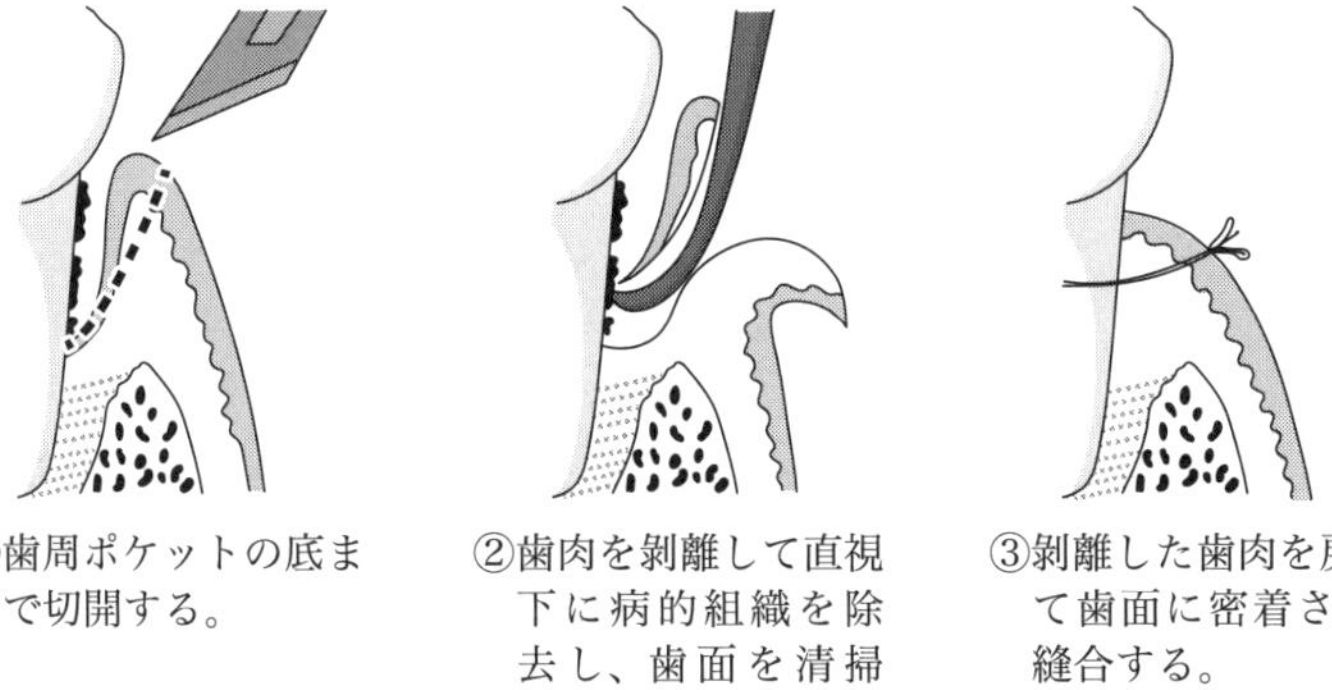

③剝離した歯肉を戻して歯面に密着させ、縫合する。
②歯肉を剝離して直視下に病的組織を除去し、歯面を清掃する。
①歯周ポケットの底まで切開する。

図7-6　歯肉剝離掻爬術（フラップ手術）

b　歯槽骨切除術（歯槽骨成形術）：歯槽骨の形態異常がある場合に、その成形をする手術です。フラップ手術に付加して行われることがあります。

③歯肉歯槽粘膜形成術（歯周形成手術）

歯周形成手術は、歯肉、歯槽粘膜の形態的安定を図って審美性を回復させるために行われる手術で、小帯成形術、歯肉移動術、歯肉移植術などが含まれます。

④歯周組織再生療法

歯周組織再生誘導法（GTR法）や骨移植術などによって、失われた歯周組織の再生を図ろうとする手術です。GTR法は歯周外科手術後、特殊なメンブレンを挿入することにより歯根膜組織を歯根面に選択的に誘導しようとする手術で、先進医療として認められた医療機関のみで保険適用とされています。

(3) ぐらつく歯には固定術（図7-7）

高度の咬合性外傷などで歯のぐらつきが著しい場合には、動揺している歯を周囲の歯と連結することで、歯周組織の破壊を防ぐことがあります。通常は細い金属線や接着性レジンを用いての「暫間固定」で、一定期間後に安定が得られれば除去します。

(4) 抜歯は避けたいが……

「歯槽膿漏は治らないからできるだけ早く抜け」と言われたのは昔の話で、現代ではかなり歯周病が進行して強い痛みが出ているような歯でも、噛み合わせの負担過重を解消し、抗菌薬で急性炎症を抑えるなどの治療で症状を改善することが可能です。ただし、すでに歯を支える歯槽骨のほとんどが破壊されて、上下方向にまで動揺するような状態[*7]では、抜歯せざるを得ないでしょう。

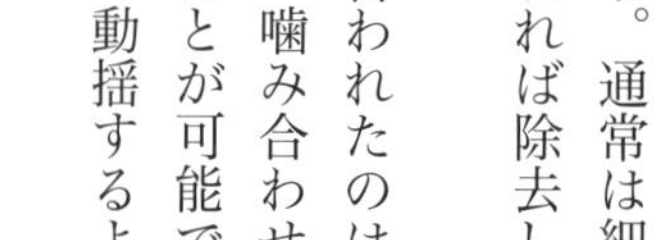

図7-7　暫間固定
ぐらついている歯を周囲の歯と連結して固定する。

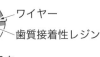

＊７　手指で引っぱっても抜けてしまうようになるまでは、できるだけ助けてあげたいのですが……。

⑸ アフターケア

病状安定が得られれば、サポーティブ・ペリオドンタル・セラピーに移行します。

6 歯周病のアフターケア

⑴ メインテナンス（健康管理）

早期治療に成功して、臨床的に治癒と判定された方でも、歯磨きの励行など日常のプラーク・コントロールを怠らないことが大切です。歯や歯肉に限ったことではありませんが、健康を守るのはなによりも患者さんご本人の努力です。年３～４回の定期検診もお忘れなく。

⑵ サポーティブ・ペリオドンタル・セラピー（ＳＰＴ、歯周病安定期治療）

歯周病はきわめて再発しやすい疾患です。すでにある程度以上に進行してしまった症例では、いったんは病状の安定が得られたとしたとしても、油断していればたちまち悪化してしまいます。歯周外科手術によって病的な組織を徹底的に除去したとしても、すっかり安心しているわけにいきません。定期的に歯周組織検査を受けて、その結果に応じた指導や治療処置などのＳＰＴを確実に行うことが、歯を守るために必要不可欠なのです。

IV 歯周病治療の実際

1 応急的治療処置

(1) 痛みの緩和

歯肉が腫れて痛い、歯肉から出血する、歯がぐらついて食物が触れると痛い……など、急性の症状が出ている場合には、それらの緩和を図るための応急処置が優先されなければなりません。

(2) 急性炎症の緩解

歯肉の炎症に対しては、その原因となっているプラークや歯石を無理なくできる範囲内で取り除き、薄い過酸化水素水などでよく洗浄します。化膿性の急性炎症では、抗菌薬や鎮痛薬の内服が効果を示すでしょうし、ときには切開して膿を出すことも必要になります。

(3) 負担過重の軽減

ひどくぐらついている歯に対しては「咬合調整」によって負担過重の軽減を図ることが最優先となります。しかし、痛みの出ている歯を削合するのは必ずしも容易なことではありません。ときには「暫間固定」が必要となることもあります。

2　診査、診断、治療計画

(1) 診察と検査

前述したようにさまざまな検査が行われます。とりわけ歯周組織検査とX線検査は重要です。

(2) 診断と治療計画の策定

担当医から具体的な治療計画が提示されます。口腔診査結果を記録したチャートやX線写真などを示して説明するはずですから、分かりにくいところは遠慮なく質問してください。[*8]

＊8　とくに「抜歯」については慎重に判断すべきです。「抜くしかない」という場合もあり得るでしょうが、当初から多数歯の積極的な抜歯を勧められたようなときには、即答せずに、別の歯科医師にセカンドオピニオンを求めたほうがよいと思います。歯周病の専門医（「歯周病科」は標榜科目として看板に表示することはできませんが、診療室には専門学会の認定証が掲示されているはずです）は大学病院ばかりでなく、開業医のなかにもいます。

3　治療処置の実際

(1) 歯周基本治療　その1

歯周基本検査（第1回）に続いて、次の処置が進められていきます。

①口腔清掃（プラーク・コントロール）

診療室では研磨剤を使って器械的な歯面清掃を行いますが、なによりも大切なのは、患者さん自身（要介護者では家族など）による日常的なプラーク・コントロール、具体的には歯ブラシやフロスなどによる口腔清掃の励行です。そのために、それぞれの口腔内状況に応じた適切なブラッシング法などの指導が積極的に行われます。

②スケーリング（歯石除去）

深い歯周ポケット内の歯石除去では、ある程度の痛みや出血が避けられないこともあります。辛かったら遠慮せずに声を出すなどで術者に知らせてください。ポケット内への表面麻酔薬の塗布、あるいは歯肉への注射による局所麻酔などの対策を取るはずです。

③洗浄と貼薬（P処置）

薄い過酸化水素水（オキシドール）などを塗布して、歯周ポケット内をスプレー洗浄します。ヨードグリセロールなどの殺菌作用のある薬物や、抗菌薬（ペリオクリン®）などを歯周ポケット内に貼薬することもあります。

④再評価　その1

ここまでの治療（口腔清掃の徹底とスケーリング）の結果を歯周基本検査（第2回）で評価します。歯肉の炎症が軽減し、歯周ポケットが浅くなるなどの効果が認められ、適切なブラッシングなどを続けていくことで、ほぼ十分な改善が得られると期待された場合（臨床的「治癒」[*9]）には、とりあえずの治療は終了で、数カ月後に予後診査を受けていただきます。

＊9　臨床的な治癒の目安：歯肉の炎症がなくなり、歯周ポケットの深さは3㎜以下で、プロービング時の出血もなく、歯の動揺も生理的範囲内となった。

⑵ 歯周基本治療　その2

「再評価　その1」で、まだ「治癒」が得られていないと判定された場合には、次の治療ステップに進むことになります。次のような処置が必要になるでしょう。

①ルートプレーニング（SRP、歯根面の滑沢化）

歯根面の感染セメント質など壊死した歯質の表面をわずかに削り取って、歯石を除去した後の歯根面を滑らかに仕上げる処置です。スケーリングと同時に行うこともありますが、通常は「歯周基本治療　その1」によって歯周組織の炎症にある程度の改善が見られた段階で、歯石の取り残しがないことを確認しながらていねいに行います。

スケーラーやキュレットなどの手用器械を用いて、ポケットの深部まできれいに仕上げるのは、かなり面倒な手作業になります。局所麻酔が必要です。

②歯周ポケット掻爬（Pcur）

歯肉に局所麻酔の注射をしてから、慢性炎症によって歯周ポケットの内側に増殖した肉芽組織を鋭利なキュレット（鋭匙）で取り除く処置です。ある程度の出血も伴います。

③再評価　その2

治療結果を歯周基本検査（第3回）で再評価します。まだ十分な治癒が得られなかったと評価された部分、すなわち深いポケットが残っていたり、歯槽骨が破壊された部分や歯根分岐部の病変が残存していたりしている場合には、それぞれの歯について周囲の4カ所以上でポケットの深さを測定するなどの「歯周精密検査」を行い、歯周外科手術の適応を検討することとなります。

(3)　歯周外科手術

歯周外科手術は歯肉に注射する局所麻酔下で行うのが普通ですが、必要があれば低濃度笑気吸入鎮静法や静脈内鎮静法が併用されます。

広く応用されている歯周外科手術の術式については前述しましたので、そちらを参照してください。

歯槽骨が大幅に失われているような場合には、他の部位から採取した骨や人工骨を移植することもあります。

手術後2～4週以降に、手術部位の歯肉の炎症状態や歯周ポケットの深さなどを調べる「部分的再評価」を行います。さらに歯周精密検査も行って、治療による改善状態やさらなる処置の必要性を検討します。この段階で「治癒」と判定されれば治療終了です。

まだ完全には健康が回復してはいないが「病状安定」と考えられれば、サポーティブ・ペリオドンタル・セラピー（SPT、歯周病安定期治療）に移行します。

(4) 抜歯

重度の歯周炎で、すでに歯を支える歯槽骨のほとんどが破壊されているような歯を助けることは困難ですから、明らかに保存不可能と判定された歯は初期の段階で抜歯することになります。しかし、保存の可否の判定に迷うような歯では、ある程度の治療の結果を見てから……となるでしょう。

なお、歯が欠損した部位については、残っている歯の負担を減らすためにも、できるだけ速やかに入れ歯を作る必要があります。

4 アフターケア

前述したように、歯周病はきわめて再発しやすい疾患です。歯を守るためには、患者さんご自身による日常的なセルフケアはもとより、歯科医師や歯科衛生士による定期的なプロフェッショナル・ケアも不可欠なのです。自動車の定期点検と同じように、年3～4回の定期検診（リコール[*10]）を受けることがなによりも効果的です。

＊10 定期検診の時期をお知らせする「リコール・サービス」をしている歯科医院もあります。

Ｖ　歯周病の治療費

１　保険診療

歯周病の治療に関係する保険点数の主なものを例示します。ただし、日常診療での頻度が低いものは省略しました。１点10円ですから、３割負担の方の窓口支払い額は点数×３円となります。

なお、歯周病専門医にかかっても、保険医であれば特別な加算点数を請求されるようなことはないはずですが、未承認の薬剤や特別な治療法を患者さんの同意を得た上で応用する場合には、全額が自費扱いになります。

２　保険外診療（自由診療）

歯周病専門医のなかには、不合理な制約を嫌って保険医の指定を受けない人もいます。保険診療では好ましい結果が得られない場合には、より高度な治療が期待できるかも知れません。ただし、経済的な余裕があるという条件が必要ですが……。

コラム

「ハクサ」の病い

日本人は昔から歯周病で苦しんでいたようです。平安時代末期に描かれた「病草紙」(国宝)のなかにも「歯の揺らぐ男」や「口臭の女」の一枚があり、明らかに歯周病です。進行した辺縁性歯周炎では、歯肉を指で押すと、黄色い膿が出てくるのを見ることができますから、以前に使われていた「歯槽膿漏」の病名は実態をよく表現しています。このような状態では、口臭もひどいものとなりますから、そんな人は「ハクサ=歯瘡、歯臭?」とも呼ばれて嫌われました。

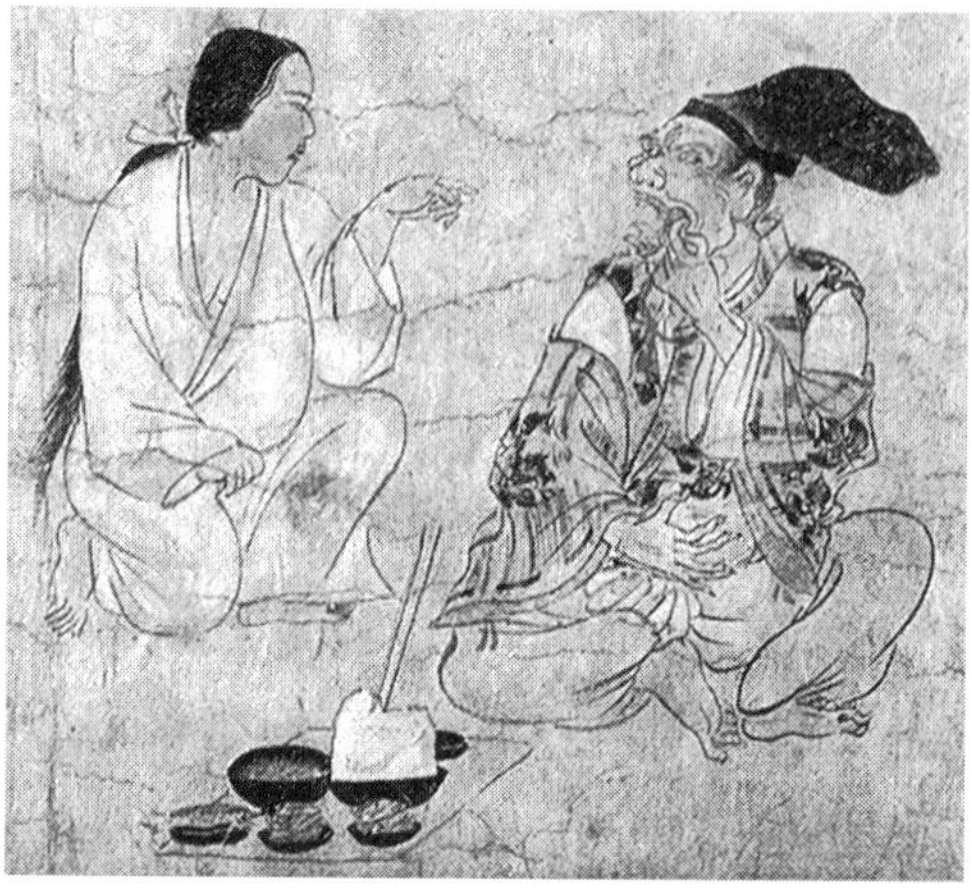

『病草紙』(国宝)「歯の揺らぐ男」

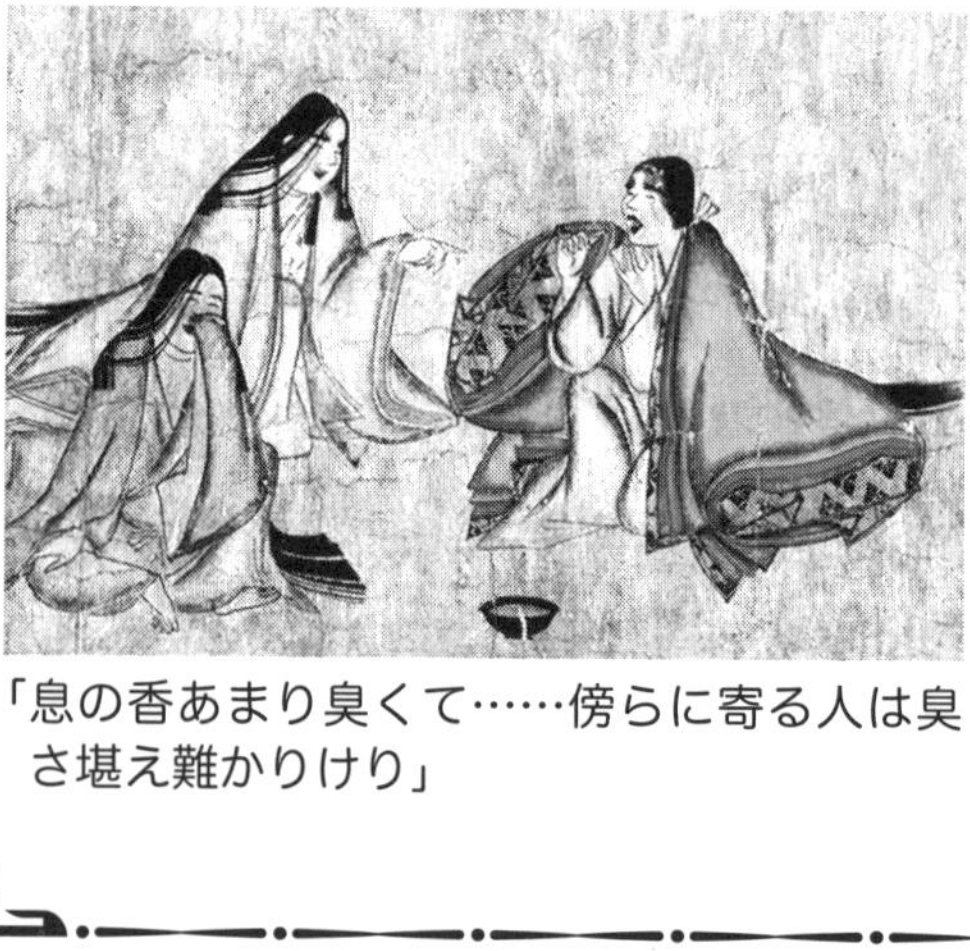

「息の香あまり臭くて……傍らに寄る人は臭さ堪え難かりけり」

歯周病の治療に関連した主な保険点数

（2017年３月現在）

６歳未満の乳幼児や著しく診療が困難な者では、処置や手術の点数が５割増しとなります。

１．基本診療料

歯科初診料：234点、歯科再診料：45点など

２．検査料

⑴ 歯周組織検査（１カ月以内の２回目以降の検査は半額）

① 歯周基本検査
　１～９歯：50点、10～19歯：110点、20歯以上：200点

② 歯周精密検査（４点以上のプロービングなど）
　１～９歯：100点、10～19歯：220点、20歯以上：400点

③ 混合歯列期歯周病検査（１口腔につき）：80点（２回目以降は40点）

④ 歯周部分的再評価検査（１歯につき）：15点

⑵ 口腔内写真検査（１枚につき、１回に５枚まで）：10点

⑶ 画像診断（Ｘ線写真撮影など）

Ｘ線写真撮影による画像診断については、診断料、撮影料、フィルムおよび造影剤料を合計した点数を例示します。

① 個々の歯の単純撮影（いわゆる「デンタル」）
　１枚目　デジタル：58点、アナログ：48点
　同一部位２枚目（症状確認のため時間をずらして撮影）
　１枚目　デジタル：48点、アナログ：38点

② 全顎の単純撮影　10枚法：512点～、14枚法：552点

③ その他の単純撮影
　カビネ　デジタル：213点、アナログ：112点
　四つ切　デジタル：218点、アナログ：157点

④ 歯科パノラマ断層撮影（いわゆる「パントモ」）
　デジタル：402点、アナログ：317点

３．管理料、指導料

① 歯科疾患管理料（月１回）：100点（文書提供＋10点）

② 歯科衛生実地指導料（歯科衛生士が15分以上、月１回限り）：80点（特別対応患者＋20点）

４．処置料

⑴ 咬合調整（１初診に１回限り）１〜９歯：40点、10歯以上：60点

⑵ 歯周疾患処置（特定薬剤のポケット内注入）：14点

⑶ 歯周基本治療（２回目以降は半額）

① スケーリング（３分の１顎につき）：66点（同時に３分の１顎を超えて行った場合には、３分の１顎を増すごとに38点を加算する）

② スケーリング＋ルートプレーニング（SRP、１歯につき）
前歯：60点、小臼歯：64点、大臼歯：72点

③ 歯周ポケット掻爬（１歯につき）
前歯：60点、小臼歯：64点、大臼歯：72点

⑷ 歯周基本治療処置（洗浄など、月１回限り算定）：10点

⑸ 機械的歯面清掃処置（２カ月毎）：68点

⑹ 歯周病安定期治療（月１回限り）
１〜９歯：200点、10〜19歯：250点、20歯以上：350点
（かかりつけ歯科医機能強化型診療所では380点、550点、830点）

⑺ 暫間固定（装着料を含む）

① エナメルボンドシステム　簡単なもの（４歯未満）：200点、困難なもの（４歯以上）：500点

② レジン連続冠固定法、線結紮法　簡単なもの（４歯未満）：230点、困難なもの（４歯以上）：530点

⑻ 歯周治療用装置（印象料、装着料などは冠や義歯に準じて別に算定する）
冠形態のもの（１歯につき）：50点、床義歯形態のもの（１装置につき）：750点

５．手術料

⑴ 口腔内消炎手術　歯肉膿瘍の切開：180点、骨膜下膿瘍の切開：230点

⑵ 歯周外科手術（１歯につき）

① 歯周ポケット掻爬術：80点

② 新付着手術（ENAP）：160点

③ 歯肉切除手術（GEct）：320点

④ 歯肉剥離掻爬手術（FOp）：630点

⑤ 歯周組織再生誘導手術（GTR）１次手術：840点、２次手術：360点

⑶ 骨移植術　簡単なもの：1,780点、困難なもの：14,030点

⑷ 歯肉歯槽粘膜形成手術
歯肉弁根尖側移動術：600点、歯肉弁歯冠側移動術：600点、歯肉弁歯冠側移動術：770点、遊離歯肉移植術：770点

⑸ 抜歯手術（１歯につき）乳歯：130点、前歯：150点、臼歯　260点など

具体的な症例のいくつか

1．歯肉炎（G）～軽度の歯周炎（P1）

歯肉が腫れて出血することがあるが、歯周ポケットの深さは4 mm未満

〈第１日〉 初診234＋歯周基本検査①（20歯以上）200＋X線撮影（オルソパントモ）*317＋歯科疾患管理料（文書提供）110＋スケーリング（下顎全体）140＋機械的歯面清掃加算60＋洗浄貼薬0＝1,061点

*単純性歯肉炎など、歯槽骨の破壊が生じていないと考えられるような症例では、X線撮影は必ずしも必要ではありません。

〈第２日〉 再診45＋スケーリング（上顎全体）140＋洗浄貼薬0**＝185点

**受診月が変わった場合には、歯周基本処置料10点が毎月１回限りで算定されます。歯科疾患管理料についても毎月１回算定されます。

〈第３日〉 再診45＋歯科衛生実地指導料（ブラッシング指導）80＋洗浄貼薬0＝125点

〈第４日〉（翌月）再診45＋歯周基本検査②200＋歯周基本治療処置10＝255点（この時点で臨床的に治癒と判定されたので治療終了です）

2．中等度の歯周炎（P2）

深さ4 mmを超える歯周ポケットがあり、歯肉縁下歯石が認められる。

〈第１日〉 初診234＋歯周基本検査①（20歯以上）200＋X線撮影（オルソパントモ）317＋歯科疾患管理料（文書提供）110＋スケーリング（下顎全体）140＋機械的歯面清掃加算60＋洗浄貼薬0＝1,061点

〈第２日〉 再診45＋スケーリング（上顎全体）140＋洗浄貼薬0＝185点

〈第３日〉 再診45＋歯科衛生実地指導料（ブラッシング指導）80＋洗浄貼薬0＝125点

〈第４日〉（翌月）再診45＋歯周基本検査②200＋歯周基本治療処置10＝255点（この時点ではプロービング時に出血があるなどで、治癒とは判定できなかった）

〈第５日〉 再診45＋局所麻酔（処置料に含まれる）0＋スケーリング・ルートプレーニング（下顎前歯６歯）58×６＋洗浄貼薬0＝393点

〈第６日〉 再診45＋局所麻酔0＋スケーリング・ルートプレーニング（上顎前歯６歯）58×６＋洗浄貼薬0＝393点

〈第７日〉（翌々月）再診45＋歯科疾患管理料100＋機械的歯面清掃60＋歯周基本処置料10＝215点

〈第８日〉 再診45＋歯周基本検査③（20歯以上）200＋洗浄貼薬0＝245点

（この時点で病状安定と判定されたので、サポーティブ・ペリオドンタル・セラピーに移行した）

3．進行した歯周炎（P3）の急性発作

歯肉が化膿してひどく腫脹れ、痛みを訴えて急患として来院した。

〈第１日〉初診234＋局所麻酔（手術料に含まれる）0＋歯肉膿瘍切開180＋咬合調整40＋投薬（内容省略）80＋薬剤情報提供料10＝544点

（急性症状の緩解後に、歯周検査などを行って系統的な治療を始めることになりますが、第２日以降は省略します）

4．進行した歯周炎（P3）の歯周外科手術

深い病的ポケットがあり、下顎前歯がとくに著しい。歯周基本治療によっても十分な改善が得られず、精密検査で再評価した結果、下顎前歯は歯周外科手術の適応と判定された。（手術当日の治療費のみを示します。手術以前に行われた検査や歯周基本治療などの費用、手術後の抜糸や暫間固定などの費用は別に必要となります）

再診45＋局所麻酔（手術料に含まれる）0＋フラップ手術（下顎前歯６歯）150×６＋投薬（内容は前症例と同じ）80＋薬剤情報提供料10＝1,035点

5．薬物性の歯肉増殖（複雑性歯肉炎）への歯周外科手術

抗てんかん薬の副作用と思われる高度の歯肉増殖が認められる。

（手術当日の治療費のみを示します）

再診45＋局所麻酔（手術料に含まれる）0＋歯肉切除手術（下顎前歯６歯）300×６＋投薬（内容は前症例と同じ）80＋薬剤情報提供料10＝1,935点

6．ひどい歯ぎしりによる咬合性外傷

犬歯から小臼歯にかけて動揺が見られ、夜間の歯ぎしりによる咬合性外傷と思われる。

〈第１日〉初診234＋歯周基本検査①（20歯以上）200＋Ｘ線撮影（オルソパントモ）317＋歯科疾患管理料（文書提供）110＋咬合調整40＋印象採得（診断用模型）0＝901点（並行して行われるべき歯周基本治療などの料金は別です）

〈第２日〉再診45＋咬合調整（２回目以降は点数なし）0＋印象採得（単純）40＋咬合採得0＝85点

〈第３日〉再診45＋咬合床1,500＋装着料150＝1,695点

〈第４日〉再診料45＋咬合床調整料0＝45点

（咬合床装着後の調整は、咬合状態の安定が得られるまで、何度も繰り返して行わなければなりません）

第8章

口腔外科疾患の治療

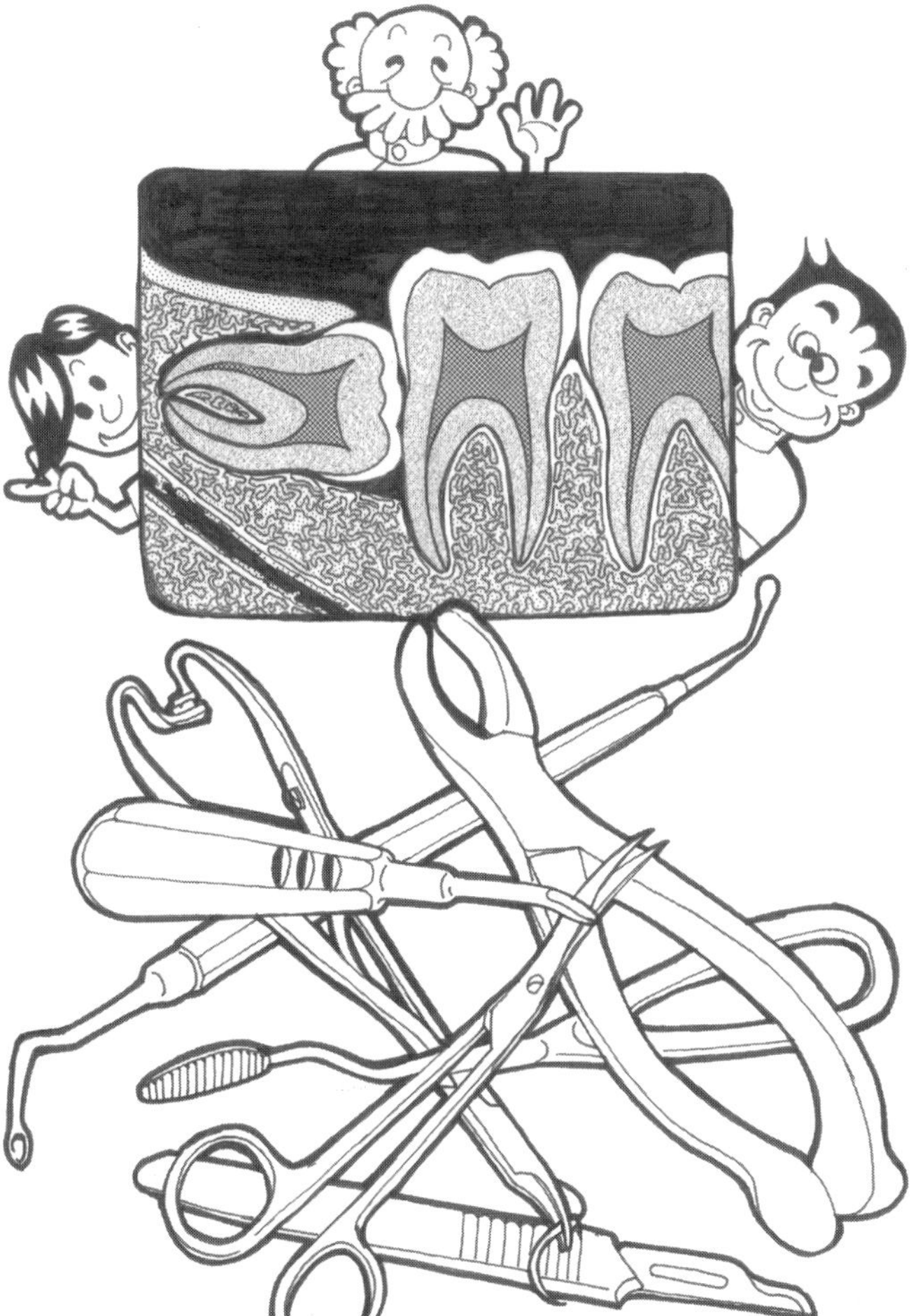

歯科における三大医療と言えば、むし歯の予防や治療、歯周病の予防や治療、そして歯が欠けたり失われたりした場合の修復（補綴）治療となりますが、それら以外にも口腔周辺にはさまざまな外科的疾患が存在しています。抜歯や歯肉膿瘍の切開など歯科医院での日常的な小手術からはじまって、口内炎などの軟組織疾患の治療、顎関節疾患の治療、さらには病院での顎骨骨折などの外傷への対応、口蓋裂などの奇形への成形手術、口腔がんなどの悪性腫瘍の根治手術なども、歯科医師が専門技能を発揮する領域のひとつです。

I 口腔《こうくう》外科の基礎知識

1 口腔外科とは？

(1) 口のなかに「できもの」ができた!?

口のなかにはさまざまな「できもの（腫れ物）」が発生します。舌や口唇、頬の内側、歯肉、上あご（口蓋）などに異状を発見したら、とりあえず歯科医師に診てもらいましょう。

歯肉の「できもの」の多くは、むし歯で死んだ歯や歯周病と関係した炎症性の腫れ物で、歯や歯周組織への適切な治療により消失します。しかし、腫瘍の場合には切除手術などが必要となることもあります。

「腫瘍」と聞くと恐れを感じる方もおられるでしょうが、そのほとんどは皮膚にできるイボなどと同じような良性腫瘍で、普通の歯科医院でも簡単に処置できるものが大半です。

しかしながら、良性腫瘍でもある程度以上に大きくなってしまったものや、悪性化する可能性が少しでもあるものでは、口腔外科の専門的な訓練を受けた歯科医師による治療（切除や摘出手術など）が必要となります。

⑵ 口のなかの外科

口腔外科とは、口腔（口のなか）とその周辺組織の外科です。一般外科の一分野でもありますが、この領域は咬合などの顎口腔機能と密接に関係することから、そのほとんどは歯科の一分野として歯科医師が担当しています。

歯科医療は、むし歯や歯周病などの一般的な歯科疾患の予防や治療、あるいは欠けた歯の修復（歯冠補綴）や義歯の製作（欠損補綴）が主体だと考えられがちですが、それらばかりではありません。抜歯をはじめとするさまざまな手術、外傷の処理、さらには口内炎、顎関節疾患、唾液腺疾患、神経痛などにも対応して、それらの治療を専門とする分科があるのです。大学病院などはもちろんですが、開業医でも「歯科口腔外科」を看板に掲げている歯科医院[*1]が増えています。

⑶ 口腔外科の治療はどこで受ける？

①歯科医院（開業医など）

ふつうの抜歯や化膿した歯肉の切開などの小手術は、普通の歯科医院でも日常的に行われています。しかし、横に曲がって生えてきた第３大臼歯（智歯＝親知らず歯）の抜歯で骨を削る必要がある……となると、「歯科口腔外科」を標榜しているクリニックでないと無理かも知れません。

②病院歯科

顎顔面口腔外科と呼ばれるような範囲の大きな手術、たとえば口唇口蓋裂の成形手術、あるいは舌がんや歯肉がんなどの悪性腫瘍の根治手術などともなれば、全身麻酔や入院による全身管理が必要ですから、総合病院や大学病院などの大きな病院の口腔外科でなければ十分な対応はできません。

どのレベルの治療が必要かは、かかりつけの歯医者さんに判断してもらうべきで、専門的な治療が必要となる場合には、しかるべき病院への紹介状[*2]を書いてくれるはずです。

本章では、口腔外科について全般的な基礎情報を提供しますが、治療の流れなどの実際面については一般的な歯科医院で日常的に取り組まれている口腔外科疾患の治療（いわゆる「歯科外科」）に限定してお話しすることにします。

＊1　看板に「歯科口腔外科」を表示していたとしても、日本口腔外科学会が認定した専門医だとは限りませんが……。

＊2　大病院では紹介状がないと初診料に割増し料金が加算されることがあります。

2　抜歯をめぐって

(1)　抜歯はできるだけ避ける

①安易に抜かせてはいけない！

永久歯は抜かれてしまったら最後で、二度と生えてはきません。歯科医師に抜歯を勧められても、すぐに同意せずに「抜かずに治す方法はないですか？」と尋ねてみましょう。現代では、歯に関するトラブルの多くが歯を失ってからのものだからです。

1本でも痛い歯があったら不愉快です。噛むたびに痛い思いをして、食べたい物も食べられなかったり、ひどく疼いて夜もよく眠れなかったりすれば、この歯がなかったらどんなにすっきりするだろうと考えるのは無理もないことです。

しかし、現代の歯科医学をもってすれば、どんなに激しい歯痛も、歯を残したままで緩和することが十分に可能ですし、大きく欠けて根だけになったような歯でも、たいていは修復することができます（第３〜５章を参照してください）。激しい歯痛や高度の炎症などに対して、原因歯の抜歯が唯一の「決定的治療法」だったのは、すでに大昔の話になっているのです。

どれほど上手に作られた入れ歯やインプラント義歯でも、噛む力などの機能は天然の歯にはとてもおよびません。歯を失うと、機能回復がむずかしいばかりでなく、経済的な側面でも負担がはね上がることも知っておいてください。保険診療の入れ歯にはさまざまな制約がありますので、高額な保険外治療を勧められるようなことも多くなるでしょう。しかし、どんなにお金をかけても、天然の歯に勝るようなものは作れないのです。

歯を失って初めて「自分の歯の有難味が分かった」と悔やまれる方がとても多いのが現実です。すべては抜歯から始まるトラブルです。

②「抜きましょう」と言われても……

今診てもらっている歯科医師に「抜歯しましょう」と言われても、「抜かずに治療する方法はないのですか？」と尋ね、納得いくまで説明してもらうことです。十分に納得できた場合以外は、その場で安易に同意すべきではありません。

少しでも疑念があれば「セカンド・オピニオン」を聞きたいからと言って、X線写真を借り出して、別の歯科医師に診てもらいましょう。[*3] きちんとした説明をしてくれなかったり、「オレが信用できないのか」などと怒り出すような先生だったりしたら、ただちに転医したほうがよいと思います。

「抜歯」は最も簡単な治療法です。腕前に自信のない歯医者ほど「抜きたがり屋」になります。さらに、抜いてしまえば、そのあとにブリッジや入れ歯あるいはインプラントを勧めるという営業面での「うま味」も出てきます。しかし、どんなにお金をかけた入れ歯やインプラント義歯でも、自分の本来の歯にはほど遠い代用品にすぎません。せっかく自分の歯があるのに、それを抜いてインプラントにする（インプラントは歯が抜かれた「欠損部」に入れるものです）などというのは最悪の選択です。

ですから、良心的な歯科医師でしたら、歯を抜かずに助けるために全力をあげるはずです。

③「残根」でも抜かずに修復できる！

歯が折れて歯根だけになってしまった状態を「残根」と呼びます。高齢者で歯肉が下がって、エナメル質で保護されていない付け根の部分が露出してくると、そこにむし歯が発生しやすくなります。そのため、歯冠部にはしっかりした金属冠などが装着されていても、付け根から折れてしまうことが珍しくはありません。

昔の歯科医学の教科書には「残根」は抜歯の適応だと書かれていました。現代でもすぐに抜いてしまう歯科医師がいますし[*4]、患者さんも「歯がすっかり欠けて根だけになってしまったから仕方ない」とあきらめてしまうことが多いようです。

しかし、まだしっかりとしている歯根を抜いてしまうのは、なんとももったいない話です。歯内療法で内部をきちんと処置して、金属やプラスチックの支柱を立て、歯冠修復による外観と機能の回復が可能であることが少なくないからです。

(2) 抜歯の適応症（図8－1、2、3）

けれども、現実には「抜歯が望ましい歯」も存在します。①後から生えてくる永久歯に悪影響を及ぼしている乳歯、②曲がって生えてきた智歯（親知らず歯）や過剰歯（余分な歯）など、他の歯を破壊する、あるいは歯列を乱すおそれがあるような歯、③顎骨骨折の治癒に悪影響を及ぼしている歯、④口腔ガンを刺激している歯、⑤小さく砕けてしまった歯根の破片などがその具体例です。

口腔外科の教科書には、歯内治療や歯周病治療を繰り返しても症状が改善できない歯も抜歯の適応症と記載されています。しかし、進行した歯周炎で歯を支えている歯槽骨のほとんどが破壊され手指で引っ張っても抜けるようになってしまった歯は別として、現代の進歩した歯科医療では「痛み」などの症状の緩和は容易なの

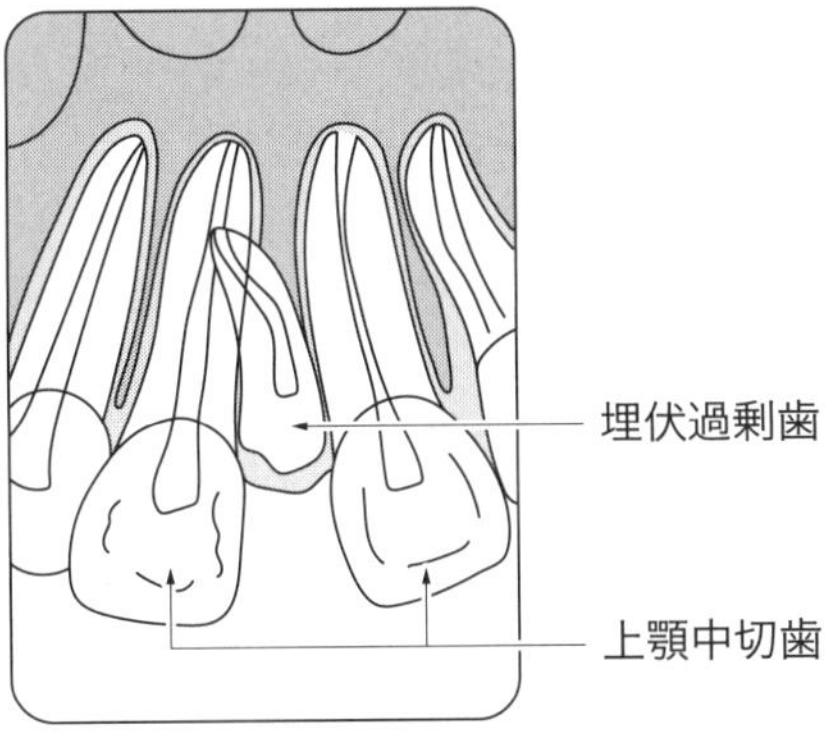

図8-1　埋伏過剰歯の一例
（X線写真のスケッチ）

余分な歯の存在によって正中離開（隙っ歯）になってしまった。

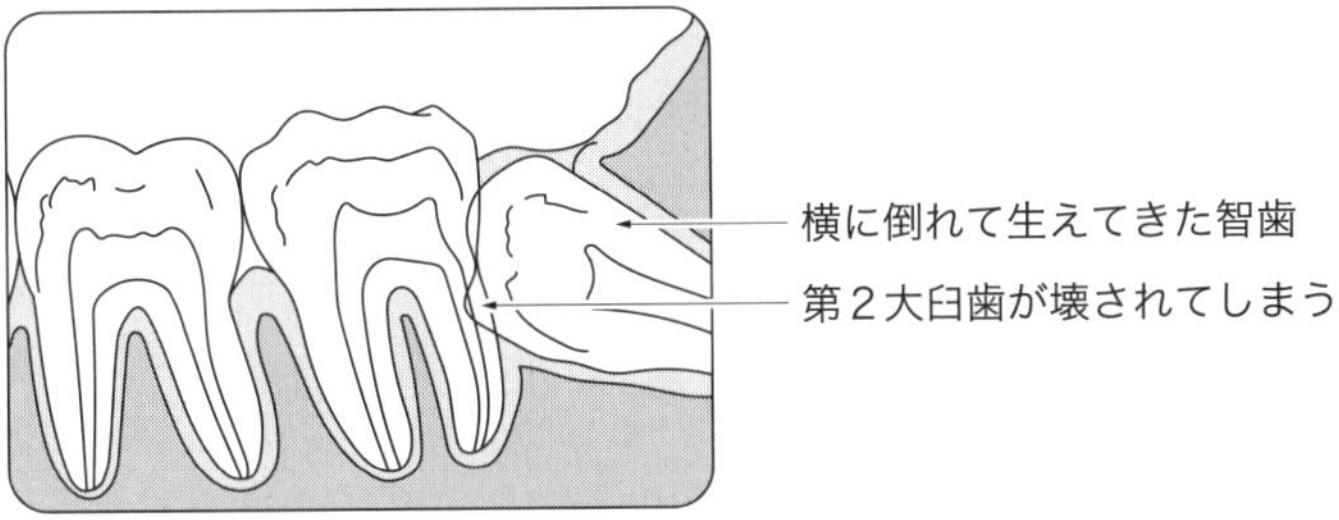

図8-2　曲がって生えてきた智歯（親知らず）
（X線写真のスケッチ）

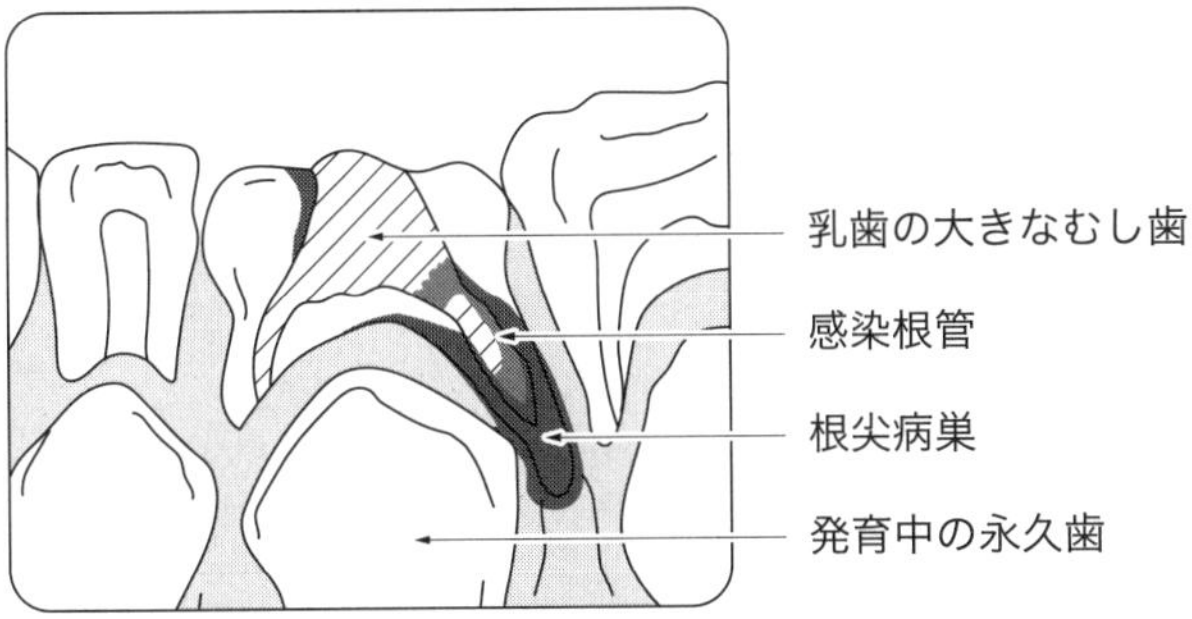

図8-3　後継永久歯を傷害する乳歯
（X線写真のスケッチ）

ですから、それらが安易に抜歯することの理由とされるべきではありません。担当医から十分な説明を受けても納得できなければ、転医をも考えるべきです。

歯列矯正で前歯を引っ込めるために小臼歯を「便宜抜歯」するケースもありますが、歯を守る立場の人間としては残念なことです。[*5]

⑶「親知らず歯」は抜くべきか？

第３大臼歯は萌出の時期が遅く、20歳代で顔を出すことが珍しくありません。寿命が短かった昔の人では親を亡くしてから生えてくるというので「親知らず歯」、あるいは成人に近づいて智恵がついてから生えるというので「智歯」と呼ばれるようになったのです。

それでも、まっすぐに生えて上下が噛みあっていれば、そしゃくに役立つ大切な歯ですから、抜歯すべきではありません。[*6]

しかし、あごの骨が小さくなった現代人では、萌出の余地がないために横に曲がって生えてしまうことがあります。手前の歯に当たってそれ以上出られない状態で炎症を繰り返し、他の歯を破壊するようになってしまうと、そのままにはしておけません。ときには歯肉を切開して歯槽骨を削るような「難抜歯」が必要になることもあります。

＊３　セカンド・オピニオン（診療を担う医師以外の医師による助言）にも保険診療が適用されます。費用は診療情報提供料(Ⅱ)５００点（３割負担なら自己負担は１５００円）と、助言してくれる先生の診察・相談料（こちらは原則として自費）です。

＊４　「歯内治療は手間ばかりかかって割に合わない。抜歯してブリッジや入れ歯にしないと、歯科医院の収入増にはつながらない……」というのは、たちの悪い冗談ですが、まだしっかりしている「残根」を抜いてインプラントをと勧める歯医者には、私は強い疑問を感じます。

＊５　あごの骨が小さいためのやむを得ないこともあるでしょう。歯科矯正の担当医とよく相談してみてください。
＊６　ヒトの歯は退化の傾向にあり、現代の日本人では「親知らず」が４本とも生える人はむしろ少数派です。まったく生えない人もかなりいます。ちなみに、第２小臼歯が退化して生えないがために、乳歯を一生使わなければならない人もいます。

Ⅱ　さまざまな口腔外科疾患とその対策

１　顎関節の異常（顎関節疾患）（図８－４）

(1) あごがおかしい！

口を大きく開閉するとカクカクと音がすることがありませんか？　耳の前に手指を当てて、関節の動きを確かめてください。あごの関節（顎関節）は単純な蝶つがいではなく、大開口時には下顎の関節頭が前方の関節突起を乗り越えて動きます。このときに音が出る人はけっして珍しくはありません。単に音がするだけで、スムースに動いているのなら、あまり心配することではないでしょう。

(2) 顎関節症？

しかし、あごを動かすと痛みが出る、大きく開けられない……などの症状があるのなら、「顎関節症」の疑いがあります。長年にわたっての噛み合わせの異常、たとえば歯ぎしりや食いしばりなどが、あごの関節を傷めていることがあります。ストレスや噛み癖、生活習慣などが関係していることもあります。まずは、かかりつけの歯医者さんに相談してみましょう。必要があれば歯科口腔外科を標榜している歯科医師などに紹介してくださるはずです。大学病院の口腔外科にはあごの病気を専門に診ているところもあります。

対症的には、消炎鎮痛薬の内服が有効です。噛み合わせの異常と関係すると考えられた場合には、咬合調整とスプリント療法が主体となります。関節の変形が認められるような重症例では、手術が行われることもあります。

(3) あごが外れた！（顎関節脱臼）

極端な大開口や打撃などによって、あごが外れることがあります。症状として、口を閉じることができなくなります。高齢者では習慣性脱臼をみることもありますが、心得のある歯科医師なら簡単に整復できるでしょう。

噛みしめた状態では関節頭は関節窩の中にある。

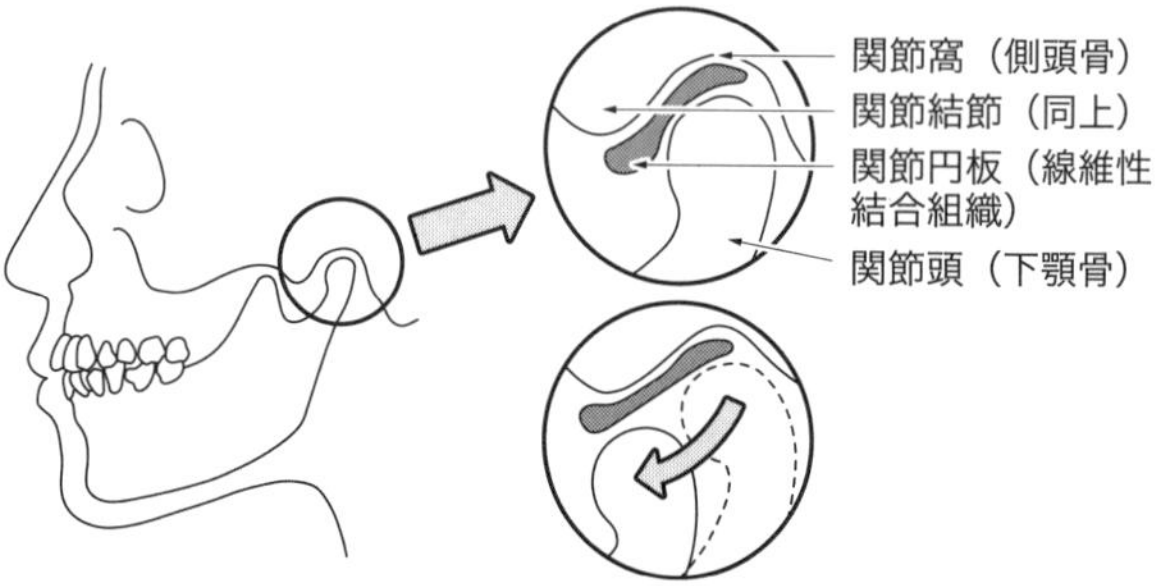

図8-4　顎関節の構造

口を大きく開けると、関節頭が関節突起を乗り越えるように前方に動く（このときにクリック音がする人もいる）。

2　口内炎など（口腔粘膜疾患）

(1) アフタ性潰瘍

直径2～10㎜程度のほぼ円形の小潰瘍で、なにかが触れるとぴりぴりと痛みます。人によっては頻繁に発症して「再発性アフタ」と呼ばれます。疲労やストレス、女性の性周期などと関連していることもありますが、正確な原因は不明なことが多いようです。

対症療法として、ステロイド軟膏の塗布が有効で、最近では潰瘍部に張り付ける「付着錠」も用いられます。

⑵ 口内炎

ヘルペスウイルスやコクサッキーウイルスなどによる口内炎がしばしば見られます。軽症の場合はうがい薬やトローチなどで改善を図りますが、食事摂取が困難になって入院治療を要するような重症例も稀にはあります。

⑶ 口角炎

口角びらんとも呼ばれ、大きく開口すると亀裂が生じて出血します。口唇の荒れとも共通するようで、寒い季節にはよく見られます。軟膏塗布が有効です。ビタミンＢ２不足と関係することもあるようです。

⑷ 外傷性潰瘍

最も頻繁に見られるのは、不適合な義歯による「褥創《じょくそう》性潰瘍」（いわゆる「入れ歯のあたり」）です。生えたばかりの下の前歯で舌の付け根が傷つけられる「リガフェーデ病」も、赤ちゃんにときどき見られます。いずれも「義歯調整」や歯の鋭縁の研磨などで原因を取り除けばすぐに治ります。

⑸ 舌炎

ビタミンＢ12欠乏症や鉄欠乏性貧血などによる慢性の舌炎を見ることがあります。免疫力が低下した高齢者などでは、かびの一種のカンジダで舌などが白い膜で覆われることもあります。発生原因を調べるとともに、薬物塗布などの対症療法が行われます。

⑹ 色素沈着症

歯肉にメラニン色素が沈着して黒くなっている人がいます。アジソン病などの全身疾患と関連しているものを除けば、ほとんど実害はありませんが、審美性が気になる場合は局所麻酔下に粘膜下の色素を取り除くことも可能です。

3　歯と口の怪我（外傷）

(1) 歯の破折（図8－5）

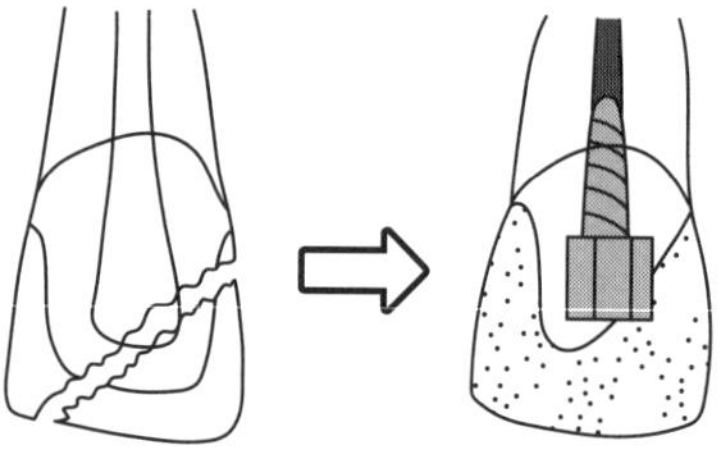

図8-5　歯が欠けた！

歯髄が露出した場合には、歯内治療が必要になる。大きく欠けて歯根だけとなったような場合でも、修復できることが多い。

歯の先端が少し欠けた程度の破折であれば、ふつうの歯科医院でも接着性レジンなどできれいに修復できます。大きな破折で、歯の内部からの出血が見られるような場合には、露出した歯髄の除去などの歯内治療を急いで行わなければなりません。

歯根が折れてしまった歯でも、できるだけ助けるのが原則ですが、ときには抜歯せざるを得ないこともあります。

(2) 歯の脱臼

転倒や打撲で歯が抜け落ちてしまうことがあります。歯を探し出して大至急に歯科医院あるいは病院歯科（口腔外科）を受診してください。時間外でも緊急医療の当番医がいるはずです。抜けた穴に歯を戻すことができれば最善なのですが、それが無理ならば冷たい牛乳かスポーツドリンク[*7]に浸して持参すべきです。1～2時間以内でしたら、抜髄即時根管充塡後に再植して生着させることが可能です。しかし、ある程度以上の時間が経過してからですと、セメント質も死んでしまいますので、骨性癒着したとしても1年ぐらいで歯根吸収が生じて脱落します。

(3) 歯槽骨骨折

歯槽骨骨折で歯がぐらぐらと動くようになってしまっても、元の形態に整復して歯を金属線と接着性レジンなどで固定すれば、抜歯を避けることができます。歯肉の裂傷を伴うケースでは縫合などの創傷処理が必要です。

⑷ 顎骨骨折

あごに強い衝撃を受け、上下の歯がうまく噛み合わなくなった状態は、顎骨の骨折が考えられます。下顎骨骨折では整復後に上顎歯列を副木として「顎間固定」をするのですが、多くの場合は軟組織の損傷を伴う複雑骨折ですので、感染防止や摂食管理が重要となります。病院での治療となることが多いでしょう。

⑸ 口唇裂傷など

口唇、歯肉、舌などの損傷では、傷痕が目立たないように細い針での縫合など審美的な配慮が求められます。

＊7　組織を傷めないために浸透圧が体液に近い無菌的な液体（理想的には滅菌された生理的食塩水＝学校やスポーツジムなどの保健室に用意されていることもあります）を使うということです。セメント質の細胞を死なせないようにしたいので、消毒液を使ってはいけません。

4　炎症

「死んだ歯」からの周囲組織への感染（歯根膜炎など）や歯周疾患など、口のなかにはさまざまな炎症が発生します。歯肉膿瘍のような歯周組織に限局した軽度なものは、一般的な歯科医院でも処置できますが、口底から咽頭周囲の組織隙に拡大する重篤なものでは、入院治療が必要となることもあります。必要に応じて、切開排膿、抗菌薬の投与、患者さんの栄養管理などの治療が行われます。

5　奇形、変形症

「口唇裂」、「口蓋裂」などの奇形や「顎変形症」など、口腔領域の形態異常に対する形成手術が行われます。

口唇や口のなかに形態異常がある赤ちゃんが生まれたならば、できるだけ早期に大学病院などの口腔外科か形成外科にご相談ください。現代の医療技術では傷痕もほとんど分からないほどきれいに修復できます。

6 囊胞《のうほう》性疾患

顎骨内には、歯の発生途中で生じる「歯原性囊胞」や慢性根尖性歯周炎に続発する「歯根囊胞」などが発生することがあります。軟組織にも「粘液囊胞」や「ガマ腫」などが見られます。これらはほとんどが良性疾患ですので、摘出手術あるいは開窓手術で治癒させることができます。

7 腫瘍

(1) 良性腫瘍

「乳頭腫」、「線維腫」、「脂肪腫」、「血管腫」などは全身的にも見られるものですが、口腔内に特有のものとしては、「歯牙腫」、「セメント質腫」、「象牙質腫」などがあります。顎骨内に発生する「エナメル上皮腫」、「石灰化歯原性囊胞」などはしばしば巨大化しますので、顎の骨が異様に膨れてきたのに気づいたら、早めに受診してください。

(2) 悪性腫瘍

舌、口唇、歯肉、上顎洞粘膜、唾液腺などの上皮組織や腺組織から発生する「がん腫」、非上皮性組織から発生する「肉腫」や「悪性リンパ腫」などは、放置されれば致命的な結果となります。手術、放射線治療、抗がん薬による化学療法など、集中的な治療が行われますが、すでに転移を生じているような進行がんでは楽観は許されません。

口のなかに治りにくい潰瘍がある、舌の縁にこすっても取れない白い斑点（「白板症」）がある、あごの骨が異様に膨らんできた[*8]……などに気づいたら、すぐに歯科または口腔外科を受診することをお勧めします。

＊８　高齢者にしばしば見かける下顎骨内面の骨隆起は心配すべきものではありません。あごの骨の膨らみでも、左右対称に存在している場合は、まず問題はないと考えてよいでしょう。

8　唾液腺の疾患

耳下腺や顎下腺に石が詰まってしまう「唾石症」や「唾液腺炎」が生じることがあります。前者では唾石の除去手術が必要です。

9　神経疾患

「三叉神経痛」ではむし歯や歯周炎などによる歯の痛みとの鑑別が重要です。誤診されてまったく悪くない歯を抜歯されてしまうことがあります。一般的には薬物の投与や神経ブロックなどで対応します。

10　血液疾患

白血病の初発症状が歯肉出血であるなど、口腔内の異常から血液疾患や出血性素因が発見されることが珍しくありません。

Ⅲ　口腔外科治療の実際

一般的な歯科医院で日常的に取り組まれている口腔外科疾患の治療のいくつかについて、その実際を説明します。

1　抜歯手術の実際（表8－1）

表8-1　抜歯手術の流れ

診査・検査・診断 治療計画
↓
患者さんの同意
↓
〈手術開始〉 無痛法（通常は局所麻酔） （必要に応じて鎮静法）
↓
麻酔効果の確認
↓
（必要に応じて歯肉切開や歯周靭帯の切離など）
↓
エレベーターによる歯根の脱臼操作
↓
抜歯鉗子による脱臼操作
↓
（必要に応じて歯根分割など）
↓
抜去
↓ ←（歯根や破折片が残っていないことを確認）
病的組織の掻爬と成形
↓
止血処置
↓
抜歯後の注意事項の伝達
↓
（必要に応じて抗生剤、鎮痛薬などの投与）
↓
予後管理

(1) 応急的処置

抜歯の必要があると考えられた歯でも、歯肉がひどく腫れて強い痛みが続いていたり、発熱や脱水などの体調不良が認められたりする場合[*9]には、ただちには施術すべきではありません。とりあえずは、できる範囲内で排膿や局所の清掃を行い、鎮痛薬や抗菌薬を服用（場合によっては注射）させて、急性炎症の緩和を図ります。

(2) 診査、診断、治療計画

抜歯を避けることができないかどうか、これまでの経過やX線検査などから慎重に検討します。「抜歯」は後戻りができない治療ですから、担当医の説明をよく聞いて、納得してから着手してもらってください。

全身状態についてもきちんと確認させて、それなりの配慮をしてもらうことが必要です。とりわけ、抗凝固薬（ワーファリンなど、脳血管疾患や心疾患などで長期連用している人が多い）や骨粗鬆症《そしょう》でビスフォスフォネート製剤[*10]を服用している場合には、かならず事前に申し出てください。

(3) 無痛法（局所麻酔）

通常は抜歯する歯の周囲の歯肉に局所麻酔薬を注射します。下顎の大臼歯や親知らずの抜歯では、下あごの内側の「下歯槽神経」の近くに注射する「伝達麻酔」が用いられることもあります。これはあまり痛くはない注射で、よく効くと舌も含めて下あごの半側が1時間以上しびれます。

高血圧や心疾患の患者さん、あるいは恐怖心の強い方などで、できるだけストレスを避けたい場合には、低濃度笑気吸入鎮静法や静脈内鎮静法[*11]が併用されます。ききわけのない幼児や重度障がい者などでは、全身麻酔が必要になることもあります。

手術を始める前には、歯肉をつまんでみるなどで、麻酔の効果を確認するはずですから、痛かったら遠慮せずに「痛い」と叫んでください。

(4) エレベーターによる歯根の脱臼操作（図8－6）

「エレベーター」（歯根梃子）と呼ばれるドライバー（ネジまわし）のような形の器械の先端を、歯周ポケットから歯根と歯槽骨の間に押し込むようにして、歯根を脱臼させます。麻酔が効いていれば、圧迫される感覚はあっても、痛みは感じないはずです。

(5) 抜歯鉗子による脱臼操作（図8－7）

「抜歯鉗子」と呼ばれる工作用ペンチのような形の器械で歯をつかみ、前後左右に揺すって脱臼させ、そのまま抜き取ります。ぐらぐらになっている歯ならば簡単ですが、まだしっかりしている歯ですと、みしみし揺すられる感じはあまり愉快なものではないかも知れません。

折れて歯根だけになってしまっている歯では、鉗子でつかめませんので、エレベーターだけで掘り出さなければならないこともあります。

稀には、歯根の形態異常や歯槽骨との癒着などで、歯根分割や歯槽骨の削除を要する「難抜歯」となることもあります。

(6) 病的組織の掻爬と成形

抜歯の対象となるような歯では、長期間存在していた病変の結果として、周囲組織に炎症性肉芽などの病的組織が形成されていることが珍しくはありません。ときには歯根先端に嚢胞ができて

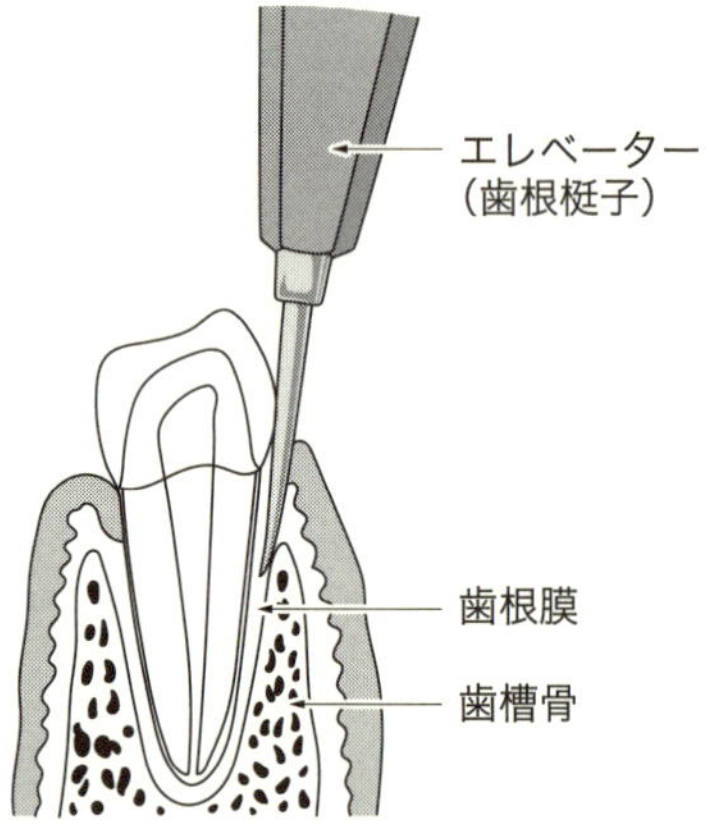

図8-6　エレベーターによる歯根の脱臼操作

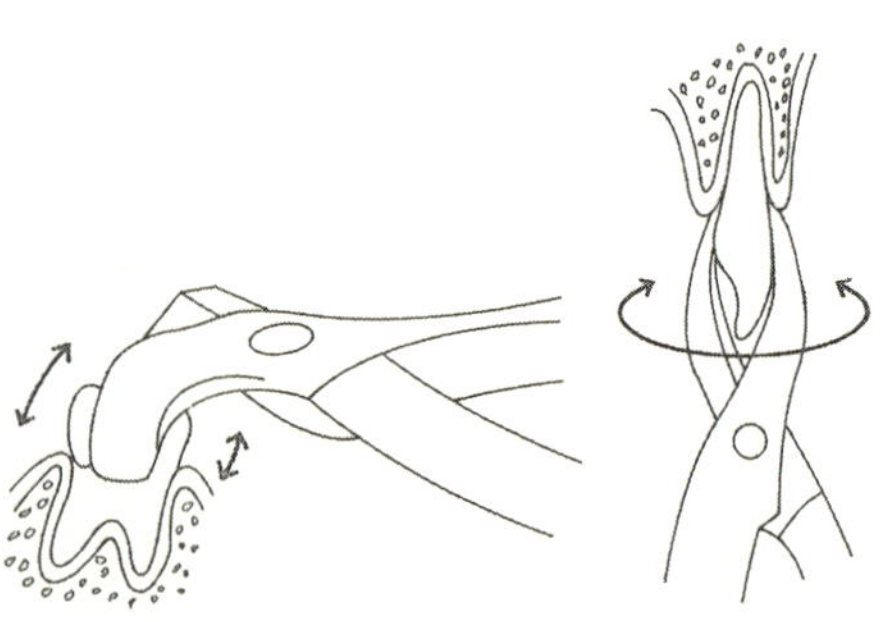
図8-7　抜歯鉗子による脱臼操作

いることもあります。このような病的組織の残存は抜歯後の経過不良の原因となりますので、「鋭匙《えいひ》」という小さなスプーン型の器械を使って取り除きます。

必要があれば、歯槽骨鋭縁の成形や、ハサミを使った歯肉の成形も行われます。

(7) 止血処置

抜歯創を生理食塩水や過酸化水素水などで洗浄し、歯や歯槽骨の破片などが残っていないことを確認したら、清潔なガーゼを当てて圧迫します。通常は患者さんにしっかりと噛んでいてもらって、５分間ほど待ちます。にじみ出る程度[*12]であれば、まず心配はありませんから、鎮痛薬などを差し上げ、術後の注意[*13]（表８−２）をお話しして治療終了です。

抗凝固薬を服用しているなどで、止血に問題がある場合には、縫合などの特別な止血処置が行われます。

(8) 抜歯の後処置

原則的には、翌日に来院していただきます。抜歯創の洗浄はそれほど意味のあることではありませんが、止血状態など経過を診る必要があるからです。

難抜歯で歯肉の切開・剥離を行ったなどで縫合した場合は、約１週間後に縫合糸を抜糸することになります。

＊9　急性炎症が存在していると、局所麻酔の効きが悪いばかりでなく、抜歯後の経過も順調ではなくなることがあります。

＊10　心疾患や脳血管疾患で抗凝固薬を長期連用している方では、抜歯後に血が止まりにくいことがあります。必ずしも休薬する必要はありませんが、それなりの対策を事前に用意しておく必要があります。また、ビスフォスフォネート製剤を服用している方では、稀に抜歯後の創が治らずに顎骨壊死が生じることがあります。

＊11　笑気とは亜酸化窒素（N_2O）のことで、吸入すると愉快な気分になって笑いだす人がいることから、この名があります。低濃度笑気吸入鎮静法では、純酸素に20～30％の笑気を混合したガスを鼻マスクから吸入してもらいます。

この程度の濃度では意識を失うことはなく、重大な副作用の心配はまったくありません。よく効いた場合でも、お酒を飲んだときのように少しぽーっとして、手足の末端が温かく重い感じになるにすぎないからです。鎮静作用とともにある程度の鎮痛効果があり、それほど深くないむし歯の切削や細い注射針の刺入ぐらいならば、ほとんど痛みを感じなくなるはずです。ストレスを緩和して高血圧や心臓疾患のある患者さんをより安全に治療するためにも、しばしば応用されています。保険診療でも使えます。

静脈内鎮静法は、より確実な鎮静効果を得るために、精神安定薬などを静脈内注射する方法です。深い鎮静状態では、治療の記憶そのものも消すことが可能です。ただし、約20分で平常に戻る低濃度笑気吸入鎮静法とは違って、注射された薬の作用は数時間残りますので、自動車を運転するようなことは避けなければなりません。

＊12 抜歯後の創は出血が凝固して「かさぶた」となり、その下で治癒していきます。半日〜1日はまだ軟らかい「かさぶた」からにじみ出てくる血が唾液に混じりますが、気にしないでふつうに食事してください。「血が出るから……」と強いうがいを繰り返したり、創に指を触れたりすると「かさぶた」がめくれてしまうおそれがあります。

＊13 局所麻酔の効果は約1時間で徐々に消失します。幼児などでは痺《しび》れている間に口唇や舌を噛まないように気をつけてあげてください。痺れが取れ始めてきたら早めに痛み止めを飲んでおくとよいでしょう。術後の腫れに対しては冷湿布が有効ですが、氷やアイスノンを使った過度の冷却は血液循環を妨げるため、かえって腫れが長引くことがあります。また、口のなかに傷があると食欲が低下しがちですが、食事や水分摂取はむしろ積極的に行っていただきます。

2 歯根端切除手術と歯根嚢胞《のうほう》の摘出の実際（図8−8）

（前処置を省略して、手術操作のみについて説明します）

(1) 手術野の隔離

口の周囲の皮膚をアルコールなどで清拭、口腔内も洗浄してから、穴開き覆い布を掛けて口だけを露出します。

表8-2 「抜歯後の注意」の一例

抜歯後の注意

抜歯をしました。血が止まったことを確認してから帰宅してください。

……麻酔はまだ１～２時間効いています。唇、ほほ、舌がしびれていますので、噛んだり、つねったりしないように注意してください。

……歯を抜いたあとの穴は、まわりからの出血による一種のかさぶたでふさがれます。まだブヨブヨした血のかたまりですから、しばらくの間（今晩いっぱい）はそこから唾液の中に血が滲みだしてきます。気にして指などで傷口を触らないようにソーッとしておいてください。また、むやみにうがいをくり返すと余計に出血します。飲み込んでもしまっても大丈夫です。

……唾液に血が混じる状態でも、食事は差し支えありません。特に制限はありませんが、刺激の少ない軟らかめのものがよいでしょう。

……「かさぶた」をめくってしまったなどで、大量の出血があったときには、清潔なガーゼか綿（ティッシュペーパーでもよい）を傷口に当てて、15分間ぐらい噛んでいてください。

……麻酔がさめてくると多少の痛みが出るかもしれません。早目に鎮痛薬を飲んでください。傷の痛みはそれほど長くは続かないはずですが、必要な場合には30分以上の間隔で鎮痛薬をご使用ください。

……化膿止めの抗生物質などが出ている場合には、痛みの有無には関係なく、指示どおりに服用してください。

……今日いっぱいは、過激な運動、入浴、飲酒を避け、なるべく安静にしていてください。

○　次回来院までに何か変わったことがありましたら電話でご連絡ください。時間外でも当直医が待機しています。

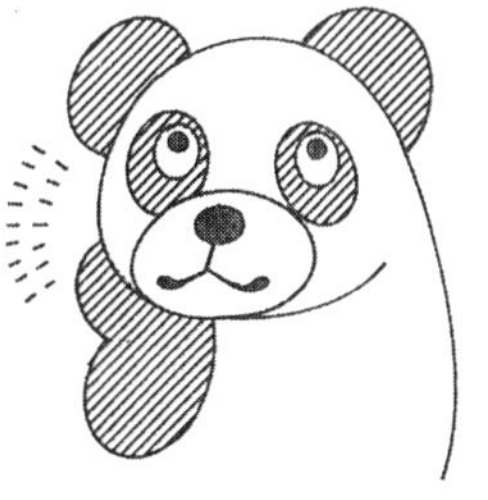

―まだ、しびれています―

松本歯科大学病院特診室　☎0263-52-○○○○㈹

(2) 局所麻酔

対象歯の周囲に局所麻酔薬を注射して、痛みを感じないようにします。鎮静法を併用することもあります。

(3) 粘膜・骨膜の切開と剝離

メスで粘膜と骨膜を切開し、骨膜起子で剝離挙上します。骨欠損があれば囊胞壁が見えるはずです。

(4) 囊胞の剝離

必要に応じて。囊胞を覆っている歯槽骨を削除し、囊胞を周囲の骨から剝離します。

(5) 歯根端切除と囊胞の摘出

囊胞内に突出している歯根の先端部を外科用ノミなどで切断し、囊胞とともに摘出します。対象歯の根管充填が未完了の場合には、この時点でその処置を行うことになります。

(6) 粘膜骨膜の整復と縫合

手術創を生理的食塩水でよく洗浄してから、剝離挙上されていた粘膜骨膜を元の位置に戻して縫合します。

(7) 後処置

抗菌薬や鎮痛薬を投与し、必要な術後の注意を与えて帰宅させます。原則的には、翌日に経過観察のために来院していただきますが、抜糸は約1週間後です。

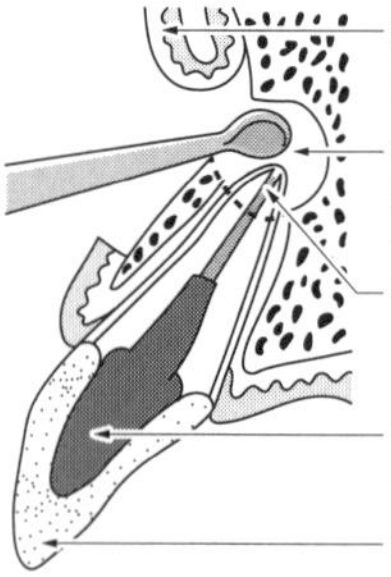

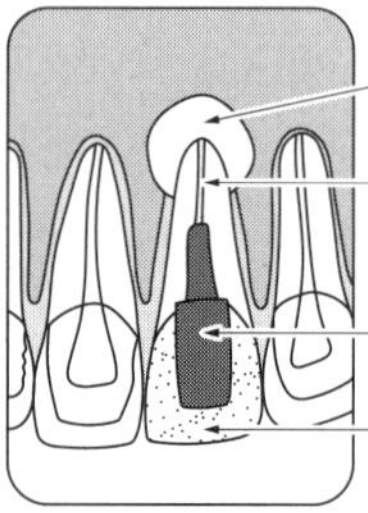

図8-8　歯根端切除術（左）と根尖病巣（歯根囊胞）のX線写真（右）

3　歯周外科手術

歯周病の治療のために、歯周ポケット掻爬術や歯肉切除術なども、歯科クリニックで頻繁に行われる手術です。これらについては第7章を参照してください。

4　その他の口腔外科手術

抜歯をはじめ歯肉膿瘍の切開などの小手術は一般的な歯科医院の外来でも日常的に行われますが、大きな腫瘍の摘出などは設備の整った病院で施術されることが多くなります。

ここでは、詳細な手順の説明は抜歯と歯根端切除術だけにとどめますが、どんな手術であっても、担当の歯科医師から手術の目的や内容などについて、術前にきちんと説明されることになっています。少しでも疑問がありましたら、納得できるまでお尋ねください。

説明を聞いたうえで、手術を受けるか否かを決定するのは、患者さん自身の権利です。

Ⅳ　口腔外科手術の費用

1　保険診療

一般的な歯科医院などで日常的に行われている口腔外科治療に関連した主な保険点数を示します。専門病院の顎顔面口腔外科の領域に属する比較的頻度の低い処置や手術については省略しました。

2　保険外診療

未承認の薬剤（新開発の抗がん薬など）の使用や特殊な術式の手術などでは、すべての医療行為が全額自費負担となります。美容を目的とした成形手術や外科的矯正も保険適用の対象にはできません。ただし、顎変形症に対する矯正外科手術は、条件によっては保険給付が受けられますので。第9章を参照してください。

歯科医師の標榜科目

歯科医師が診療科目として公式に表示できるのは、「歯科」「小児歯科」「矯正歯科」「歯科口腔外科」の4科目だけです。これらは自由に表示できますので、必ずしも専門医や学会認定医の存在を意味するものではありません。それら以外の「歯周病科」「歯科インプラント科」などを広告や外部の看板に表示するのは、規則違反です。

口腔外科手術に関連した主な保険点数

（2017年3月現在）

6歳未満の乳幼児または著しく歯科診療が困難な者（重度障がい者など）では、全身麻酔下の施術を除き、処置や手術の点数が5割増しとなります。

1．抜歯に関連する手術・処置

⑴ 抜歯手術

乳歯：130点、前歯：150点、臼歯260点、埋伏歯：1,050点（下顎完全埋伏智歯または下顎水平埋伏智歯では +100点）、分割抜歯（ヘミセクション）：470点

難抜歯加算（歯根肥大、骨癒着等で骨の開削又は歯根分離術を行った場合）：+210点

⑵ 歯の移植手術

歯の移植手術（自家移植に限る）：1,300点

⑶ 抜歯後の異常に対する処置

① 抜歯の後出血処置

6歳以上：470点、6歳未満：500点

② 抜歯後の経過不良

後出血処置：470点、抜歯窩再掻爬手術：130点、腐骨除去手術：600点（歯槽部に限局するもの）

2．口腔内の小手術

⑴ 口腔内消炎手術

① 智歯周囲炎の歯肉弁切除等：120点

② 歯肉膿瘍等の切開：180点

③ 骨膜下膿瘍、口蓋膿瘍等の切開：230点

⑵ 歯根嚢胞摘出術

歯冠大：800点、拇指頭大：1,350点、鶏卵大：2,040点

⑶ 歯根端切除術：1,350点

⑷ 補綴（義歯装着）のための手術

① 歯槽骨整形手術、骨瘤除去手術：110点（1歯相当範囲につき）

② 浮動歯肉切除術（3分の1顎程度）：400点、（2分の1顎程度）：800点、（全顎）：1,600点

③ 顎堤形成術（簡単なもの、1顎につき）：3,000点、（困難なもの）：4,000～6,500点

⑸ 頰、口唇、舌小帯形成術：560点

⑹ 歯肉、歯槽部腫瘍手術（エプーリスを含む）

軟組織に限局するもの：600点、硬組織に及ぶもの：1,300点

⑺ 萌出困難歯の開窓術

歯肉弁切除：120点、小帯開窓術：560点、骨切除を要する開窓術：2,820点

⑻ 歯科インプラント摘出術：460〜2,040点（インプラント体の種類による。骨開削は50/100加算）

3．顎関節疾患への処置、手術

⑴ 顎関節脱臼

① 顎関節脱臼非観血的整復術：410点

② 顎関節脱臼観血的整復術（手術）：23,800点

⑵ 顎関節授動術

① 徒手的授動術：990点

② 顎関節鏡下授動術：7,310点

③ 開放授動術：22,820点

4．外傷と骨折の処置、手術

⑴ 創傷処理

傷の深さや大きさによって異なります。最も浅くて小さい場合を例示します。

① 口腔内縫合術（５cm未満）：470点、６歳未満の乳幼児では450〜500点

② 口腔内縫合術（５〜10cm未満）：850点、６歳未満の乳幼児では950点

⑵ 歯の打撲、脱臼

① 歯の打撲に対する咬合調整（１〜９歯）：40点

暫間固定（後述）が必要な場合もあります。

② 歯の再植術（外傷性脱臼に限る）：1,300点（歯槽骨骨折の手術と同時に行った場合は２分の１）

⑶ 歯槽骨骨折および固定

① 非観血的整復術（１〜２歯範囲）：680点、（３歯範囲以上）：1,300点

② 観血的整復手術（１〜２歯範囲）：1,300点、（３歯範囲以上）：2,700点

③ 暫間固定（線結紮法、レジン連結固定法など）：530点

④ 床副子による固定：680点

⑷ 顎骨骨折

① 下顎骨骨折非観血的整復術：1,240点

② 下顎骨骨折観血的手術（片側）：13,000点、（両側）：24,840点

③　上顎骨骨折非観血的整復術：1,570点
④　上顎骨骨折観血的手術：15,220点

5．歯周外科手術

「第7章　歯周病の治療」をご覧ください。

6．顎変形症に対する成形手術

「第9章　歯科矯正治療」をご覧ください。

7．顎顔面口腔外科手術

上記以外にも、奇形（口唇裂、口蓋裂など）の形成手術、悪性腫瘍（舌がん、上顎がんなど）の手術など、さまざまな手術が行われています。本書は一般的な歯科医院での外来診療に重点を置くことにしていますので、専門病院でなければ施術できないような大手術については、詳細な説明や点数の記載を省かせていただきます。

8．外科後処置

⑴ 口腔内外科後処置（1口腔1回につき）：22点
⑵ 口腔外外科後処置（1回につき）：22点
⑶ 歯科ドレーン法（1日につき）：50点
⑷ 口腔内分泌物吸引（1日につき）：48点

9．麻酔

⑴ 局所麻酔（6歳未満などでは薬剤料以外は5割増し）
①　表面麻酔：薬剤料のみ
②　浸潤麻酔：30点＋薬剤料5～8点
（手術や120点以上の処置では所定点数に含まれる）
③　伝達麻酔（下顎孔、眼窩下孔）：42点＋薬剤料5～8点
⑵ 鎮静法（6歳未満などでは薬剤料以外は5割増し）
①　低濃度笑気吸入鎮静法：30分まで70点（30分を超えるごとに+10点）＋薬剤料（亜酸化窒素および酸素の購入価格）
②　静脈内鎮静法：120点＋薬剤料
⑶ 全身麻酔
①　静脈麻酔：120点
②　閉鎖循環式麻酔：2時間まで6,100点（30分を超えるごとに+600点）＋薬剤料

10. 検査

⑴ 臨床検査

① 尿・糞便等検査判断料：34点

② 血液学的検査判断料：125点

③ 生化学的検査判断料：144点

④ 免疫学的検査判断料：144点

⑤ 微生物的検査判断料：150点

⑵ 病理組織検査

① 口腔病理診断料（月1回に限り）

組織診断料：400点、細胞診断料：200点

② 口腔病理判断料（月1回に限り）：150点

11. 投薬・注射

⑴ 内服薬、頓服薬（鎮痛薬など）、外用薬

① 歯科医師からの投薬　処方料：42点＋調剤料：9点＋薬剤料*

② 処方箋のみの場合　処方箋料：68点

（別個に保険薬局で調剤料＋薬剤料＋管理料が請求されます）

*内服薬では1剤1日分、頓服薬では1回分、外用薬では1回の投与量を1調剤として薬剤料を計算します。薬価が15円以下の場合は1点、15円以上では使用薬価－15円の10分の1（端数は切り上げ）が薬剤料の点数となります。

⑵ 注射

① 皮内、皮下、筋肉内注射（1回につき）：18点（6歳未満 +42点）＋薬剤料

② 静脈内注射（1回につき）：30点（6歳未満 +42点）＋薬剤料

③ 点滴注射（1日につき）：95点（条件によって変動）

⑶ 薬物情報提供料：10点

具体的な症例のいくつか

1．急性炎症を起こしていた上顎小臼歯の抜歯

長いこと治療せずに放置していた歯が急に痛み出した。歯肉もひどく腫れた。

〈第1日〉 初診234＋X線撮影（デジタル）58＋浸潤麻酔0＋歯槽膿瘍切開（排膿）230＋処方料42＋調剤料9＋薬剤料58*＋薬物情報提供料10＝641点

*抗生剤の内服薬ケフラール3カプセル（750mg）×3日分、痛み止めの頓服薬カロナール2錠（400mg）×2回分

〈第2日〉 再診45＋切開創の洗浄0＝45点

〈第3日〉 再診45＋浸潤麻酔0＋抜歯260＋処方料42＋調剤料9＋薬剤料58*＝414点

〈第4日〉 再診45＋抜歯創の洗浄0＝45点

2．乳歯の抜歯

小学校の歯科検診で永久歯の萌出を妨げているから早く抜いたほうがよいと言われた。

〈第1日〉 初診234＋X線撮影（デジタル）58＋浸潤麻酔0＋抜歯130＋調剤料9＋薬剤料2**＋薬物情報提供料10＝443点

**痛み止めの頓服薬カロナール1錠（200mg）×2回分

〈第2日〉 再診45＋切開創の洗浄0＝45点

3．下顎大臼歯の難抜歯

内部が腐敗して根管治療を重ねたがまったく改善が得られない。

〈第1日〉 再診45＋X線撮影（デジタル）58＋浸潤麻酔0＋伝達麻酔42＋麻酔薬6＋難抜歯（骨削除）470＋縫合0＋処方料42＋調剤料9＋薬剤料58*＋薬物情報提供料10＝740点

〈第2日〉（翌日）再診45＋抜歯創の洗浄0＝45点

〈第3日〉（1週間後）再診45＋抜歯創の洗浄0＋抜糸0＝45点

4．下顎水平埋伏智歯（親知らず歯）の抜歯

親知らず歯が横に曲がった状態で骨の中に埋まっていて、第2大臼歯を傷めそうになっている。

〈第1日〉 初診234＋X線撮影（デジタル）58＋浸潤麻酔0＋伝達麻酔42＋麻酔薬6＋水平埋伏智歯抜歯（骨削除および歯の分割）1,150＋縫合0＋処方料42＋調剤料9＋薬剤料58*＋薬物情報提供料10＝1,609点

〈第2日〉（翌日）再診45＋抜歯創の洗浄0＝45点

〈第3日〉 再診45＋抜歯創の洗浄0＋処方料42＋調剤料9＋薬剤料58*＝154点

〈第4日〉（1週間後）再診45＋抜歯創の洗浄0＋抜糸0＝45点

5．外傷による口唇裂傷と上顎歯槽骨骨折

転倒して上顎前歯を打撲、数歯がぐらぐらになった。口唇粘膜にも裂傷があり、出血している。X線撮影により歯槽骨骨折と診断された。

〈第1日〉 初診234＋X線撮影（デジタル）58＋浸潤麻酔0＋創傷処理

（縫合）470＋非観血的歯槽骨骨折整復術2,700＋暫間固定（線結紮法）530＋処方料42＋調剤料9＋薬剤料58＊＋薬物情報提供料10＝4,111点
〈第２日〉（翌日）再診45＋創の洗浄0＝45点
〈第３日〉（１週間後）再診45＋創の洗浄0＋処方料42＋調剤料9＋薬剤料58＊＝154点
〈第４日〉（６週間後）再診45＋暫間固定の除去30＝75点

コラム　口腔がんは早期発見できる

口のなかやその周辺にも癌《がん》ができます。次のような症状に気づいたら、早期に歯科医師に診てもらいましょう。

■ **粘膜に「白く」なったり異様に「赤く」なったりしているところがある**

舌や歯肉の一部が過度に角化して白色を呈し（ただれて赤く見えることもある）、こすっても取れないような状態を「白板症」と呼びます。これは過度の喫煙、不適合な修復物や欠けた歯の鋭縁などの刺激で生じることがあり、一種の前がん病変だとされています。

■ **なかなか治らない「腫れ」や「しこり」、あるいは「潰瘍」がある**

２週間以上治らない口内炎なども要注意です。とくに舌などに硬いしこりが存在するのに気づいたら、急いで受診する必要があります。

タバコが口腔がんの誘発因子であることはよく知られています。合わない入れ歯を無理して使っている、破損した金属冠や欠けた歯の鋭縁などを長期間放置しているなども、誘発因子になりかねませんから注意してください。

癌は大変に恐ろしい病気ですが、舌がんや歯肉がんは外から見える場所ですから、セルフ・チェックで早期発見することも不可能ではありません。初期の段階で治療を始めることができれば、舌がんなどでも大幅な切除をせずにすみますし、良好な予後を得ることが期待できます。

第9章

歯科矯正治療

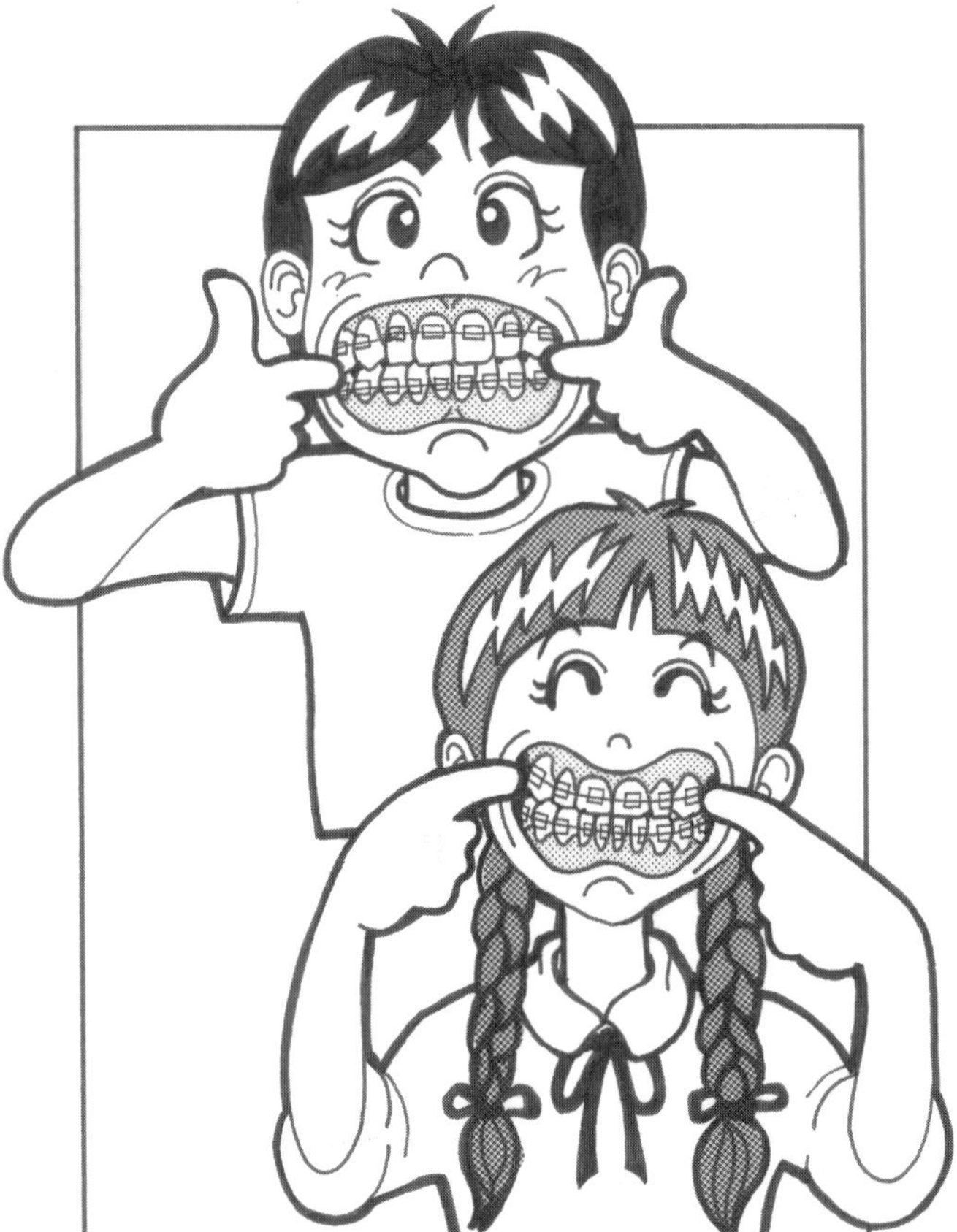

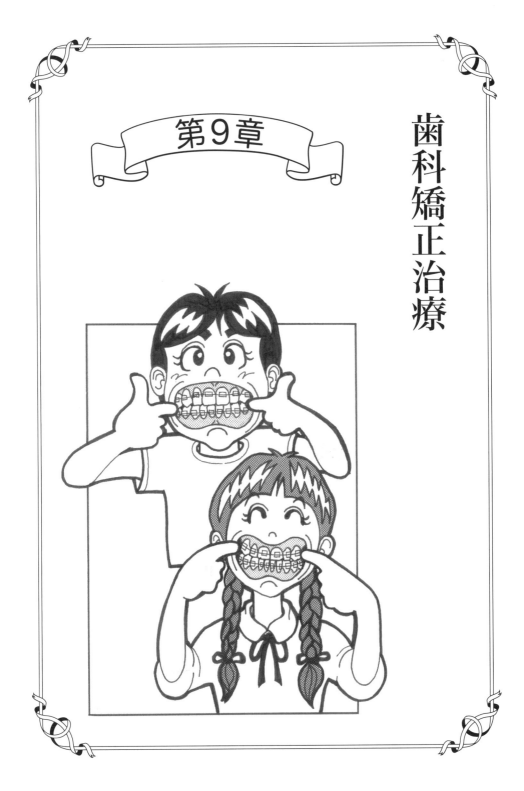

現代人の顎は系統的進化（退化？）の一環として徐々に小さくなりつつあると言われています。顎の大きさと歯の大きさを規定する遺伝子がそれぞれ独立しているためか、しばしば不調和が生じて「八重歯」や「乱杭歯」などの歯列の乱れ、あるいは「出っ歯」や「受け口」などの不正咬合が生じます。わが国の公的健康保険は、一般的な歯科矯正治療は適用外としていますが、条件によっては保険給付が受けられる場合もあります。

I 歯科矯正の基礎知識

1 歯科矯正とは？

歯並びの乱れや噛み合わせの異常といった「不正咬合」を、さまざまな装置を使って、きれいな歯並びやよく噛める咬合状態にする歯科治療です。

目的は、不正咬合によって損なわれる審美性（容貌）や口腔機能の回復です。さまざまな装置を使って実際に歯の位置や顎の形を変えていく「本格矯正」は、思春期以降を対象とするのがふつうですが、幼児〜学童期に「予防矯正」を行うこともあります。

歯並びの乱れは容貌に大きく影響します。「明眸皓歯《めいぼうこうし》」という言葉があるように、白く輝くきれいな歯並びは「美貌」の要と言えます。「芸能人は歯が命」というCMもありましたね。「八重歯も愛嬌」などと言われたのは、もはや大昔の話です。

歯並びが悪いとむし歯や歯周病になりやすいとも言われています。まあ、ある程度まではお手入れ次第ですが……。

噛み合わせの異常もある程度以上にひどくなると、食べ物がよく噛めない、言葉が明瞭でなくなる、顎の関節を痛めることがあるなどの問題が出てきます。

2　さまざまな不正咬合

⑴ 個々の歯の位置異常（図9―1、2）

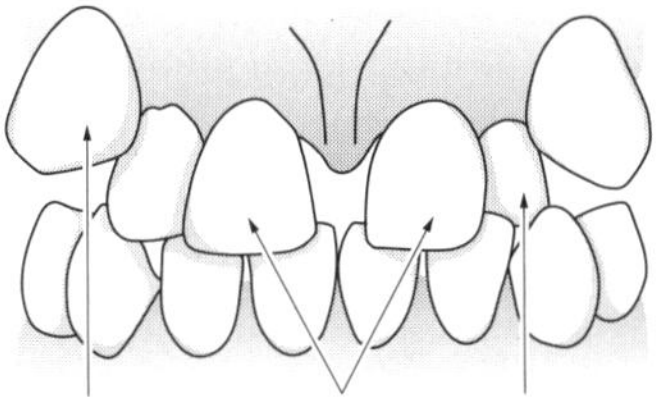

図9-1　個々の歯の位置異常

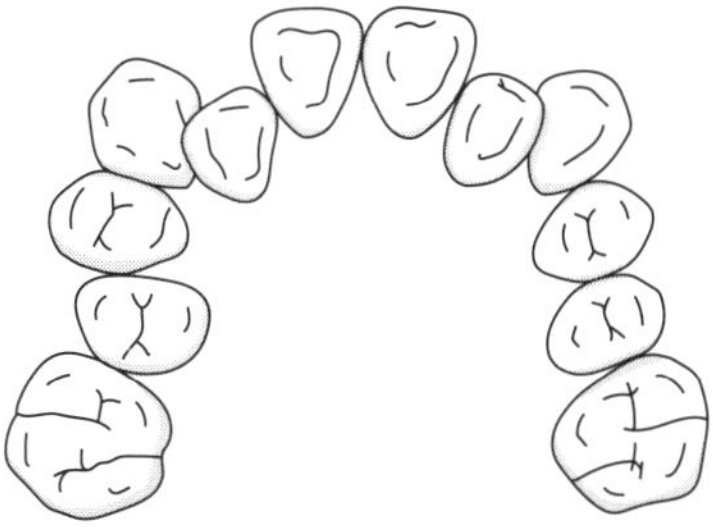

図9-2　叢生（乱杭歯）

顎骨に対して歯が大きすぎるため、きれいに並びきれない。

前歯から奥歯まできれいな弧を描いて1列（歯列弓と呼びます）に並ぶのが正常ですが、ときとして歯列をはみ出して外側や内側に飛び出したり、曲がって生えたりしてしまうことがあります。上の犬歯が外側に飛び出す「八重歯」はしばしば見かけられます。下の前歯などが押し合いへし合いしたかのような状態で歯並びが乱れる「乱杭歯」（専門用語では叢生《そうせい》＝クラウディングと呼びます）も、珍しくはありません。

これらの多くは顎骨と歯の大きさの不調和によるもので、人類の進化の歴史のなかで徐々に退化して小さくなりつつある顎骨に歯が収まりきれないために起こる現象[*1]だと考えられています。簡単には、かかりつけ歯科医で飛び出した歯を抜歯することでもある程度の解決は得られますが、左右対称のきれいな歯並びへの改善を望むのならば矯正歯科の専門医の治療が必要になるでしょう。

上の中切歯でときどき見かける正中離開（「隙っ歯」）や対称捻転も、ときに見かける歯並びの異常ですが、比較的簡単な矯正治療で治せます。

＊1　親知らず歯（第3大臼歯）が生えなかったり、曲がって生えたりすることが多いのも、やはり系統進化のなせる業です。第2小臼歯が退化して生えない人もいます。

⑵ 顎の前後的な位置異常

①上顎前突（図9－3）

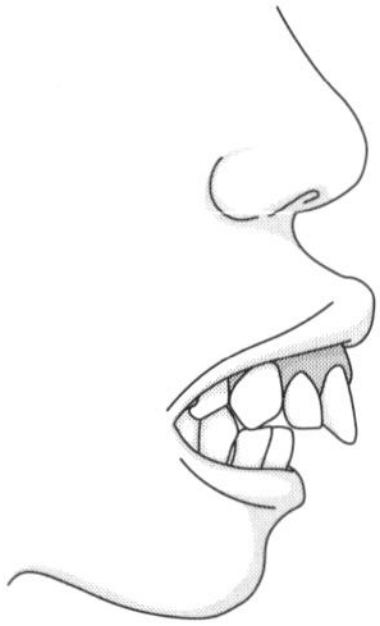

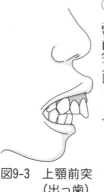

図9-3　上顎前突（出っ歯）

いわゆる「出っ歯」です。上の歯が異常に前に出てしまっている状態です。ひどい場合には口唇を楽に閉じることができなくなりますし、転んだときなどに前歯を折ったり、くちびるを切ったりするようなことも起こりやすくなります。

②下顎前突（図9－4）

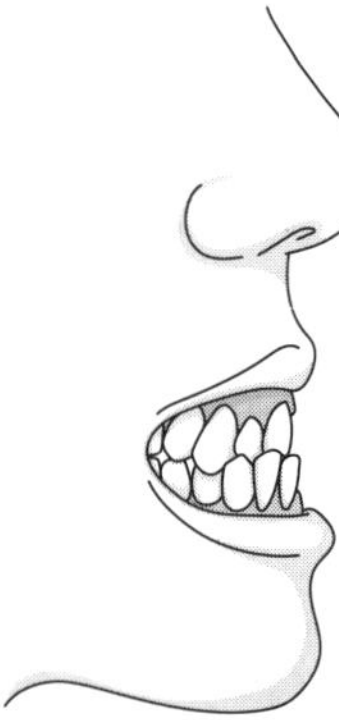

図9-4　下顎前突（受け口）

いわゆる「反対咬合」「受け口」です。下の歯が上の歯よりも前に出てしまう噛み合わせです。上下の前歯の傾きに問題がある場合と、上の顎に比べて下の顎が大きすぎる場合があります。家系的に下顎が大きすぎる人もいますし、ホルモン異常などの病気で下顎が過成長することもあります。これもひどい場合にはうまく噛めませんし、話も聞き取りにくくなることが多くなります。

上顎と下顎の両方ともに前歯が突出していることもあり、この場合には両（上下）顎前突と呼ばれます。

⑶ 顎の上下的な位置異常（図9－5）

①開咬（オープンバイト）（図9－6）

奥歯がしっかりと噛み合っていても、前歯が接触しない状態です。前歯で食べ物を噛み切れないだけでなく、発音にも問題が生じることがあります。大きくなっても指しゃぶりが止められない子どもなどにしばしば認められますが、病気や遺伝的な問題が関係していることもあります。

②切端咬合

しっかりと噛み合わせても前歯の先端がわずかに接触するだけという「浅い噛み合わせ」のことです。

③過蓋咬合（オーバーバイト）

噛み合わせると下の前歯が見えなくなってしまうほど極端に深く噛んでしまう状態です。ひどい場合には下の前歯で上の前歯の裏側の歯肉を傷つけたり、顎の関節を痛めたりしていることもあります。

⑷ 顎の左右的な位置異常

上顎の歯列が下顎の歯列の外側にあるのがふつうですが、上下顎の噛み合わせが左右にずれている、あるいは歯の位置異常などで下顎の歯が外側に出てしまっていることがあり、交叉咬合（クロスバイト）と呼ばれます。ひどい場合は顔がゆがんで、左右不対称になってしまいます。

⑸ 顎変形症

奇形などの先天異常や骨形成の異常を伴う疾患などで顔面骨や顎骨が変形し、高度の不正咬合を生じている場合には「顎変形症」と呼ばれます。顎骨に対する外科手術が必要となるような症例では、その前後の歯科矯正治療についても保険診療の対象となります。

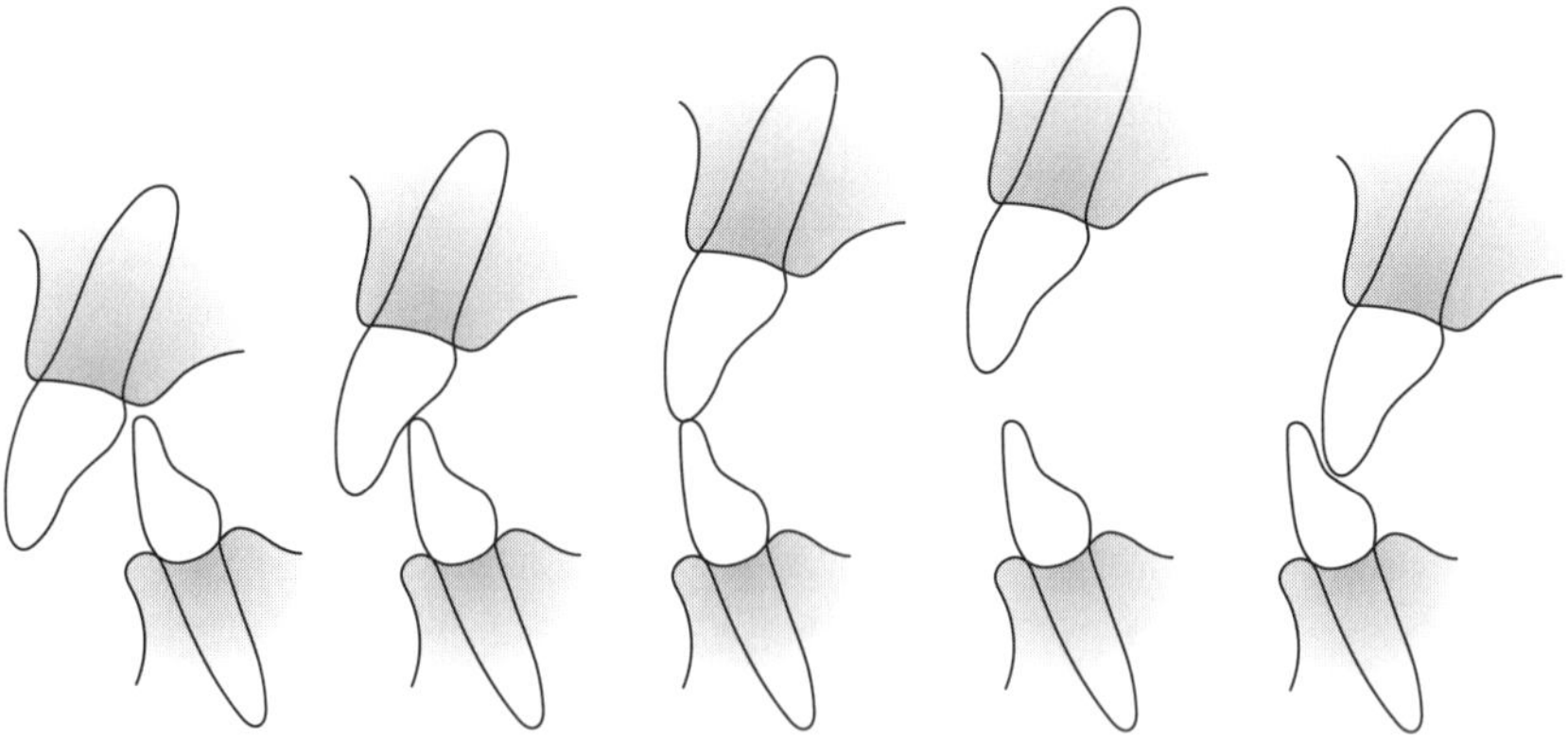

過蓋咬合
（深すぎる噛み合わせ）
正常咬合
切端咬合
（浅すぎる噛み合わせ）
開咬
（噛み合わせられない）
反対咬合

図9-5　上下的な位置異常

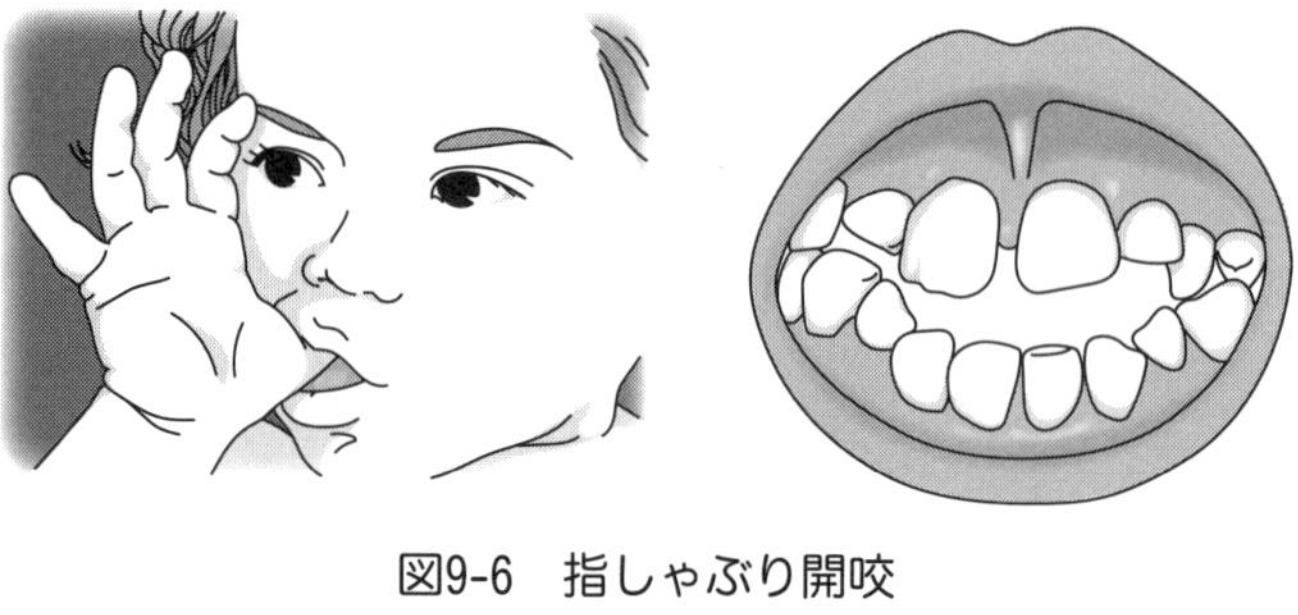

図9-6　指しゃぶり開咬

いつまでも指しゃぶりしてると前歯が持ち上がってしまうよ。

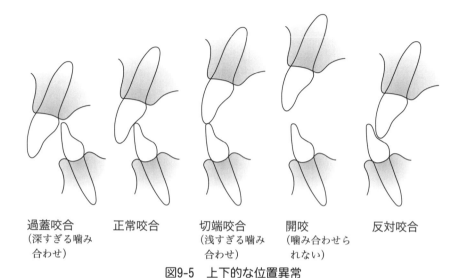

3　不正咬合の原因

(1) 全身的原因

顎骨の大きさや形、歯の大きさなどには、遺伝的な因子に大きく影響されます。欧州のハプスブルグ家など骨格性下顎前突が特徴的に現れる家系が知られています。

顎骨の変形が現れる全身的疾患もあります。たとえば、末端肥大症では下顎骨が進行性に巨大化します。栄養失調や内分泌異常なども顎骨の発育や歯の形成に悪影響を及ぼします。

(2) 局所的原因

①顎骨の奇形、外傷、感染症など

口蓋裂などの奇形、骨折などの外傷、顎骨骨髄炎などは、顎骨の発育や歯の形成に悪影響を及ぼします。

②歯数の異常、歯の形態異常

余分な歯（過剰歯）が生えたり[*2]、生えるべき歯が生えなかったり（先天欠如あるいは埋伏）すれば、歯並びが乱れます。歯が異常に小さかったり（矮小歯）、大きすぎたり（巨大歯）する場合も同様です。

③顎骨の大きさと歯の大きさの不調和

顎骨が小さい人に大きすぎる歯が生えてくれば、押し合いへし合いで、1列には並びきれません。叢生（図9-2）が起きてしまいます。逆に歯が小さすぎる場合は「隙っ歯」（空隙歯列）になってしまうでしょう。

④口腔習癖

「指しゃぶり」をいつまでも続けていると、上の前歯が持ち上げられて「開咬」になってしまうことがあります[*3]。舌を前に突き出す癖（舌突出癖）、くちびるを吸う癖（吸唇癖）なども歯列を乱す原因になります。アレルギー鼻炎やアデノイドなどで、いつも口を開けて呼吸している状態（口呼吸）も、長期間続くと「開咬」

や「上顎前突」を生じやすいとされています。

⑤乳歯の異常

乳歯がむし歯などで早期に失われた場合は、永久歯の萌出余地が不足してしまうことがあります。逆に、乳歯がいつまでも残っている場合（「晩期残存」と言います）も、永久歯の萌出が邪魔されて歯列が乱れます。

⑥小帯の異常

上唇小帯が中切歯の間にまで入り込んでいる（「高位付着」と言います）と「正中離開（隙っ歯）」の原因になります。舌小帯が短すぎると舌の動きが制限され、発音などに影響が出ることがあります。

＊2　小学校入学前後のお子さんで、上顎の中切歯の間が大きく開いている場合は、それらの中間に過剰歯がもぐっていることが少なくはありません。小児歯科で診てもらいましょう。

＊3　永久歯に生え変わる前に止めさせることができれば改善が期待できますので、幼いときにはあまり神経質にならないほうがよいでしょう。

4　「不正咬合かな？」と思ったら……

⑴　まずは「かかりつけ歯科医」で相談を

「歯並び（あるいは噛み合わせ）が気になるのですが……」と申し出て、診察を受けてください。必要な場合には、専門医に紹介してくれるはずです。

お子さんの歯並びのことでしたら、とりあえずは小児歯科を標榜している歯科医院に相談してみるのがよいと思います。不正咬合の原因の除去（予防矯正）だけで改善できることも少なくはありません。1～2歯の傾斜、捻転、位置の異常などは、ふつうの歯医者さんでも治療が可能なことがあります。

(2) 矯正歯科の専門医

「かかりつけ歯科医」から紹介してもらうのが望ましいと思います。あらかじめ予約をして受診してください。矯正歯科専門医での診療は、原則として最初から保険給付の対象外です。[*4] 診察（X線検査なども必要です）を受けた後に、治療計画（どのような装置を使うのか、治療に必要な期間など）や費用（症例によって幅はありますが、簡単な症例でも数十万円、むずかしい症例ですと百数十万円以上が必要になると考えたほうがよいでしょう）などについて、十分に説明してもらってください。

(3) 大学病院の矯正歯科など

「顎変形症」と呼ばれるような状態で、顎骨の成形手術が必要になるような症例では、入院施設を備えた病院での治療が必要になります。この場合は、手術料や入院料はもとより、その前後の矯正治療も保険給付の対象となります。

＊4　日本では、通常の歯科矯正治療は審美目的だとして保険が適用されません。しかし、ヨーロッパの先進国の多くでは、子どもや学生の不正咬合の治療は公的医療や公的な医療保険の給付対象となっています。学校保健法では児童や生徒の歯科検診で不正咬合がチェックされ、治療勧告が出るというのに、なんとも不合理なことだと思います。

II　不正咬合の予防

1　全身的な原因に対しては早期に専門医に相談を

家系的に受け口の人が多いなど遺伝的な要因が考えられる場合には、乳幼児時期に専門医に相談しておくことをお勧めしておきます。ひどくならないうちに下顎の発育抑制法などの対策を指導してもらいましょう。内分泌異常など骨の変形が現れやすい疾患も、早期の内科的治療で対応すべきです。

2　局所的な原因は取り除けることが多い

(1) 口腔習癖の改善

「指しゃぶり」などの口腔習癖をいつまでも続けさせないように、お子さんに注意しましょう。舌突出癖や吸唇癖などでお困りでしたら、ぜひ小児歯科医にご相談ください。

口呼吸がアデノイド肥大など気道の器質的異常と関連している場合には、耳鼻咽喉科的な対応が必要なこともあります。

(2) 乳歯をむし歯から守る

乳歯の早期喪失や晩期残存による歯並びの乱れはしばしば見受けられますが、小児歯科医に定期的に受診することで、ほとんどが予防できます。

(3) 小帯の成形手術

上唇小帯や舌小帯の異常は、簡単な成形手術で改善できます。小児歯科や口腔外科で相談してみてください。

(4) 過剰歯の抜歯

上顎中切歯のところに余分な歯（過剰歯）は存在することがあります。抜歯しなければなりませんが、骨のなかに埋伏している場合にはちょっとした手術となります。

Ⅲ　不正咬合の治療

1　矯正歯科治療の種類と時期

(1) 予防矯正

将来起こりうると予測される不正咬合を予防するための早期治療です。たとえば、乳歯がむし歯などで早期に失われた場合の「保隙」、逆に、永久歯の萌出を邪魔している晩期残存乳歯の抜去、あるいは顎の成長のコントロールなどが行われます。

(2) 抑制矯正

ある程度の不正咬合がすでに生じているが、その原因を除去すれば改善が期待できる場合に行われます。予防矯正とともに、永久歯が生え揃う前の子どもが主な対象となります。小児歯科でもある程度まで対応が可能です。

⑶ 限局矯正

成人の歯周病治療や歯科補綴治療に関連して、局部的な歯の移動を行う矯正治療です。MTM（Minor Tooth Movement）とも呼ばれます。

⑷ 本格矯正

永久歯の広範囲にわたる矯正治療で、多くは個々の歯に装置（ブラケットなど）を取り付けて歯を移動させることになります。主な対象は成長発育がほぼ完了した思春期以降の人ですが、それ以前に予備的な矯正治療（第1段階治療）が行われることもあります。

これは完全に矯正歯科専門医の出番です。

2 動的矯正治療

一般的な矯正歯科治療では、不正な位置にある歯や顎に適度の力を加えることによって適正な位置に移動させ、外観や機能の回復を図ることが中心的な治療法で、これを動的矯正治療と呼びます。

⑴ 歯は動かせる（図9－7）

歯とその周囲の歯槽骨との間には、繊維に富んだ歯根膜という軟らかい組織があります。動かしたい歯に適度な力を加えてこの歯根膜を圧迫すると、圧迫された側には破骨細胞という骨を吸収する細胞が現れ、反対側には骨芽細胞という骨を作る細胞が出てきて、せっせと新しい骨を作っていきます。

こうして歯はゆっくりと動き出すのです。

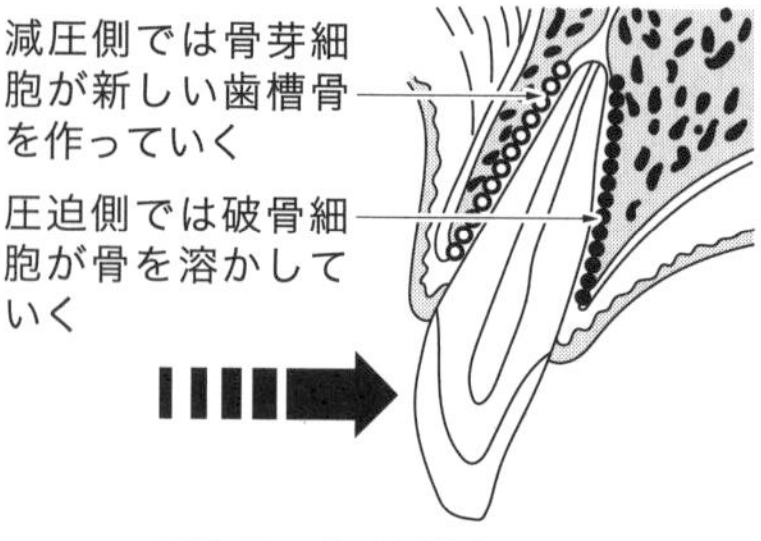
減圧側では骨芽細胞が新しい歯槽骨を作っていく
圧迫側では破骨細胞が骨を溶かしていく

図9-7　歯は動かせる

適切な力を持続的に加えることで、歯を移動させる。

⑵ 歯を動かす力とは？

歯や周囲組織を傷めることなく目的を果たすための矯正力として、次のようなものが用いられます。

①器械的矯正力

さまざまな装置を用いて歯や顎に力を加えていきます。

a　金属線の弾力によるもの：矯正用ワイヤー、コイルスプリングなど

b　ゴムやプラスチックなどの弾性材料によるもの：顎間ゴム、エラスチックチェーンなど

c　その他：拡大ねじなど

②機能的矯正力

口腔周囲の筋の力を利用します。入れ歯のような取り外しが可能な装置を用いる方法と、患者さん自身の訓練によって意識的に筋の運動をコントロールする方法とがあります。

a　装置を介するもの：アクチバートル、咬合挙上板、咬合斜面板など

b　装置を介さないもの：口腔筋機能療法、舌トレーニング法など

③顎整力

下顎骨の過成長など骨格性の不正要因をもつ成長発達期の患者さんに対して、顎骨の成長に影響を与えるために応用されることがあります。顎整力を発揮する装置としては、チンキャップ、ヘッドギア、上顎前方牽引装置、急速拡大装置などです。

3　さまざまな矯正装置

広く応用されている矯正装置のいくつかを紹介しましょう。

(1) 舌側弧線装置（リンガルアーチ）（図9－8）

舌側弧線装置は、すべての歯の舌側に接触するように屈曲させた太目のワイヤー（主線）を両側の第1大臼歯などに取り付けた維持装置で固定したものです。主線にろう着した細い補助弾線を調節することで、異常な位置にある歯を動かすことができます。比較的簡単な装置ですが、さまざまな不正咬合の治療ばかりでなく、その予防のためにも広く応用されています。

(2) マルチブラケット装置（図9－9）

多数の歯（基本的にはすべての歯）にブラケットやチューブを装着し、アーチワイヤーを介して三次元的な歯の移動を行うための装置です。本格矯正では最も広く応用されています。

通常は歯の外側（唇頬側）に特殊な接着剤で装置を取り付けますが、外観に触れるので、近年では透明なブラケットなども開発されています。裏側（舌側）に取り付ける方法を売り物にしている矯正専門医もいますが、舌触りが気になるかも知れません。

(3) 床矯正装置

入れ歯（有床義歯）のように取り外しが可能な装置です。プラスチックの床に取り付けた補助弾線や拡大ねじを使って歯の移動や顎の拡大を図ります。

過蓋咬合（オーバーバイト）の治療には、咬合斜面板や咬合挙上板が有用です。

マルチブラケット装置などによる動的矯正の終了後に、逆戻りを防ぐ「保定装置」としても広く使われてい

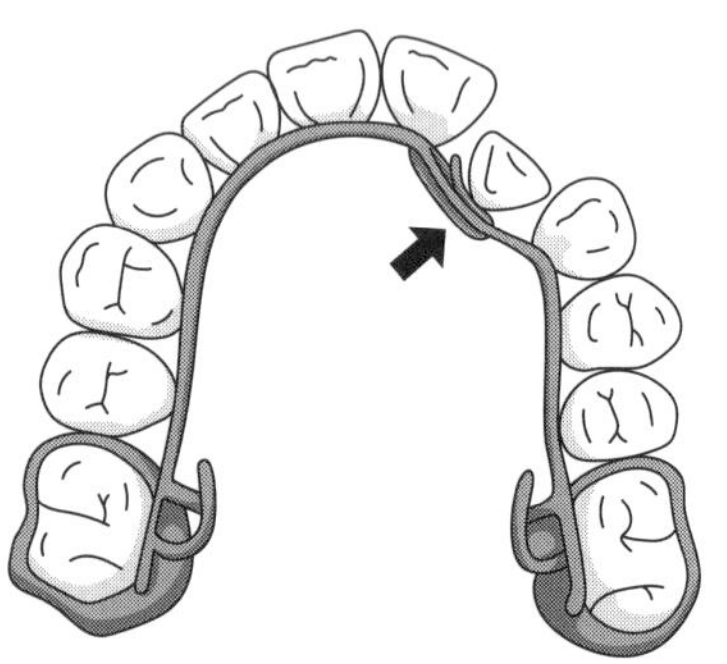

図9-8　舌側弧線装置

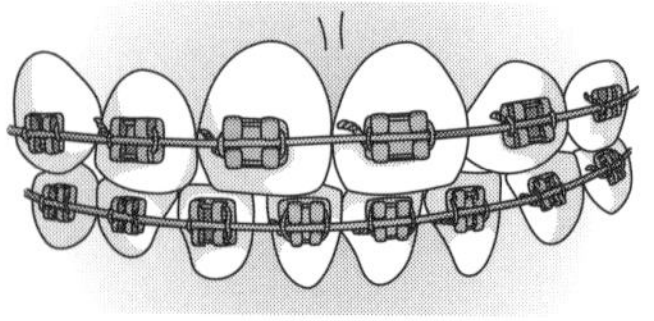

図9-9　マルチブラケット装置

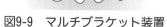

ます。

⑷ アクチバートル

機能性下顎前突などの治療に用いられる機能的矯正装置です。プラスチックの床と上下の誘導線などで構成されていて、これを噛んだ状態で装着していると、口腔周囲の筋力が歯や顎を適正な位置に移動させるように働きます。

⑸ チンキャップ

下顎の成長抑制などを目的とした顎外固定装置で、オトガイを覆うチンキャップと頭部固定用のヘッドキャップとをエラスチックで連結して、下顎を後上方に牽引します。下顎前突の動的矯正終了後の保定の目的で応用することもあります。

⑹ ヘッドギア

頭部または頸部を固定源として上顎を後上方に牽引する顎外固定装置です。上顎大臼歯に固定したインナーボウにろう着したフェースボウをエラスチックで牽引します。

4　外科的矯正治療（保険適用）

顎骨を切断して適切な部位に移動させる手術が、上下顎骨の骨格的異常が顕著な顎変形症に対して適用されます。具体的には、下顎前突症、上顎前突症、下顎後退症、開咬、過蓋咬合、交差咬合などで、一般的な矯正治療では改善がきわめて困難な症例が対象となります。

全身麻酔下での長時間の手術ですので、２～３週間の入院が必要になります。

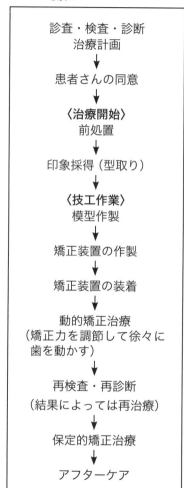

Ⅳ　歯科矯正治療の実際（表9－1）

表9-1　一般的な歯科矯正治療の流れ

診査・検査・診断
治療計画
↓
患者さんの同意
↓
〈治療開始〉
前処置
↓
印象採得（型取り）
↓
〈技工作業〉
模型作製
↓
矯正装置の作製
↓
矯正装置の装着
↓
動的矯正治療
（矯正力を調節して徐々に歯を動かす）
↓
再検査・再診断
（結果によっては再治療）
↓
保定的矯正治療
↓
アフターケア

1　診査、診断、治療計画

(1) 医療面接、診察と検査

どんなことで困っているのか、どんなことが心配なのかなど、遠慮せずに担当医に話してください。主な問題が審美性にあるのか、機能的な問題（食べにくい、話しにくいなど）なのか……なども大切なところです。

頭部全体の骨格の状態を調べるために、頭部X線規格写真（セファログラフ）の撮影が必要です。歯や顎骨の詳しい状態、あるいは骨年齢を調べるために手の骨などのX線写真を撮ることもあります。顔や口腔のふつうの写真も撮影します。

顎の関節の動き、口腔周囲の筋肉の筋電図などの機能検査を行うこともあります。

入れ歯を作るときのように、型取りをして石膏の口腔模型も作られます。

なお、顔写真その他の資料は、個人情報としてきちんと管理され、外部には漏らされませんからご安心ください。

⑵ 症例分析と問題リスト作成

矯正歯科医は前述したような資料を一定の方式に従って分析し、歯と顎骨の不調和（ディスクレパンシー）、歯列弓および歯槽基底弓、顎顔面形態、顎口腔機能、成長予測、口腔衛生状態などを評価します。明らかになった問題点を優先順に整理し、それぞれの解決策を取りまとめて、治療計画を立てます。

⑶ 治療計画の提示とインフォームド・コンセント

治療の目的、必要性（その時点では、まだ実質的な矯正治療の必要はないということもあり得ます）、有効性、さらに治療期間、費用、患者自身にとっての苦痛や不快感の程度などが、分かりやすく説明されなければなりません。治療せずに放置しておくとどうなるか、他の治療法もあるのか……なども説明されるべきです。分かりにくいところは遠慮なく質問してください。

担当医から提示された治療計画とそれについての説明に納得できたら、同意書にサインして（一度持ち帰ってじっくりと検討してからでも差し支えありません）、実質的な矯正治療が開始されることになります。長期間にわたる高額な治療ですから、説明内容と同意書のコピーは忘れずに受け取ってください。

なお、実質的な矯正治療は受けないことにした場合でも、それまでの診察や検査、資料分析などの費用は自費で支払わなければなりません。通常は数万〜十数万円です。

2　前処置

むし歯や歯周病などの歯科疾患が存在する場合には、実質的な矯正治療に入る前にそれらの治療を完了しておかなければなりません。多くの矯正歯科専門医は一般的な歯科疾患の治療は実施しませんので、指示にしたがって別のクリニック（保険診療の対象になりますから経済的にも有利です）を受診してください。

3　実質的な矯正治療

実質的な矯正治療の内容は、不正咬合の種類と程度によって大幅に変わってきますが、ここでは最も一般的に行われている「動的矯正治療」について、その実際を説明します。

(1) 矯正装置の作製と装着

入れ歯を作る場合と同じように顎の型取りをして石膏模型を作り、その上で不正咬合を矯正するための装置を作製します。

次に患者さんが来院したときに、それを装着します。リンガルアーチでは固定源となる大臼歯に薄い金属のバンドを歯科用セメントで合着して、そこに主線を取り付けるだけですが、マルチブラケット装置ですとすべての歯にブラケットを接着しなければならないので、かなり面倒な作業です。

さまざまな形の装置が口のなかに入るので、最初のうちは強い違和感があるかも知れませんが、徐々に慣れていくはずです。これらの装置は自分では取り外しはできませんので、どうしても辛いようでしたら、担当医に申し出てください。

アクチバートルなどの床矯正装置は取り外しが可能ですが、毎日きちんと使用していなければ効果はまったく期待できません。患者さん自身のモティベーションがとても大切ですし、痛みや違和感に対してはただちに調整をしてもらうべきです。

⑵ 矯正力の調整（アクチベーション）

新しい装置にある程度馴染むことができたら、金属線やエラスチックなどの弾力を調整して、歯や顎に矯正力を加えていきます。過大な力ですと、歯のぐらつきや痛みが出て、歯根の吸収などの傷害を生じかねませんから、最初のうちは毎週のように来院していただいて、様子を見ながら徐々に歯を動かしていくようにします。

⑶ 抜歯が必要な場合もある

かつては、歯の大きさに対して顎が小さすぎるために生じた不正咬合の治療では、小臼歯を抜歯してそのスペースに前歯を移動する術式が広く採用されていました。しかし現代では、顎骨に埋め込んだインプラントを固定源として奥歯を後方移動することが可能となったなどの理由で、抜歯を避ける専門医も登場しています。ただし、抜歯矯正には動的治療の期間短縮などのメリットもあり、それぞれの症例に最適な術式が選択されるべきです。

また、動的治療後の後戻りを防ぐために、智歯（親知らず歯）の抜歯が必要になることもあります。

⑷ 再検査、再診断

永久歯列完成後に行われるいわゆる「成人矯正」では不要ですが、学童期に「第1段階治療」として動的矯正治療を行った場合には、成長発育と矯正治療による顎顔面と歯列の変化を検査し、診断と治療方針の見直しを行います。そして永久歯列の完成を待って、「第2段階」の動的矯正治療に進むことになります。

4　保定的矯正治療（図9－10）

動的矯正治療によって動かした歯や顎は、矯正力を取り去るとすぐに「後戻り」をしようとします。改善された状態が安定するまで、動的治療の終了後一定期間にわたって後戻りを防止する治療を「保定」と言います。

目立たないように前歯の裏側などに取り付ける「固定式保定装置」もありますが、最も広く用いられているのは、入れ歯のような「可撤式保定装置」で、自分で取り外しが可能ですが、毎日きちんと装用していなければなりません。

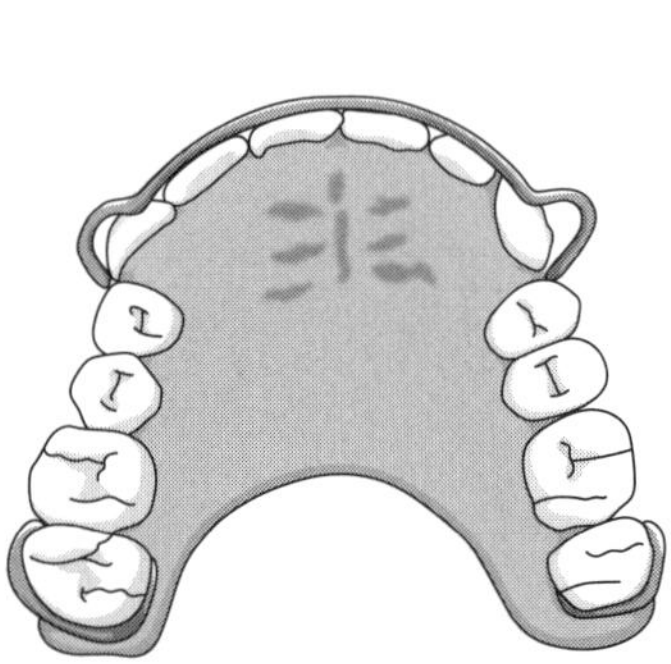

図9-10　保定装置の一例

5　アフターケア

「後戻り」傾向が出ていないか、動的治療によって歯根吸収や歯周組織への傷害が生じていないかなど、治療終了後も定期的に受診して予後管理をしてもらってください。

矯正装置の存在によって口腔清掃が十分に行き届かなかったために、むし歯が多発していることもあります。せっかくきれいに整えた歯並びを、むし歯や歯周病で台無しにすることがないよう注意しましょう。

６　外科的矯正治療（保険適用）

次のような手順で行われます。

⑴　**診査、診断、治療計画**

一般的な矯正歯科治療とほぼ同様ですが、ＣＴなどより精密な画像診断が必要なこともあります。

⑵　**術前矯正治療**

手術後における咬合の安定を目的として、マルチブラケット装置などにより術前矯正治療を行います。通常1〜2年かかります。外科的矯正治療では、この段階にも保険が適用されます。

⑶　**顎矯正手術**

全身麻酔下に下顎骨や上顎骨を切断して、適切な位置に移動させます。下顎前突に対する下顎枝矢状分割術、上顎前突に対する上顎骨切り術などが開発され、好成績を収めていますが、長時間を要するかなり複雑な手術です。移動させた骨が安定するまで約２週間は上下の歯をワイヤーなどでがっちりと固定しなければなりません。

⑷　**術後矯正治療**

固定を外して口を開けることができるようになったらただちに開始します。マルチブラケット装置などを取り付けて、通常６カ月から1年かかります。

⑸　**保定と経過観察**

咬合がしっかりと安定するまで、保定と経過観察が欠かせません。

V　歯科矯正の治療費

1　保険診療

(1) 一般的な歯科矯正は保険診療の対象外

一般的な歯科矯正は、美容整形などと同様に審美目的の医療だということで、わが国では全額が自費負担とされています。

(2) 顎変形症に対する外科的矯正治療は保険でできる

厚生労働大臣が指定した疾患*5に起因した咬合異常または顎変形症で顎離断等の手術を必要とするものについては、そのための検査や手術前後の動的矯正治療なども含めて、例外的に保険給付の対象となります。

＊5　唇顎口蓋裂、鎖骨頭蓋異形成、ダウン症候群、ピエールロバン症候群、ターナー症候群、先天性ミオパチー、軟骨形成不全症など、50の疾患が指定されています。育成医療や更生医療の対象にもなっています。

2　自由診療（表9－2）

実際の費用は、治療の難易度、治療期間、治療方法、使用する装置などによって大きく変わってきます。それぞれのクリニックで自由に設定された料金が提示されるはずですので、納得いくまで説明してもらってください。実質的な矯正治療に着手する前に費用を一括で設定して請求するところが多いようですが、分割払いも可能です。

歯科矯正治療に関連した主な保険点数

(2017年3月現在)

一般的な歯科矯正治療は保険診療の給付対象外です。ここにお示ししたのは、外科的矯正治療が必要となる顎変形症に対する歯科矯正治療にかかわる保険点数です。

1. 診断料

① 歯科矯正診断料：1,500点（歯科矯正を開始したとき、動的処置を開始したとき、マルチブラケット法を開始したとき、保定を開始したとき及び顎切除等の手術を実施するときに、それぞれ1回限り）

② 顎口腔機能診断料：2,300点（顎変形症に係る顎口腔機能診断を行い、治療計画書を手術を担当する医療機関と連携して作成し、患者に又はその家族に内容を説明した場合）

2. 管理料

歯科矯正管理料：240点（月1回）

3. 検査関係

① 歯科矯正セファログラム（頭部X線規格写真による分析）：300点

② 模型調整（模型分析）平行模型：500点、予測模型：300点

4. 動的処置料

開始の日から2年以内　同一月内の第1回目：250点、同一月内の第2回目以降：100点

開始の日から2年超　同一月内の第1回目：200点、同一月内の第2回目以降：100点

5. 矯正装置関係の処置料

① 印象採得（1装置につき）マルチブラケット装置：40点、その他簡単なもの：143点、困難なもの：265点、困難なもの：265点、著しく困難なもの：400点

② 咬合採得（1装置につき）簡単なもの：70点、困難なもの：140点、構成咬合：400点

③ 装着（1装置につき）可撤式装置：300点、固定式装置：300点、帯環（1個につき）：80点、ダイレクトボンドブラケット（1個につき）：100点

④ アンカースクリューの植立：500点

⑤　撤去（1個につき）　帯環：30点、アンカースクリュー：100点
⑥　マルチブラケット装置での結紮（1顎1回につき）：50点

6．矯正装置

①　床装置（1装置につき）簡単なもの：1,500点、複雑なもの：2,000点
②　リトラクター（1装置につき）：2,000点
③　プロトラクター（1装置につき）：2,000点
④　拡大装置（1装置につき）：2,500点
⑤　アクチバートル（FKO）（1装置につき）：3,000点
⑥　ダイレクトボンドブラケット（1個につき）：200点
⑦　その他の付加的装置　フック：70点、弾線：160点、パワーチェイン：20点、コイルスプリング：20点など

7．外科手術

①　上顎骨形成術　単純な場合：21,130点、複雑な場合及び2次的再建の場合：41,370点、骨移動を伴う場合：72,900点
②　下顎骨形成術　おとがい形成の場合：6,490点、短縮又は伸長な場合：22,310点、再建の場合：36,080点、骨移動を伴う場合：54,210点（術前の臨床検査、入院、全身麻酔、薬剤、術後の処置などの費用が別途に必要です）

○日常的な歯科診療では、これらが適用されることは比較的稀だと考えられますので、具体的な症例の提示は省略します。

表9-2

治療先	初診・相談料	検査料	診断料	動的治療費	調整料（×30回）	合計
私立大学A	3,000円	50,000円	30,000円	600,000円～750,000円	5,000円	833,000円～983,000円
私立大学B	5,000円	30,000円	25,000円	750,000円～850,000円	3,000円	900,000円～1,000,000円
国立大学A	8,610円	76,650円	35,070円～74,970円	約450,000円～600,000円	7,035円	約781,380円～971,280円
国立大学B	3,000円	76,530円	30,040円～69,900円	約420,000円～550,000円	5,815円	約704,020円～873,880円
矯正歯科専門開業医	0～5,000円	40,000円～70,000円		600,000円～800,000円	なし～10,000円	640,000円～1,175,000円

※矯正歯科治療には、消費税がかかります。　※マルチブラケットを使用する場合
(国立大学Aは東京医科歯科大学歯学部付属病院、国立大学Bは大阪大学歯学部附属病院における料金表を参照し、概算した治療費です)

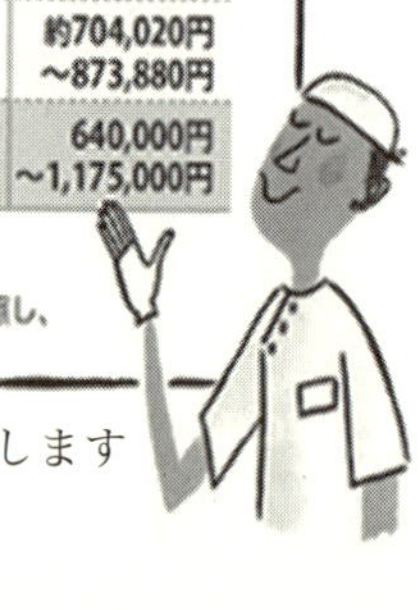

ご参考までに、東京周辺の矯正料金（自由診療）の一覧表をお示しします（日本臨床矯正歯科医会のホームページから転載）。

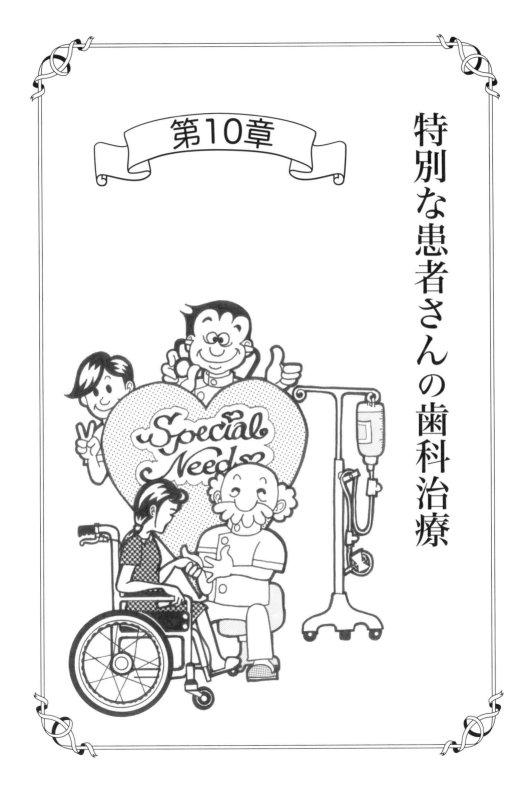

第10章

特別な患者さんの歯科治療

歯科診療に特別な配慮を必要とする（「スペシャル・ニーズ」）患者さんも少なくはありません。たとえば、ききわけのない幼児、重度の心身障がいをお持ちの方、認知症の高齢者、重い心臓病などで療養中の方などなどがそれに相当します。ときにはふつうの歯科医院では適切な対応が困難だとして、受け入れを拒否されることがあるかも知れません。

「スペシャル・ニーズがある患者さん」のことを、本章では「特別な患者さん」と呼ぶことにします。現代の歯科医療では、どんな患者さんでも安全で快適な治療が受けられるように、さまざまな工夫がされています。歯科受診そのものに問題を感じている方は、ぜひお読みになってください。

Ⅰ 「スペシャル・ニーズ」について

1 さまざまな「スペシャル・ニーズ」

一般的な歯科医院での診療ではなかなかうまく対応ができないような患者さんとして、次のような問題を持った人たちが存在しています。本来ならば、このような患者さんたちこそが、高度の歯科治療を最優先で受けるべき存在とされなければならないはずですが、現実には受診すらもなかなか容易ではないようです。

(1) 精神的な面で歯科医療に協力することに困難がある患者さんたち

通常の歯科診療は患者さんの自発的な協力の下で行われます。

歯科医師が口のなかの診察や治療処置を行っている間は、患者さんは大きく口を開いたままじっと動かずにいるなど、歯科医師の指示どおりに行動することが、通常の歯科診療では当然の前提となっています。ところが、こうした前提が成り立たない患者さんも、けっして少なくはありません。たとえば、小さなお子さんたちで、歯科医院では嫌がって大泣きとなってしまうことが珍しくありません。年齢は高くても、発達障がいがある方もいます。

認知症や精神病などで重度の知的障がいを生じてしまった方も、歯科治療の必要性が理解できなければ、診療に自発的に協力することは期待できません。

過去の医療経験がトラウマになって、極端な恐怖症になってしまった方もいます。わずかな刺激でも耐え切れずに、自分自身では制御できないパニック行動を起こしてしまうことがあります。自閉傾向の強い方でもしばしば同じようなことが生じます。

⑵ 身体的な面で歯科医療に協力することに困難がある患者さんたち

顎関節などの異常で口を大きく開けることができない患者さんがいます。「脳性麻痺」の患者さんでは、緊張すると不随意運動（自分自身では制御できない体動）や筋肉のけいれんが起こってしまうことがあります。「パーキンソン病」やコントロールされていない「てんかん」などの患者さんでも、同様な困難があり得ます。

著しいからだの変形や麻痺があれば、歯科治療を受けやすい姿勢をとることができないかも知れません。歩行困難が生じていれば、階段や段差のあるクリニックへの通院には困難が生じるでしょう。

⑶ 重篤な全身疾患を合併している患者さんたち

歯科治療処置に際しての精神的緊張や痛みは、脈拍数や血圧の上昇といった循環動態の変動を生じます。心疾患や脳血管疾患を合併している患者さんでは、危険な発作を誘発する可能性があります。

血友病など出血性素因がある患者さんでは、抜歯後の出血が止まらないことがあります。薬物などへのアレルギーがある患者さんも要注意です。

(4) ある種の感染症の患者さんとキャリア

医療行為を通じて周囲に感染を広げやすい病原体を保有している患者さんでは、院内感染を防ぐために特別な配慮が必要になります。具体的には、HBV（B型肝炎ウイルス）、HCV（C型肝炎ウイルス）、HIV（エイズ・ウイルス）、梅毒、MRSA（薬剤耐性ブドウ球菌）などが問題になります。

Ⅱ 「特別な患者さん」への歯科治療の実際

1 小児歯科（図10-1）

(1) 小児歯科医の考え方

幼い子どもでも人間として尊重されなければなりません。小児歯科の訓練を受けた歯科医師ならば、乳幼児が医療行為を恐れて泣き騒ぐのは当然だと考えて、それなりに愛情を持って接してくれるはずです。子どもに嘘をついてだますようなことは一切しません。たとえば、どうしても注射をしなければならない場合に「注射しない」「痛いことは絶対にしない」な

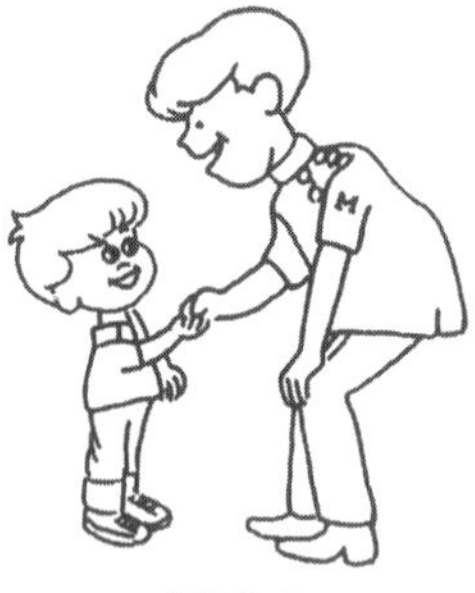

図10-1
歯医者さんだって恐いとは限らないよ

どといったら「嘘」になります。ある程度は話が分かる年齢ならば、「ちょっとチクンとするだけだからがんばって……」などと話しかけるでしょう。

この点については、お母さんたちにもご協力をお願いします。「デパートへ行く」などとだまして歯科医院に連れてくるのは論外ですし、「なにもしないから……」などと約束されては困ります（図10－2）。

なお、看板に「小児歯科」と書いてあっても、小児歯科の訓練を受けた歯科医師とは限りません。日本小児歯科学会の認定医や指導医の資格証が掲示されていれば、ある程度は信頼できるでしょうが、生まれて初めての受診経験が子どもに与える影響を考えれば、かかりつけの歯科医や小児科医の紹介、あるいは信頼できる友人からの口コミなどで慎重に選択してほしいと思います。少なくとも、大声で子どもを叱りつけたり、暴力を振るったりするような歯医者に大事なお子さんを預けるべきではありません。

⑵ 精神発達レベルに応じた対応

①赤ちゃんや低年齢児の歯科受診

口唇口蓋裂などの奇形や口腔外傷（箸や歯ブラシなどをくわえたまま転倒して、口の中に怪我をする赤ちゃんがいます）などを除けば、まだ歯が生え揃っていない低年齢児が歯科的な処置を必要とすることは少ないはずです。

それでも、生歯困難（乳歯が歯肉を突き破って出てくるときに、歯肉に炎症を起こすことがあり、ときには歯肉の切開が必要になります）、上皮真珠（あごの骨の中で乳歯を作った上皮の残りが押し出されてくることがありますが、心配すべきものではありません）、鵞口《がこう》

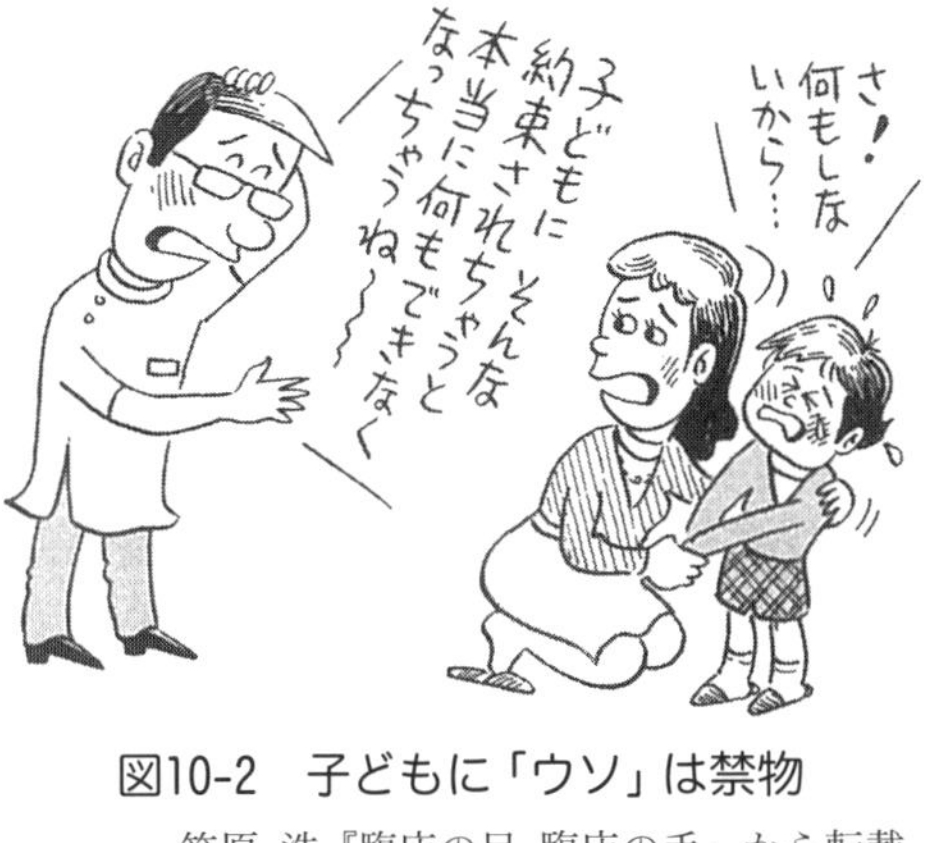
さ！
何もしな
いから…
子どもに
約束されちゃうと
そんなな
本当に何もできなく
なっちゃうね〜

図10-2　子どもに「ウソ」は禁物

笠原 浩『臨床の目 臨床の手』から転載

瘡《そう》（白カビによる口内炎）などの異状があれば、小児歯科医に相談してみてください。それらの多くは小児科医でも対応が可能ですが、下の前歯が異常に早く萌出したため舌の付け根に潰瘍ができた場合（リガフェーデ病）や舌小帯短縮症など、歯科医師による処置が必要になる場合もあります。

②奥歯が生えたらフッ化物塗布を

1歳半で第1乳臼歯が、3歳前後で大きな第2乳臼歯が生えてきます。萌出直後はまだ歯質は軟らかくてむし歯になりやすいので、これらの歯が顔を出したら歯科を受診してフッ化物の塗布を受けることをお勧めします。その際に歯磨きの方法や食生活上の注意も教えてもらうとよいでしょう。

フッ化物の塗布は、少し酸っぱい味のする薬液を歯の表面に塗って約3分間口を開いたままでいるだけのことで、まったく痛くはない処置ですが、この年齢の幼児は泣いて暴れて大騒ぎになります。お母さんにも身体抑制などに積極的に協力していただかなければなりません。

③3歳未満児が「ききわけがない」のは当たり前

幼い子どもに診察や医療処置（たとえば予防注射）の必要性を理解させることはきわめて困難です。とりわけ痛みを伴う歯科（眼科、耳鼻科などでも同様）の治療処置を「大事なことだから我慢をしなさい」などと受け入れさせようとするのは、まったく無茶な要求というものです。

外傷や進行したむし歯の激痛などで緊急のやむを得ない場合には、抑制具で身体を固定して開口保定器を使う「強制治療[*1]」をしなければならなくなります。ときには全身麻酔に頼らざるを得ないこともあるでしょう。

＊1　「嫌がる患者さんを押さえつけて無理やり治療する」というのは、患者さん自身にとっては拷問そのものですし、医療者にとってもつらくて心を痛める治療方法です。「獣医さんでもあるまいに……」とぼやく小児歯科医もいます（笑）

④3歳半が分岐点

精神発達が3歳半レベルを超えた子どもには、訓練された歯科医師や歯科衛生士は「これからどんなことをするのか」を怖がらせずに説明して、診察やある程度までの処置を受け入れさせることが可能です。「痛いことをしないようにする。万一痛かったら合図（声を出す、手を挙げる）すればすぐ止める」と固く約束して、絶対に嘘をつかないようにします。子どもにとっては、単に診察を受けるだけでもある程度の不安や恐怖感が避けられない不快な経験でしょうが、「小さな患者さん」から信頼を得ることに成功していれば、その必要性を理解して協力してくれるようになります。

以前に医師や歯科医師に痛い思いをさせられて、医療恐怖症になっているような子どもには、さまざまな行動変容技法を応用して、医療の場における不適応行動の修正を図ります。「痛くない局所麻酔法」や低濃度笑気吸入鎮静法などを積極的に応用することで、歯科治療がそれほど怖いものでも痛いものでもないことが実感できれば、次第に嫌がらずに治療を受け入れるようになってくれるものなのです。

子どもが嫌がって不協力的な行動を示すと、すぐに身体抑制して「強制治療」を始めてしまう歯科医師は、現代でもまだ少なくはありません。しかし、潜在的であっても歯科治療の必要性を納得できる能力を備えている年長児に対して「ききわけがないから……」と乱暴に扱うことは、子どもの心を踏みにじる行為になりかねません。

⑤医療経験を心の成長に役立てる

単なる歯の検査だけでも、大きく口を開けたまま数分間もじっと動かずにいるのは楽ではないでしょう。治療処置となれば、多少の痛みは我慢しなければならないこともあります。予防注射を例にとるまでもなく、医療を受けるのはしばしば不快な経験になります。しかし「それらが健康を維持増進するために大切なことであって、自分にとって必要なのだ」と理解して、（泣いてもいいから）苦痛に耐える努力をする、嫌なことだが自分の力で乗り越えよう……などと、子どもたち自身にそのように意識させ、そして「がんばってえらかったね」とほめてあげることは、精神発達のためにきっと役立つと思います。付き添ってこられたおかあさんやおとうさんにも、ぜひご理解とご協力をお願いします。

診療衣をまとった医療者が、ときには痛いことをする怖い存在ではあっても、子どもをいじめようとしているのではなく、むしろ助けようとしている人たちなのだということも教えてあげてください。

2 障がい者歯科（図10－3）

歯が痛くても「痛い」と訴えるすべさえ知らずに苦しむ発達障がい児がいます。重度障がい者は「治療困難」と見放されることが多かったのですが、近年は積極的な歯科治療を受けることができる「障がい者歯科センター」などが全国各地に設置されるようになりました。大学病院などでは「障がい者歯科」「特殊診療科」などの専門医もいます。障がいがあるために一般の歯科医院での歯科治療が困難な方については、地域の歯科医師会などにご相談くだされば、専門医を紹介してもらうことができるはずです。

(1) 知的障がい者

発達障がい（知恵遅れ、自閉傾向など）や精神疾患などである程度以上に重い知的障がいを負っている方は、幼い子どもと同様に歯科治療に自発的な協力を得ることが期待できません。とりわけ、自閉的傾向が強い方はコミュニケーションを取ることがむずかしく、未知の刺激で極端なパニック行動を起こすことがあります。やはり、歯科治療の必要性を納得していただくためには、精神年齢3歳半以上の能力があることが必要なようです。

小児歯科と同じように、精神発達レベルに応じて対応するのが原則で、さまざまな行動変容技法が応用され

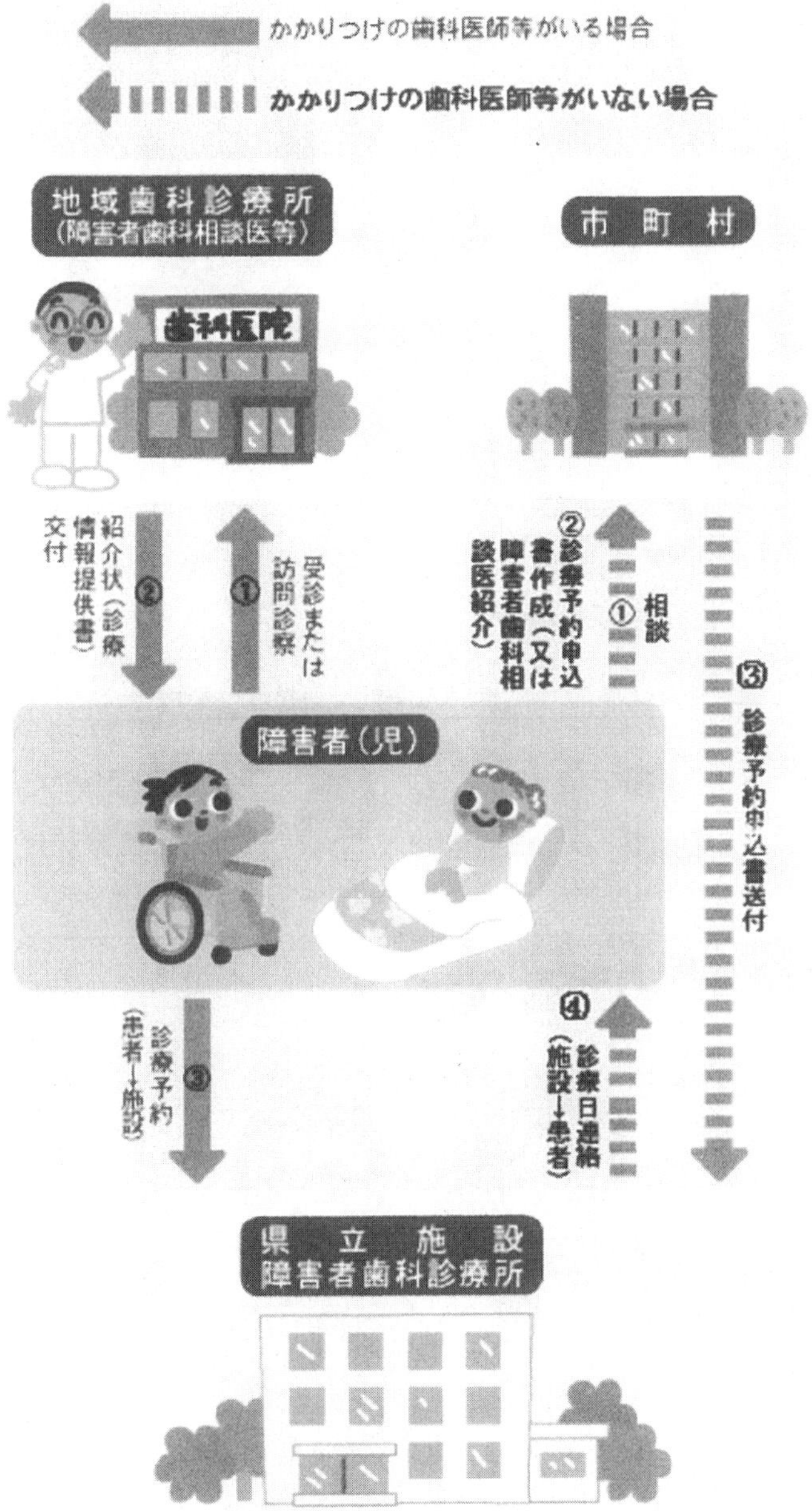

図10-3　障がい者歯科医療のご案内の一例（埼玉県）
埼玉県ホームページから転載

ます。低濃度笑気や鎮静薬の静脈内注射による鎮静法、ときには全身麻酔を使って集中的に治療する場合もあります。

⑵ 身体障がい者

不随意運動や筋肉のけいれんが激しい脳性麻痺患者には、筋弛緩作用のある鎮静薬の静脈内注射がきわめて効果的です。

近年では、バリア・フリーで車いすでの来院にも対応できるクリニックも増えてきました。

⑶ 感覚障がい者

目が見えない、耳が聞こえない、口がきけないなどで、コミュニケーション能力に困難がある方は、未知の経験に対して不安や恐怖心が強く、ときにはパニックを起こします。

経験のある医療者の適切な対応が必要となります。

⑷ 歯科恐怖症患者

過去の医療経験がトラウマとなって、どうしても歯科診療が受けられない方がいます。極端な場合は、診察のために小さなミラー（歯鏡）を口のなかに入れようとしただけで激烈な嘔吐反射が起こってしまうこともあります。

しかし、経験のある歯科医師ならば、ディープ・セデーションと呼ばれる鎮静法や各種の行動変容技法を用いて、歯科恐怖症を乗り越えさせることができます。

3　高齢者歯科（図10－4）

(1)　健常なお年寄り？

ご高齢でもお元気なお年寄りが増えています。歯と口の機能をしっかり守って「健康長寿」を楽しんでいただけるように、歯科医療者もがんばります。しかし、加齢に伴っての生理的な予備力の低下は避けられませんから、全身状態にはより十分な注意が必要です。

(2)　加齢による機能低下

運動機能の低下への対応として、歯科医院もバリア・フリーへの配慮や車いすの用意などをするようになってきました。耳が遠くなった、目がよく見えないなどの感覚機能の低下にも配慮しなければなりません。

とくに重要なのは、摂食嚥下《えんげ》機能の衰えで、誤嚥《ごえん》*2が頻発するようですと、窒息や致命的な肺炎が誘発されるおそれもあります。脳卒中後遺症による麻痺で困難が生じているような症例では、専門的な訓練を受けた歯科医師によるリハビリテーションが行われます。

(3)　認知症患者

アルツハイマー病などで知的能力がひどく低下してセルフ・ケアの能力を失った方の口腔機能を維持するためには、介助者による日常的な口腔清掃（歯磨きなど）の励行と、歯科医師や歯科衛生士による定期的なプロフェッショナル・ケアがなによりも重要です。

施設や居宅で療養中のため医療機関への通院が困難な方については、

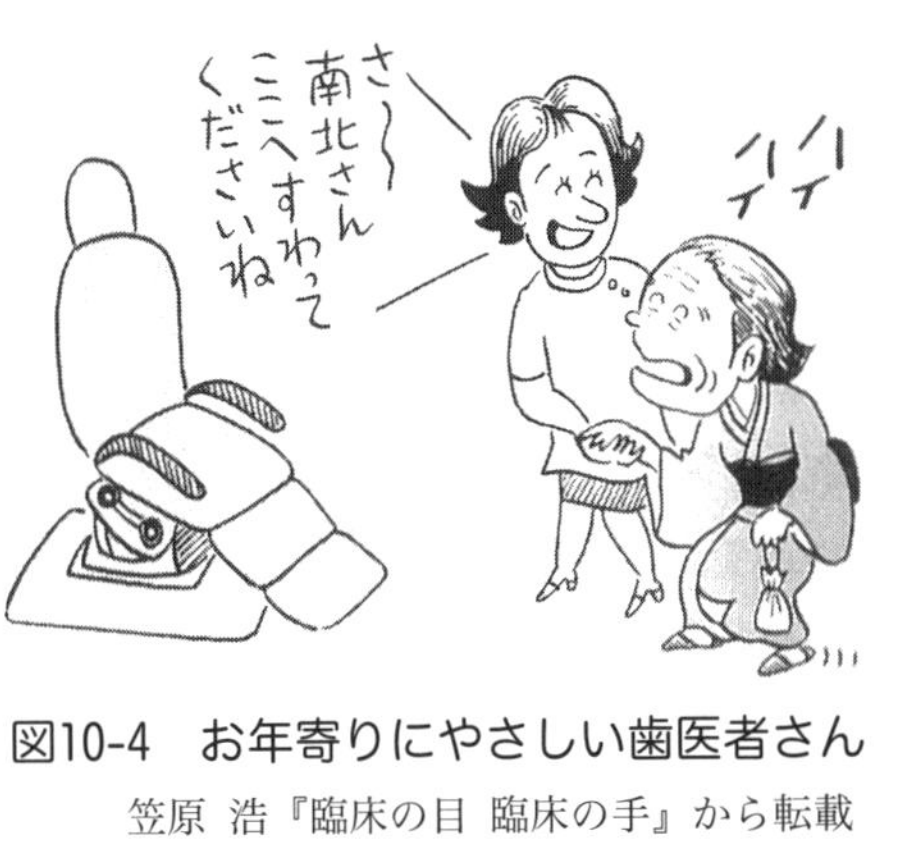
さ〜
南北さん
ここへすわって
くださいね
ハイ
ハイ

図10-4　お年寄りにやさしい歯医者さん

笠原 浩『臨床の目 臨床の手』から転載

訪問診療で対応できますので、地域の歯科医師会などにご相談ください。

こうした患者さんでは、医療の必要性が理解できず、治療処置や口腔ケアの介助を嫌がって抵抗される場合もあります。介助歯磨きも拒否されてしまうようですと、入れ歯の使用はかなり困難だと考えなければなりません。

＊2　誤嚥：飲食物や唾液が誤って気管に入ってしまうこと。放置されたむし歯や歯周病の病原菌を含んだ不潔な唾液の誤嚥は、しばしば肺炎を誘発することがあります。
高齢者の最大の死因となっている「肺炎」のかなりの部分が、不潔な口腔と関連した「誤嚥性肺炎」だと考えられているため、介護士の勉強会などでは、「お尻が汚くてもすぐには死なないが、口のなかが汚いと命にかかわるよ」と、口腔ケアの重要性が強調されているところです。

4　有病者歯科（図10－5）

近年に教育を受けた歯科医師は、全身的な医学知識もしっかり学んでいます。[＊3] なかでも口腔外科を標榜しているクリニックは、合併疾患を持った患者さんの全身管理についても習熟しているはずです。とくに危険な発作を生じる可能性がある患者さんでは、他の診療科とも密接な連携が可能な病院歯科の受診をお勧めします。

(1) 循環器疾患（高血圧、心疾患、脳血管疾患など）

内科主治医と連携して全身状態を的確に評価し、常に安全であるように慎重に対応します。歯科治療に際しての精神的緊張や痛みは、循環動態を急激に変化させて、危険な発作を誘発するおそれがありますから、それらをできるだけ緩和するために、無痛的な局所麻酔注射法や各種の鎮静法が積極的に応用されます。とりわけ低濃度笑気吸入鎮静法は、痛みとストレスの緩和のみならず、高濃度の酸素吸入でもありますので、循環動態の安定化に有用です。

心電図や酸素飽和度などのモニターによる術中監視も広く行われるようになり、危険な発作も事前に察知できるなど、安全性を高めるのに役立っています。

血栓予防のためにワーファリンなどの抗凝固薬を服用している患者さんでは、抜歯後の出血が止まりにくくなることがあります。かならずあらかじめ申し出ておいてください。傷口の縫合などの処置が必要となることもあります。ただし、服薬を勝手に中止するのは危険です。

⑵ 呼吸器疾患

肺気腫などで呼吸不全がある患者さんでは、酸素飽和度モニターの監視下で、必要に応じて酸素吸入を実施しながら施術します。気管支喘息の患者さんでは危険な急性発作に備えて、吸入剤を持参していることをあらかじめ確認しておかなければなりません。

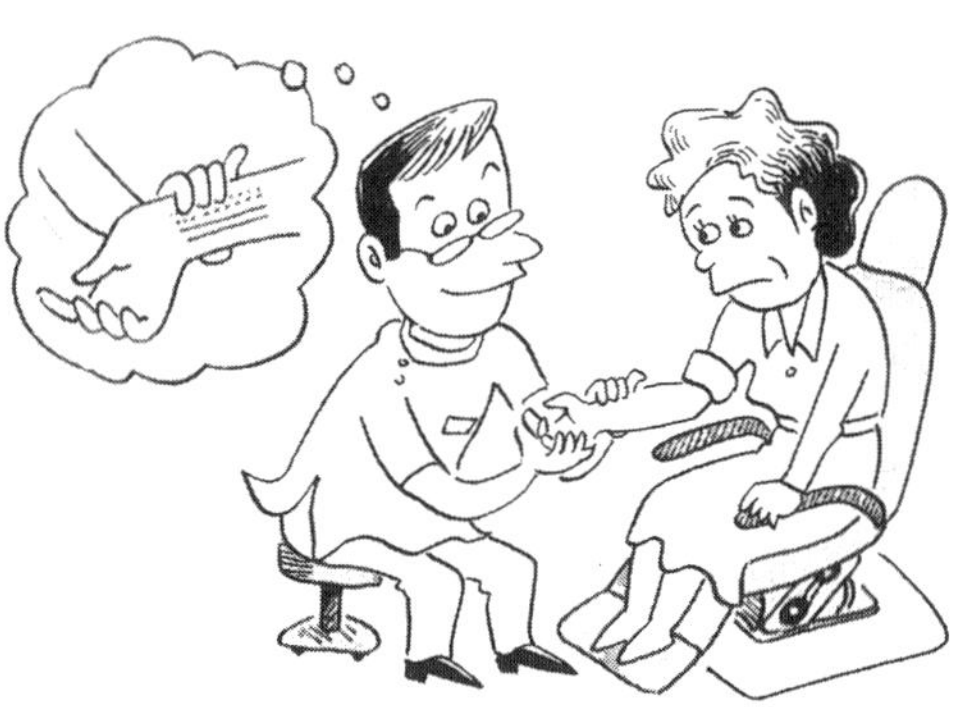

図10-5　全身への気配りも忘れずに！

笠原 浩『臨床の目 臨床の手』から転載

⑶ 代謝性疾患

しばしば問題となるのは、糖尿病と歯周病との関連です。糖尿病で感染に対する抵抗力が低下するため歯周病が悪化しやすく、進行した歯周病の存在で食生活に偏りが出るなど、しばしば悪循環が生じることが知られています。歯科治療に際しても、歯痛による欠食やストレスによって低血糖発作が生じる危険があります。

甲状腺機能亢進や低下も注意を要する疾患です。

⑷ 神経疾患

てんかんの発作が歯科治療の刺激によって生じることがあります。抗てんかん薬の服用でコントロールされている方では、一般的な歯科医院でもまず心配ありませんが、体調の悪いときには要注意です。頻繁に発作が見られるようでしたら、そうした患者さんに慣れている病院歯科か障がい者歯科センターに相談してください。

⑸ 血液疾患（血小板減少症、血友病、白血病など）

出血傾向の存在が疑われる場合には、抜歯などの観血処置は医科主治医と連携をとって慎重に行わなければなりません。逆に、歯肉出血などから血液疾患が発見されることもあります。

⑹ 骨粗《そ》鬆《しょう》症

骨粗鬆症の治療薬としてビスフォスフォネート製剤を服用している方では、骨の傷の治りが悪くなることがあり、稀には顎骨壊死の発症も報告されています。

⑺ アレルギー性疾患

過去に過敏反応を起こした方は、原因となった物質（薬剤、食品など）とそのときの症状を、あらかじめ担当医に伝えておいてください。ときにはアレルギーの専門医との連携が必要となることもあります。

逆に、アレルギーの専門医のほうから歯科医師に対して、口腔内に存在する金属修復物などの除去が依頼される場合もあります。

⑻ ステロイド剤の長期服用

関節リウマチ、膠原病、気管支喘息、アレルギー性疾患などの治療、あるいは臓器移植後の免疫抑制などのために、副腎皮質ホルモンと同様な作用を示す「ステロイド剤」を長期にわたって服用している患者さんがいます。歯科治療に際しては、感染に対する生体防御機能の低下、易ショック性などへの注意が必要になります。内科主治医と連携して、ときには「ステロイドカバー」などの対応が必要になります。

＊3　現代の歯科医師国家試験は、歯や口腔のみならず全身に関わる問題も数多く出題されるようになり、今や医師国家

試験よりもはるかにきびしい難関だと評判になっています。

5　院内感染防止

近年の医療機関では、清潔の概念が徹底して、厳重な消毒滅菌が実施されていますから、どうぞ安心なさってください。

B型肝炎ウイルスは通常の消毒剤や煮沸では容易には死滅しないタフな病原体で、しかも注射針に付着した微量の血液でも感染するというきわめて恐るべき存在でした。しかし現在では、どこの歯科医院でも高圧蒸気滅菌器が備え付けられ、注射針も1回の使用で使い捨てられるようになっています。それに比べれば抵抗力も感染力もはるかに弱いC型肝炎ウイルスやエイズ・ウイルスなどは、もはや脅威ではありません。

6　妊娠

「お腹の赤ちゃんにカルシウムを取られるから……」というのは嘘ですが、妊娠中にむし歯ができやすくなるのは事実です。口腔清掃が低下しがちになることや唾液の性状が変化することなどが関係しているようです。ホルモンバランスの変化で、歯肉炎などの歯周病も悪化しやすくなります。妊娠性エプーリスという歯肉の腫れ物ができることもあります。母子手帳をもらったら、ぜひ歯科を受診して検診と指導を受けてください。

検診の結果、治療が必要となったら、不安定な妊娠初期は避けて5～6カ月目以降に行います。この時期でしたら赤ちゃんのからだはほぼ完成していて、治療のストレスや薬剤、あるいはX線撮影の際の放射線などによって奇形などの異常を生じるおそれがほとんどないからです。臨月が近づく前に終了するようにします。

Ⅲ　「特別な患者さん」の治療費

1　保険診療

⑴　加算点数がつくことがある

スペシャル・ニーズと呼ばれるような「特別な患者さん」の歯科診療であっても、基本的には一般的な点数表が適用されます。それぞれの治療内容の章をご覧ください。ただし、次のような場合には、点数が加算されます。

①診察料加算

6歳未満の乳幼児や歯科診療が著しく困難な患者さんでは、初診料や再診料に加算点数がつきます。

②処置、手術への加算

6歳未満の乳幼児や歯科診療が著しく困難な患者さんでは、全身麻酔下で行った場合を除き、処置や手術の所定点数が5割増しとなります。ただし、3歳未満の乳幼児では、全身麻酔下でも10割増しとなります。

特殊な感染症の患者さんへの手術では、加算点数が設定されていることがあります。

⑵　医療費助成制度を活用しよう

加算点数の対象となるような患者さんについては、ご負担を軽減するためにさまざまな医療費助成制度が運用されています。お住まいの地域によってかなりの違いがありますが、先進的な自治体では乳幼児や重度障がい者には窓口無料を実現しているところもあります。ぜひ調べてみてください。

①子ども医療費助成制度

多くの自治体で子どもの医療費の助成を実施しています。たとえば大阪市では、0～15歳（中学校修了まで）の子どもを対象に外来診療で1日最大５００円を超える自己負担金額を公費で負担しています（小学校修了までは所得制限なし、２０１６年4月現在）。窓口無料を実現した自治体も少なくはありません。詳しくは市町村の窓口で確認してください。

②老人医療費助成制度

お年寄りの医療費を助成している自治体もあります。たとえば大阪市では、重度障がい者医療費助成制度の対象など一定の要件を満たす65歳以上の高齢者に、子どもとほぼ同じような経済的支援が行われています。

③心身障がい者医療費助成制度

心身に重度の障がいがある方に医療費助成する制度で、都道府県や市町村が実施しています。対象となる障がいの種類や程度、助成の内容などは、実施している自治体によって異なります。また、所得の制限がある場合も多いようです。詳しくは市町村の障がい福祉課などにお問い合わせください。

④高額療養費制度

入院や外来治療などのため、かかった医療費が高額になった場合、ご自身の所得の状況に応じた自己負担額を上回った金額について、高額療養費として、加入している医療保険から後日支払ってもらうことができます。たとえば、70歳未満の住民税非課税者では3万５４００円（平成28年4月現在、2回目以降は2万６６００円）を超えた金額が戻ってきます。総所得が多い方も自己負担限度額が高くはなりますが、この制度の対象です。詳しくは市町村や健康保険組合などの保険者にお尋ねください。

(3) 特殊な診療形態

重度障がい者やいわゆる「寝たきり」状態の方など、医療機関への通院が困難な方がいます。

そうした患者さんに対する在宅医療（訪問歯科診療など）と入院治療の医療費については、他の章では取り上げませんでしたので、ここで主な保険点数と具体的な症例のいくつかを示しておきます。

2 保険外（自由）診療

保険診療にはさまざまな制約があるため、スペシャル・ニーズがある患者さんへの「特別な対応」には問題が生じる可能性があります。たとえば、通院に困難がある患者さんへの訪問歯科診療は16km以内に限定され、それを超えた場合は患者負担とすると規定されています。しかし、どんな人に対しても必要な医療を供給することは、国や自治体の責務ですから、「保険では無理です」と言われた場合にも、行政の当局や地域の歯科医師会などに相談してみることをお勧めします。

コラム 「むし歯の洪水」の時代があった

著者はわが国の小児歯科の草分けのひとりです。今から三十数年前、高度経済成長期の日本では、子どものむし歯が激増していました。乳歯が生え揃ったばかりの3歳児でさえ、むし歯罹患率87%、1人あたり平均むし歯数6・3本（歯科疾患実態調査、昭和44年）という恐るべき「むし歯の洪水」だったのです。ところが当時は、歯科医師は絶対的不足で「泣く子はお断り」が当たり前だったのです。全身麻酔の導入や「痛くない歯科治療」の研究開発、リコール・システムによる歯科的健康管理の実践などとともに、「子どもの歯を守る会」を組織し、国会にも請願するなど、社会的にも大奮闘したものでした。

スペシャル・ニーズに関連する主な保険点数

（2017年３月現在）

１．初・再診料への加算

６歳未満の乳幼児や著しく歯科診療が困難な者（重度障がい者など）には所定の点数に加算があります。

(1) 歯科初診料：234点（地域歯科支援病院*では282点）

歯科外来診療環境体制が整備された医療機関**では：+25点

６歳未満の乳幼児：+40点

６歳未満の乳幼児に導入技法を用いた場合：+250点

著しく歯科診療が困難な者（重度障がい者など）：+175点

著しく歯科診療が困難な者に導入技法を用いた場合：+250点

時間外加算：+85点、休日加算：+250点、深夜加算：+480点

（６歳未満の乳幼児では、それぞれ +125点、+290点、+620点）

(2) 歯科再診料：45点（地域歯科支援病院では72点）

歯科外来診療環境体制が整備された医療機関では：+5点

６歳未満の乳幼児：+10点

著しく歯科診療が困難な者（重度障がい者など）：+175点

時間外加算：+65点、休日加算：+190点、深夜加算：+420点

（６歳未満の乳幼児では、それぞれ +75点、+200点、+530点）

*地域歯科支援病院：一定の施設基準を満たしている病院の歯科。

**歯科外来診療環境体制が整備された医療機関：一定の施設基準に適合している歯科診療所と病院歯科。

２．処置、手術への加算

６歳未満の乳幼児や著しく歯科診療が困難な者（重度障がい者など）では、全身麻酔下で行った場合を除き、処置や手術の所定点数が５割増しとなります。ただし、３歳未満の乳幼児では、全身麻酔下でも10割増しとなります。

特殊な感染症の患者さんへの手術では、加算点数が設定されていることがあります。

３．入院治療

入院基本料（１日につき）

① 病院（一般病棟）：960〜1,591点

（看護配置などの施設基準や入院期間などによって幅があります。加算点数などについては省略します）

② 有床診療所*：450～861点

（これも入院期間などによって幅があります。加算点数などについては省略します）

*診療所でも入院設備（20床未満）を備えたところがあります。

4．在宅医療

(1) 歯科訪問診療料（1日につき）

① 歯科訪問診療1（1人のみ、診療時間20分以上）：866点

② 歯科訪問診療2（同一建物内の居住者2～9人目、診療時間20分以上）：283点

③ 歯科訪問診療3（同一建物内の居住者10人目以上、または診療時間20分未満）：120点

④ 診療時間の延長料（診療時間が1時間超）：30分ごとに+100点

⑤ 歯科診療特別対応加算

著しく歯科診療が困難な者：+175点（特別な技法を用いた場合は+250点）

⑥ 在宅患者等急性歯科疾患対応加算

同一建物1人のみ：+170点、同一建物の複数患者：+55点

歯や補綴物などを切削するための器具を持参した場合に算定する。

⑦ 歯科訪問診療補助加算（歯科衛生士帯同の場合）

同一建物1人のみ：+110点、同一建物の複数患者：+45点

(2) 歯科疾患在宅療養管理など

① 歯科疾患在宅療養管理料（月1回）：180点、在宅療養支援歯科診療所では：240点

② 在宅歯科医療推進加算（月1回）：+100点

③ 地域医療連携体制加算（同一初診内1回限り）：+300点

(3) 訪問歯科衛生指導料（歯科衛生士）

① 簡単なもの（指導時間20分未満）：120点

② 複雑なもの（1対1で20分以上、文書提供）：360点

○医療機関と患者さんの居住地が16km以上離れている場合には、特殊な事情がある場合を除き、保険診療の対象としてはならないと規定されています。

○歯科訪問診療に要した交通費は、患者さんの側で実費を負担することとなっています。

具体的な症例のいくつか

1．義歯の修理（持ち帰り修理）

脳梗塞による半身不随で歩行困難、在宅療養中の患者さんの入れ歯が壊れた。

〈第１日〉 訪問診療(1)866＋特別対応加算175＋診療補助加算（歯科衛生士同行）110＋印象採得（単純）60＋咬合採得94＝1,305点

〈第２日〉 訪問診療(1)866＋特別対応加算175＋時間延長加算100＋診療補助加算（歯科衛生士同行）110＋急性対応（切削器具持参）170＋有床義歯修理（５歯欠損）396＋歯科口腔リハビリテーション(1)100＝1,917点

○状況によっては、その場で修理が可能なこともあります。

2．歯痛（下顎小臼歯の歯髄炎）

脳梗塞後遺症で老健施設入所の患者さんの歯が欠け、痛みで食べられなくなった。

〈第１日〉 訪問診療(1)866＋特別対応加算175＋診療補助加算（歯科衛生士同行）110＋急性対応（切削器具持参）170＋インレー除去32＋局所麻酔0＋ラバーダム防湿法0＋抜髄（貼薬、仮封）296=1,649点

〈第２日〉 訪問診療(1)866＋特別対応加算175＋時間延長加算100＋診療補助加算（歯科衛生士同行）110＋急性対応（切削器具持参）170＋ラバーダム防湿法0＋根管充填102＋窩洞形成（複雑）129＋光CR充填（複雑）260＝1,912点

3．歯痛（上顎大臼歯の歯槽膿瘍）

糖尿病で在宅療養中の患者さん。知的障がいはない。歯肉が腫れて痛み、発熱もある。

〈第１日〉 訪問診療(1)866＋洗浄0＋処方料42＋調剤料9＋薬剤料（抗生薬と鎮痛薬、内容の記載は省略）58＋薬物情報提供料10＝985点

〈第２日〉 訪問診療(1)866＋局所麻酔0＋歯槽膿瘍切開（排膿）230＋処方料42＋調剤料9＋薬剤料（鎮痛薬）4＋薬物情報提供料10＝1,161点

〈第３日〉 訪問診療(1)866＋洗浄0＋処方料42＋調剤料9＋薬剤料（内容省略）58＋薬物情報提供料10＝985点

〈第４日〉以降 急性症状は緩解したが、原因歯の抜歯の必要があると考えられた。全身状態がやや不良であったので、家族とも相談の上で入院させ、内科の協力も得て十分な医療管理下に抜歯を施術することとした。

ご自宅や施設で歯・口の対応に困っていませんか？

治療してもらいたいけど、歯科医院に行くことが困難！！
どこに相談したらいいの？

歯が痛い

入れ歯が割れた

歯ぐきが腫れた

口のケアをしてほしい

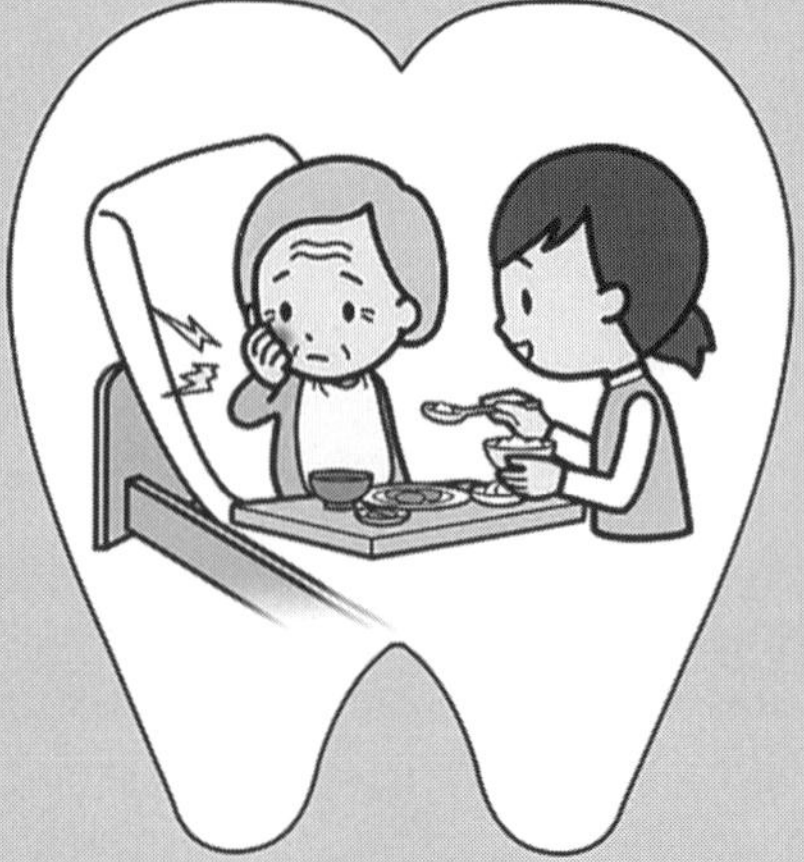

食べ物がかめない

入れ歯が痛い

口の汚れが気になる

口が渇く

訪問歯科診療をおこなっています。

歯科医院に通院することが困難な方へ、歯科医師・歯科衛生士がご自宅や施設に訪問して口腔ケアや入れ歯、むし歯等の治療をいたします。

在宅歯科医療連携室へご相談下さい。

秋田県歯科医師会では、歯科医師会館内に「在宅歯科医療連携室」を設置しました。要介護高齢者等のご自宅に訪問して、歯科治療を行う歯科医院を紹介しています。専任スタッフが相談に応じ、歯科治療が必要であっても歯科医院へ通うのが困難な方に、適切な歯科医療情報を提供するための窓口です。要介護者のご家族からの相談や、病院や施設関係者からの相談にも応じています。どうぞ、お気軽にご相談下さい。

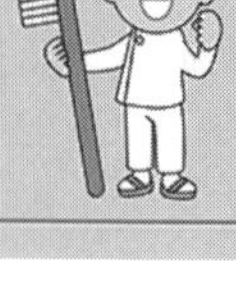

秋田県歯科医師会在宅歯科医療連携室（秋田県歯科医師会館内）
〒010-0941 秋田市川尻町字大川反170番地102
◎お問い合わせ、申込みは、電話・FAX・メールでお受けします。
受付時間　■9：00～17：00（土・日・祝日を除く）
電話 018-865-8020・FAX 018-862-9122
メール renkei@akita-da.or.jp

秋田県歯科医師会ホームページから転載

エピローグ

「賢い患者」になりましょう

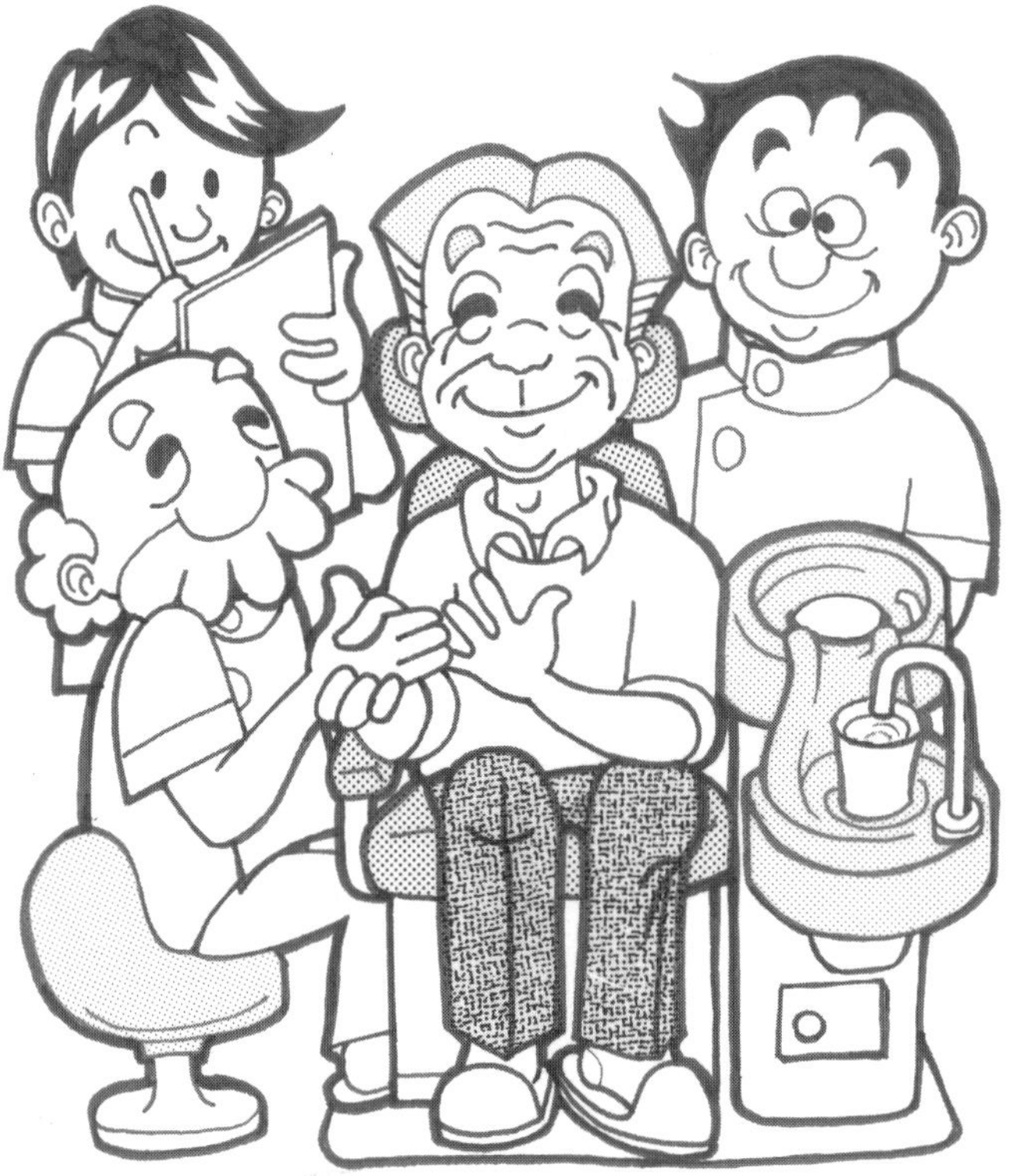

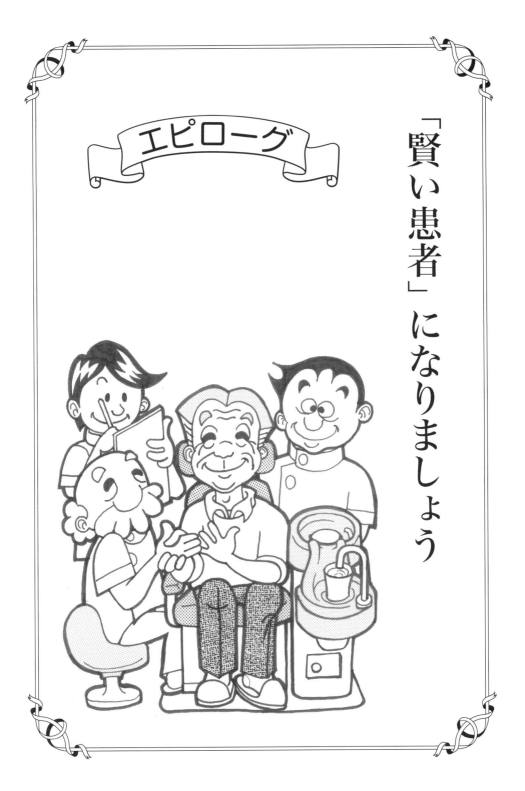

本書によって、最新の歯科医学と歯科医療の実態についての多くの情報を得られたことと思います。昔の医療においては、主役は「お医者さま」で患者は一切をおまかせすべき存在であり、中途半端な知識をふりまわして医療者に質問するなどは「無礼な行為」だと考えられていました。

しかし時代は変わりました。現代医療の主役は「患者さん」です。ご自分に健康を守るばかりでなく、医療そのものを改善していくのも、原動力となるのは患者さんの知識と意欲です。わが国の保険医療が直面している深刻な矛盾を解決していくためにも、ぜひ皆さんのお力を貸してください。

健康を守る主役はあなた自身

健康を守るためには、なによりも「自分自身が『主役』だ」と認識しておいていただかなければなりません。歯や歯肉の健康についてならば、歯磨きや歯肉マッサージなどの毎日の保健習慣の確立がその第一歩です。

歯科医師や医師、歯科衛生士や看護師などの医療専門職は、どれほど有能であったとしても、あなたご自身を手助けすることしかできません。

実際にむし歯や歯周病などの歯科疾患にかかってしまって治療を受ける場合でも、どのような処置を受けるかについての最終決定権は、あなたご自身のものです。十分な説明も聞かないうちに「おまかせします」と丸投げすべきではありません。とりわけ、(歯を)抜く、(歯髄を除去して歯を)殺す、(歯質を)削るなどは、いずれも二度と後戻りができない処置ですから、慎重な判断が必要です。

ところで、ヒトが歯を失う原因の大半は、歯科医師による「抜歯」だということにお気づきでしょうか?本当にぶらぶらになって自然脱落あるいは自分の指で引っ張って取り除けるような(生え換わりの時期の乳歯を考えてみてください)「天寿を全うした歯」は、現代の日本ではむしろ例外的です。つまり、安易に抜歯されることがないようにすれば、自分の歯の寿命をかなり延ばせるはずなのです。そして、「どうしても抜かなければならない歯」（212ページ参照）などというものは、そんなに多くはないということも、知っておいてほしいと思います。

しかも、歯を抜かれてしまったら「入れ歯」が必要で、しばしば保険給付外の高価な入れ歯やブリッジ、インプラント義歯が勧められることになりかねません。

一方、こうした「歯科補綴」以外の治療は、ほとんどすべてが保険診療でカバーされています。治療方法や材料についてもそんなに制約されてはいません。ですから、できるだけ歯を抜かれずにすむようにすれば、高額な保険外治療などでたくさんお金がかかる心配も最小限になるのです。

安易な抜歯を避けるためには、第8章を熟読してください。

正確な保健・医療情報をあなたのものに

昔の医者には「患者は余計なことは知らなくていい。黙ってオレにまかせておけ」といったタイプが多かったものですが、医療が医療者と患者側とによるチームプレーであり、その「主役」は患者さんであると、明確に認識された現代においては、正確な情報を伝えることは、医療者にとっての最も重要な責務のひとつです。

ですから、患者であるあなたとしても、積極的に情報を求める態度を示さなければなりません。具体的には、病状や治療方針の説明に対して、少しでも分かりづらいところがあったら、遠慮なく質問するということです。

現代は高度情報化社会ですから、そのつもりになればかなり専門的な保健・医療情報でも手に入れることができます。パソコンやスマートフォンで検索してみましょう。保健・医療に関する書籍も多数出版されていて、一般向けの歯科関係のものだけでも大きな書店なら十数点はすぐに見出せます。

テレビやラジオ、新聞や雑誌などでも保健・医療は重要なテーマのひとつであるだけに、さまざまな情報が溢れています。ただし、それらのなかには明らかに営利目的の宣伝だと考えられるものも多いようですから、ときには眉に唾をつけて見聞きすべきです。たとえば、サプリメントや栄養食品などの売り込みでは、効能は「利用者の感想」だけで、医学的な根拠はまったく示されていないものが少なくはありません。

ずるがしこいコマーシャル・メッセージにだまされない「賢い消費者」をめざすのと同様に、医療に関しても「賢い患者」をめざしましょう。本書はきっと役に立つはずです。

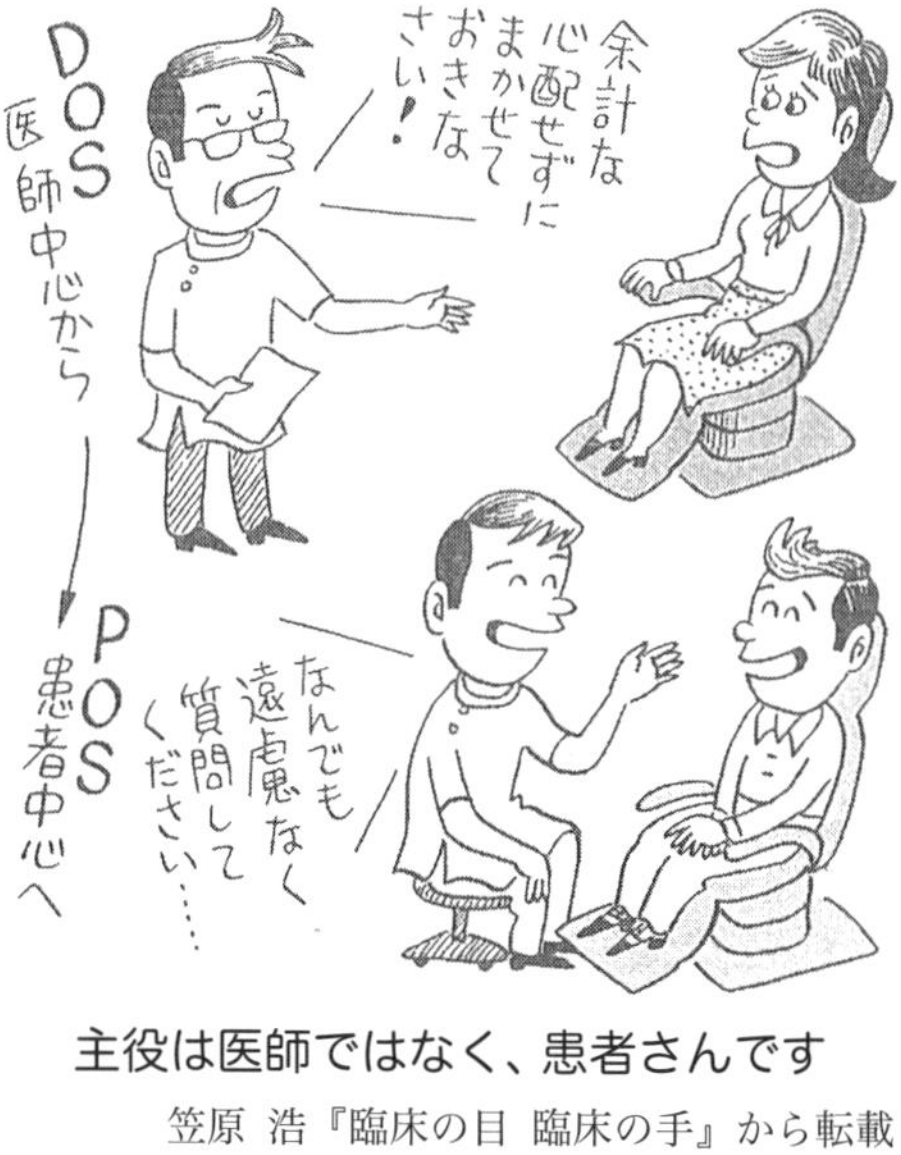
DOS
医師中心から
余計な心配せずにまかせておきなさい！
POS
患者中心へ
なんでも遠慮なく質問してください……

主役は医師ではなく、患者さんです

笠原 浩『臨床の目 臨床の手』から転載

セルフ・ケアとプロフェッショナル・ケアとで健康長寿を

人口の高齢化が進行するなかで、歯と口の健康の意義が強く実感されるようになってきました。高齢になっても自分の歯でしっかり噛んでいる人は、たしかにいつまでも元気です。歯を失って寝たきり状態になってしまっていたお年寄りが、訪問診療で入れ歯を作ってもらって噛めるようになったら、起き上がって歩けるようになった……などという症例も次々に報告されています。

かつては生命を直接脅かすことはないと軽視されていた歯科疾患も、高齢者の最大の死亡原因である肺炎のかなりの部分が、不潔な口腔と密接に関連した嚥下性肺炎であり、口腔ケアの励行でそれを大幅に減らせることが明らかになりました。近年の歯科医学の進歩と保健情報の普及によって、いつまでも元気に明るく過ごすためには、歯と口の健康の維持増進が大切なことを多くの人が認識する時代が到来したのです。

なんでもおいしく食べられる、多くの人と明るくおしゃべりができる……歯と口の健康はＱＯＬ（生活の質）を支える大切な柱です。しかしながら、それを守り続けるためには、それなりの努力が必要なのです。もちろん、冒頭に申し上げたように、「健康を守る主役」はあなた自身ですが、日常的なセルフ・ケアは基本ではあっても、それだけでは必ずしも十分ではないことも、しっかりと認識しておいてください。

本文中で何度も強調しましたように、医療専門職と定期的に顔を合わせて健康診査や保健指導といったプロフェッショナル・ケアを受けることも不可欠です。疾患の早期発見だけではありません。自己流のセルフ・ケアには誤りが生じることがあり、ときには点検と手直しが必要だからです。たとえば、入念に歯磨きをしているつもりでも、力の入れすぎによる歯質の磨耗や意外な磨き残しが指摘されることもあります。医療専門職との上手なおつきあいも、健康の維持増進のための重要なファクターのひとつです。

広く情報を集めてみましょう。探してみれば信頼できるよい医療者がどこかに存在しているはずです。歯科医療について言うならば、常に患者の立場に立って考え、できるだけ（歯を）抜かない、（歯髄を）殺さない、（歯質を）削らない、そしてどんな質問にもていねいに答えてくれるような歯医者さんです。本書がそのためによい参考になれば、著者としてこの上ない幸せです。

「保険で良い歯科治療を」運動に参加してください

日本国憲法第25条は「すべて国民は、健康で文化的な最低限度の生活を営む権利を有する。国は、すべての

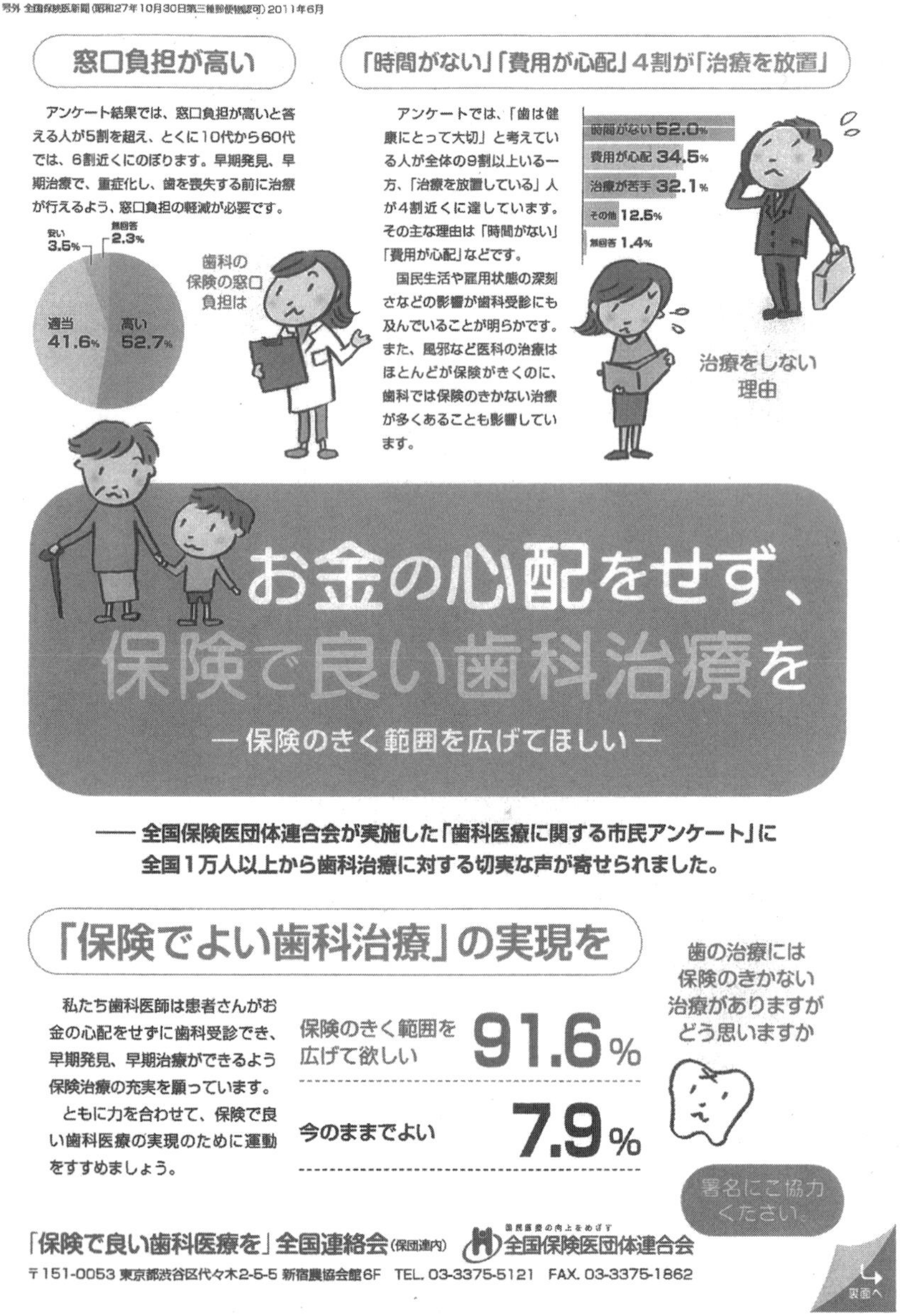
号外 全国保険医新聞（昭和27年10月30日第三種郵便物認可）2011年6月

窓口負担が高い

アンケート結果では、窓口負担が高いと答える人が5割を超え、とくに10代から60代では、6割近くにのぼります。早期発見、早期治療で、重症化し、歯を喪失する前に治療が行えるよう、窓口負担の軽減が必要です。

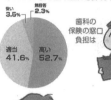

「時間がない」「費用が心配」4割が「治療を放置」

アンケートでは、「歯は健康にとって大切」と考えている人が全体の9割以上いる一方、「治療を放置している」人が4割近くに達しています。その主な理由は「時間がない」「費用が心配」などです。

国民生活や雇用状態の深刻さなどの影響が歯科受診にも及んでいることが明らかです。また、風邪など医科の治療はほとんどが保険がきくのに、歯科では保険のきかない治療が多くあることも影響しています。

お金の心配をせず、保険で良い歯科治療を

―保険のきく範囲を広げてほしい―

――全国保険医団体連合会が実施した「歯科医療に関する市民アンケート」に全国1万人以上から歯科治療に対する切実な声が寄せられました。

「保険でよい歯科治療」の実現を

私たち歯科医師は患者さんがお金の心配をせずに歯科受診でき、早期発見、早期治療ができるよう保険治療の充実を願っています。

ともに力を合わせて、保険で良い歯科医療の実現のために運動をすすめましょう。

署名にご協力ください。

「保険で良い歯科医療を」全国連絡会（保団連内）
国民医療の向上をめざす 全国保険医団体連合会
〒151-0053 東京都渋谷区代々木2-5-5 新宿農協会館6F TEL. 03-3375-5121 FAX. 03-3375-1862

裏面へ

『保険医新聞』号外から転載

生活部面について、社会福祉、社会保障及び公衆衛生の向上及び増進に努めなければならない」と示しています。医療の提供は、国と自治体の重要な責務のひとつであり、２０１２年に公布された歯科口腔保健法にも明確に規定されていることです。

それなのに、プロローグで述べましたように、現在の保険医療システムには深刻な矛盾が少なからず存在しています。皆保険制度下の日本国民のすべてが「安心して良質の歯科治療」を受けられるようにするために、いくつかの問題点を明らかにしたうえで、医療者と患者側とで力を合わせて改善を求める運動を推進する必要があります。

⑴ 適正な保険点数の設定を

国際的に見た場合に、日本の保険診療での歯科診療報酬は非常識的な安さです。高額の保険外（自由）診療でつじつまを合わせるか、「手抜き治療」での省力化?をしないかぎり、歯科医院の経営は成り立ちません。実際に、保険診療主体の良心的な歯科医院や歯科技工所が次々に倒産するような事態がすでに生じています。これでは「保険で良い歯科治療」を望む国民の皆さんにとっても困ったことになります。歯科医師や歯科技工士の技術と労働とを適正に評価した保険点数の設定について、ぜひご理解とご支援を賜りたいと存じます。

⑵ 保険診療の拡充改善を（不合理な制限医療の撤廃など）

医科では医学の発展とともに次々に開発された新しい診療技術や検査法、薬品や材料などを積極的に保険適用させていったのに対して、歯科では一部の歯科医師会幹部などが「自由診療の余地を残す」[*1]という考え方であったためか、保険診療の拡充がほとんど進みませんでした。[*2]たとえば、臼歯部への前装鋳造冠や金属床義歯などは、どこの歯科医院でも応用可能なほどに普及した技術であっても、いまだに保険給付外となっているのです。

近年の歯科医学の発展を反映した新しい診療技術などの積極的な導入を促進するとともに、不合理な制約を解除させる必要があります。

＊1　だれの目にも安すぎる保険点数は、「きれいな前歯やよく噛める入れ歯は、保険では無理ですよ」と、高価な自由診療へと誘導するのにむしろ好都合だと考えたのでしょう。現代でも、インプラント義歯を積極的に保険診療に導入しようとする動きが見られないのは不思議ですね。

＊2　国民医療費で医科分は近年の15年間に約30兆円から約40兆円へと急激な膨張を続けているのに対し、歯科分はこの間ずっと約2・5兆円前後の横這い状態です。

(3)「混合診療」の拡大にご用心

国や自治体には社会保障に関わる財政負担の緩和を図るため「混合診療」の拡大を図ろうとする動きがあります。「患者の希望で保険外治療も並行してできる」ということは、表面的には患者の便宜を図っているようにも見えますが、かつての悪名高い「差額徴収制度」の再来で、医療に経済的な格差を持ち込むばかりでなく、保険診療の拡充を妨げるものだとして、日本医師会をはじめ多くの関連団体が強く反対しています。

(4) 窓口負担の増額に反対しましょう

財政的な見地からすれば、保険診療の受診者を減らすために窓口負担を増額することが、医療費の公的負担を抑制するために最も効果的な手段です。

数十年前までは被保険者本人は窓口無料でした。ところが、保険財政の逼迫などを口実として、自己負担金が受診1回ごとに100円から始まって、現在の3割負担まで何度も引き上げられました。老人保健法による医療給付が最初は窓口無料だったことを覚えておられる方もおられるでしょう。やがて、毎回100円の一部負担金が課されるようになり、1割負担となり、とうとう2割の定率負担とされてしまいました。後期高齢者では3割負担の方もいます。

そのため、歯科治療が必要なことが分かってはいても、こうした経済的負担に妨げられて受診できない、あるいは通院を中断している方がけっして少なくはないことが、多くのアンケート調査などから明らかにされています。

政府当局が提案している「受診時定額負担」案など、窓口負担の増額に反対するとともに、一部の自治体ですでに実施されているよう乳幼児や学童への「窓口無料」、高齢者への窓口負担の引き下げなどを、全国的に実現しようではありませんか。

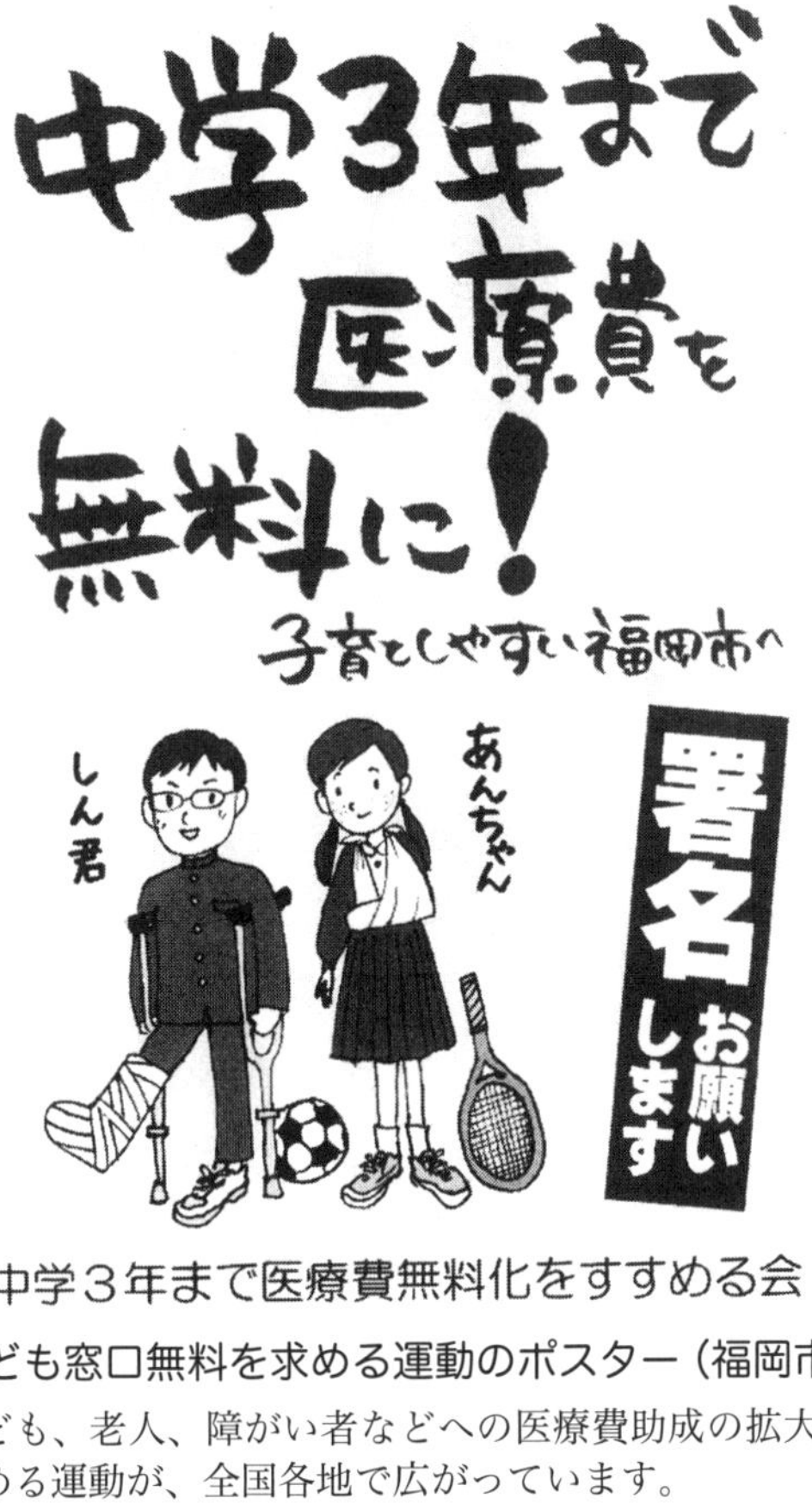
中学3年まで医療費を無料に！
子育てしやすい福岡市へ
しん君
あんちゃん
署名お願いします
中学３年まで医療費無料化をすすめる会

子ども窓口無料を求める運動のポスター（福岡市）

子ども、老人、障がい者などへの医療費助成の拡大を求める運動が、全国各地で広がっています。

あとがき

私の父親は群馬県の赤城山南麓の田舎町で歯科医院を開業していました。1945（昭和20）年以前のわが国はまさに「戦争国家」でしたから、満州事変、支那事変、大東亜戦争（いずれも当時の呼び方）と三度も徴兵され、そのつど診療中の患者さんも幼児を抱えた家族も放り出して戦地に向かわなければなりませんでした。私自身も国民学校（小学校）で軍国主義教育を受けて「日本は『神の国』だから、敗けるはずがない」と信じ、「大きくなったら特攻隊に志願しよう」と思い込んでいました。「正しい情報」が伝わらない（伝えられていない）というのは、本当に恐ろしいことです。

「医療はチームワークであり、その主役は医師ではなくて患者自身である」と、医学教育の場ではしばしば強調されますが、患者側に「必要にして十分な情報」が伝えられているとは思えません。歯科医療に例をとるならば、保険診療で製作された金属冠やブリッジなどには2年間、総入れ歯などの有床義歯には6カ月間の管理責任（予後保障）が、担当医に義務づけられていることをご存知の患者さんは、必ずしも多くはないようです。

本書に盛り込んだたくさんの「正しい情報」が、患者さんご自身やご家族の歯と口の健康の維持・向上に役立つとともに、多くの人びとが現代の歯科医療の矛盾を理解することで、保険医療の充実・改善に向かうモーメントのひとつとなることを期待しています。

執筆に当たって、専門的な立場からさまざまな示唆を与えてくださった松本歯科大学の同僚の先生方、草稿を読んで貴重なご意見を賜った第一線開業医の先生方、本当にありがとうございました。最終的な段階で閲読してくださった宇佐美　宏先生（保団連副会長、「保険で良い歯科治療を」全国連絡会会長）をはじめとする保団連の皆さんのご指導・ご支援にも、深く感謝を申し上げます。東京図書出版には大変なお骨折りをいただきました。表紙カバーと各章の扉にすてきな「歯科医院の妖精」を描いてくださった氣賀昌彦先生にも厚くお礼を申し上げます。

そして、執筆のなによりもの原動力となったのは、半世紀を越える私の「歯医者人生」のなかで出会った数多くの患者さんたちです。皆さんの存在なしに本書を生み出すことはまったく不可能でした。ありがとうございました。

（17年3月雪の信州にて　笠原　浩）

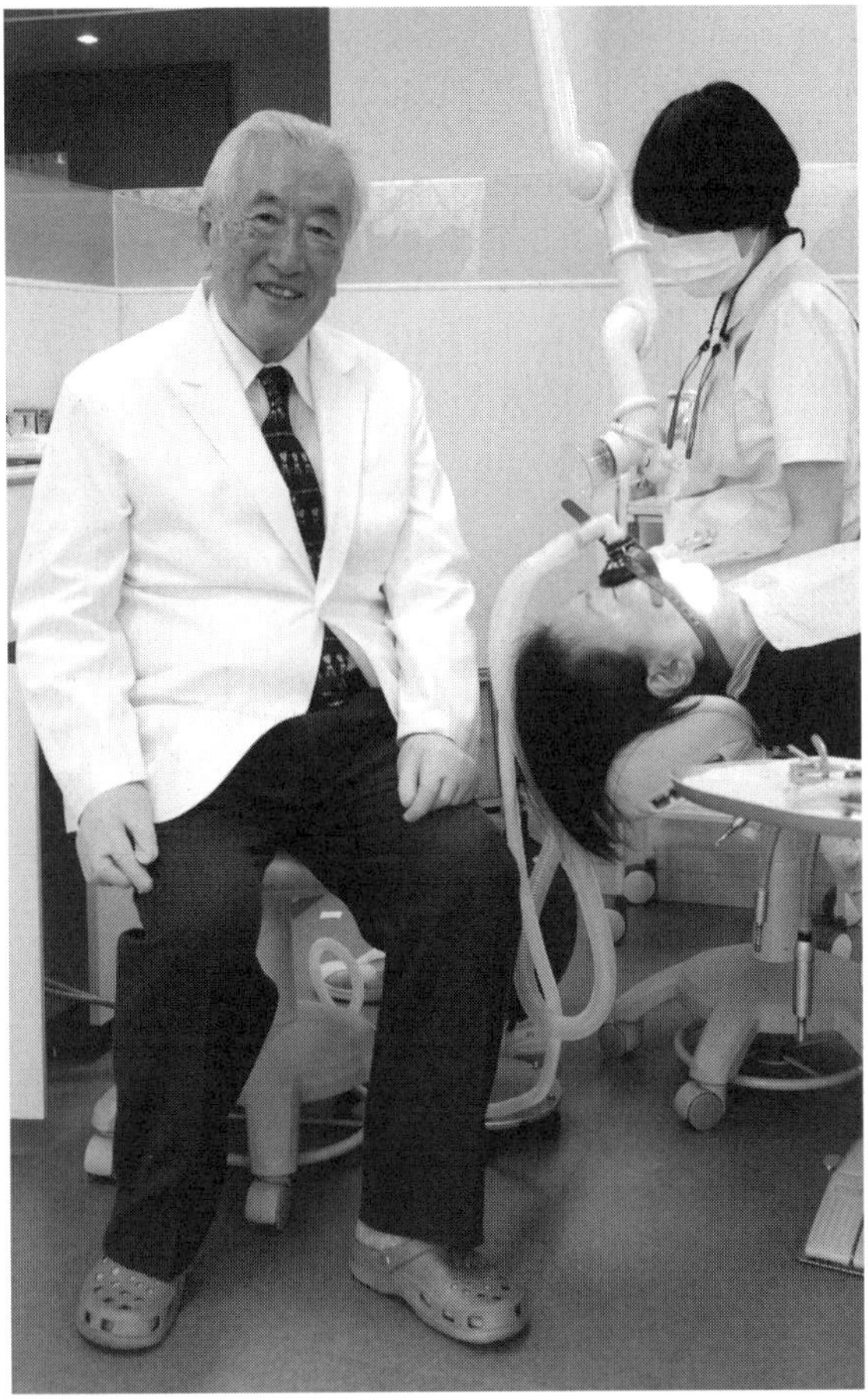

著者近影　満80歳、まだ現役の歯医者です

索 引

あ

か

た

な

は

ま

や

ら

笠原　浩（かさはら　ひろし）

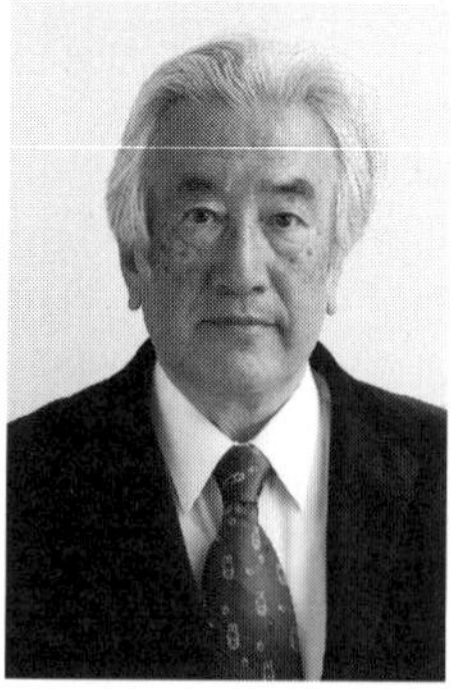

1937年　群馬県生まれ。東京医科歯科大学歯学部卒。財団法人代々木病院歯科口腔外科医長として12年半勤続後に、松本歯科大学小児歯科学講座講師、助教授となり、82年にわが国で２番目となる障害者歯科学講座を創設し、以後定年まで主任教授を務めた。この間に同大学病院病院長、衛生学院長、大学院口腔健康増進科学講座教授、ロンドン大学（University College London）客員教授、長野県医療審議会委員、同会長などを歴任。現在も松本歯科大学名誉教授、特任教授として診療と講義に従事している。主な著書は『こどもの歯』（新日本新書）、『歯科無痛法』（医歯薬出版）、『こどもと歯科診療』（書林）、『在宅歯科診療のノウハウ』（松本歯科大学出版会）、『臨床の目　臨床の手』（デンタルダイヤモンド）、『入れ歯の文化史』（文春新書）、『ピンピンコロリ七つの秘訣』（大月書店）、『歯科医学の歴史』（MDU出版会）など。

歯科治療読本

― 保険で良質の歯科治療を受けるために ―

2017年３月30日　初版発行

著　者　笠原　浩

発行者　中田典昭

発行所　東京図書出版

発売元　株式会社 リフレ出版

〒113-0021　東京都文京区本駒込 3-10-4

電話 (03)3823-9171　FAX 0120-41-8080

印　刷　株式会社 ブレイン

ISBN978-4-86641-031-9 C0047

Printed in Japan 2017

落丁・乱丁はお取替えいたします。

ご意見、ご感想をお寄せ下さい。

［宛先］〒113-0021　東京都文京区本駒込 3-10-4

東京図書出版